Iskandar Idris | Sherif Awad | Abdelrahman Nimeri

代谢与减重手术手册

Handbook of
Metabolic and Bariatric Surgery

于浩泳 | 张 频

上海科学技术出版社

图书在版编目（CIP）数据

代谢与减重手术手册 / （英）伊斯坎达尔·伊德里斯，（英）谢里夫·阿瓦德，（美）阿卜杜勒拉赫曼·尼梅里主编；于浩泳，张频主译. -- 上海：上海科学技术出版社，2024.5
书名原文：Handbook of Metabolic and Bariatric Surgery
ISBN 978-7-5478-6525-5

Ⅰ. ①代… Ⅱ. ①伊… ②谢… ③阿… ④于… ⑤张… Ⅲ. ①肥胖病－外科手术－手册②代谢病－外科手术－手册 Ⅳ. ①R659-62

中国国家版本馆CIP数据核字(2024)第056825号

代谢与减重手术手册

主编　Iskandar Idris ｜ Sherif Awad ｜ Abdelrahman Nimeri
主译　于浩泳 ｜ 张　频

上海世纪出版（集团）有限公司
上 海 科 学 技 术 出 版 社　出版、发行
（上海市闵行区号景路159弄A座9F-10F）
邮政编码201101　　www.sstp.cn
上海盛通时代印刷有限公司印刷
开本 787×1092　1/16　印张 16.5
字数 350千字
2024年5月第1版　2024年5月第1次印刷
ISBN 978-7-5478-6525-5 / R·2958
定价：138.00元

本书如有缺页、错装或坏损等严重质量问题，请向印刷厂联系调换

内容提要

    代谢与减重手术作为一项新的临床技术，在我国经过十余年的广泛实践，已逐渐走向成熟。本手册是一本指导代谢与减重手术临床管理的口袋书，共包括3部分、29章，围绕肥胖基础理论概述，以及代谢与减重手术历史沿革、原理和机制、患者筛选、术式选择、围手术期管理、术后临床结局及并发症管理等方面，系统构建了代谢与减重手术的基本理论框架。本手册内容丰富、理论前沿、语言浅显、图文并茂，对致力于减重手术内外科管理的临床医护人员具有较高的指导价值。

译者名单

—主　译—

于浩泳　张　频

—主　审—

狄建忠　包玉倩

—秘　书—

屠印芳　张弘玮

—参译人员—

（以姓氏笔画为序）

于浩泳　王　晨　王诗韵　尹传玉　邓子玄　司一鸣　刘　麟

刘风静　许　听　许怡婷　杜荣慧　肖元元　吴　量　宋雯婧

张弘玮　张惠淋　陈　思　单颖仪　赵蔚菁　祝超瑜　班旭彦

莫一菲　屠印芳　彭丹凤　谭启源　潘云晖

作者名单

主编

Iskandar Idris DM, FRCP
Professor of Diabetes and Metabolic Medicine
Division of Graduate Entry Medicine and Health
Sciences
School of Medicine, University of Nottingham
Nottingham, UK
and
East Midlands Bariatric Metabolic Institute
Royal Derby Hospital
Derby, UK

Sherif Awad PhD, FRCS
Consultant Laparoscopic, Upper GI and Bariatric Surgeon
University Hospitals of Derby and Burton NHS
Foundation Trust
Royal Derby Hospital
Derby, UK

Abdelrahman Nimeri MD, FACS, FASMBS
Associate Professor of Surgery
Section Chief, Bariatric and Metabolic Surgery
Carolinas Medical Center, Atrium Health
University of North Carolina
Charlotte, NC, USA

编者

Salim Abunnaja, MD, FASMBS
Bariatric & MIS Surgeon
Diplomate of the American Board of Obesity Medicine
Clinical Assistant Professor of Surgery
West Virginia University
Morgantown, WV, USA

Waleed Al-Khyatt PhD, FRCS
Consultant Upper GI & Obesity Surgeon, East-
Midlands Bariatric & Metabolic Institute (EMBMI)
Royal Derby Hospital, University Hospitals of Derby
& Burton NHS Foundation Trust
Derby, UK

Sherif Awad PhD, FRCS
Consultant Laparoscopic, Upper GI and Bariatric Surgeon
University Hospitals of Derby and Burton NHS
Foundation Trust
Royal Derby Hospital
Derby, UK

Selwan Barbat, MD
Bariatric Surgery Faculty
Section of Bariatric Surgery
Department of Surgery
Atrium Health
Charlotte, NC, USA

Thomas M. Barber
Warwickshire Institute for the Study of Diabetes,
Endocrinology and Metabolism
University Hospitals Coventry and Warwickshire
Coventry, UK

Ahmad Bashir MD, DABS, FACS, FASMBS
Minimally Invasive, Advanced GI, & Bariatric Surgery
Director, Gastrointestinal, Bariatric, and Metabolic Center
(GBMC)
Jordan Hospital
Amman, Jordan

Paul Davidson PhD
Director of Behavioral Health
Center for Metabolic and Bariatric Surgery
Brigham and Women Hospital
Harvard Medical School
Boston, MA, USA

Chris Gillespie MPhil, PhD, CPsychol, AFBPsS
Consultant Psychologist
Visiting Professor
University of Derby
Derby, UK

Ashraf Haddad
Minimally Invasive, Advanced GI, & Bariatric Surgery
Co director Gastrointestinal, Bariatric, and Metabolic
Center (GBMC)
Jordan Hospital, Amman, Jordan

Petra Hanson
Division of Biomedical Sciences
Warwick Medical School
University of Warwick
Coventry, UK

David Hughes BSc, BM, MD, MRCP
Consultant in Diabetes, Endocrinology & Bariatric
Medicine
University Hospitals Derby & Burton NHS Trust
Derby, UK

Iskandar Idris DM, FRCP
Professor of Diabetes and Metabolic Medicine
Division of Graduate Entry Medicine and Health Sciences
School of Medicine, University of Nottingham
Nottingham, UK
and
East Midlands Bariatric Metabolic Institute
Royal Derby Hospital
Derby, UK

Ahmad G. Jan MD, FRCS(Eng)
Associate Consultant, Advanced Laparoscopic and
Bariatric Surgery
International Medical Centre, Jeddah, Saudi Arabia

Paul Leeder
Consultant Upper GI & Laparoscopic Surgeon
Department of Surgery, University Hospitals of Derby
& Burton
Derby, UK

Brijesh Madhok
Consultant Bariatric Surgeon, East Midlands Bariatric &

Metabolic Institute
University Hospitals of Derby & Burton NHS Foundation
Trust
Derby, UK

Abdelrahman Nimeri MD, FACS, FASMBS
Associate Professor of Surgery
Section Chief, Bariatric and Metabolic Surgery
Carolinas Medical Center, Atrium Health
University of North Carolina
Charlotte, NC, USA

Lindsay Parry
EMBMI, University Hospitals Derby and Burton NHS
Trust
Derby, UK

Sanjay Purkayastha
Department of Surgery & Cancer
Imperial College London, London, UK

Benjamin Reed
Department of Surgery
West Virginia University School of Medicine

Nick Reynolds LLM FRCA FFICM
Consultant in Anaesthesia and Intensive Care Medicine
East Midlands Bariatric and Metabolic Institute
Royal Derby Hospital
Derby, UK

Jordan Robinson, MD MPH
Surgery Resident
Carolinas Medical Center, Atrium Health
Charlotte, NC, USA

Paul Stevenson
Patient Contributor
Derby, UK

Vilok Vijayanagar, MD
MIS and General Surgeon
Vice Chief of Surgery
John Randolph Medical Center
HCA Capital Division

Kai Tai Derek Yeung MRCS BMBS BMedSci
Department of Surgery & Cancer
Imperial College London, London, UK

Tahir E. Yunus MBBS DABS DABOM FACS FASMBS
Consultant, Advanced Laparoscopic and Bariatric
Surgery
Evercare Hospital Lahore, Pakistan

中文版前言

近几十年来，在中国，肥胖问题日益严重，成为持续引发关注的医学和社会问题。在欧美等国，减重手术历经数十年的快速发展而日臻成熟。近20年来，随着减重手术被引入我国，传统的内外科学科壁垒得以打破，催生了"减重代谢外科"或以"减重手术管理"为核心着力点的内外科协作团队。同时，这也给参与这一领域工作的临床医护人员提出了更高、更新的专业要求。《代谢与减重手术手册》是一部系统指导肥胖及减重手术临床管理的经典工具书，由英国 Nottingham 大学医学院 Iskandar Idris 教授领衔，20多位国际减重外科、内科、医学营养科、医学心理科的专家参与编著，视角新颖、体系完备、脉络清晰、内容全面，是精英学术团队集体智慧的结晶。主译在阅读了本书后深感它对减重手术临床管理有重要价值，遂联合上海交通大学医学院附属第六人民医院内分泌代谢科及减重代谢外科的中青年临床医护骨干组成翻译团队，将此书翻译为中文，期望此手册能成为致力于减重手术内外科管理的医护人员的有力工具，帮助他们迅速掌握或查找相关知识要点。

感谢两位主审、秘书和全体参译人员及上海科学技术出版社的多位编辑老师为此手册的出版所付出的巨大心血。在定稿之前，我们所有译者多次修改讨论、斟酌和推敲，力求在忠于原著的原则下使表达符合汉语语言习惯。然而由于译者水平有限，书中不当之处在所难免，恳请同道们海涵并予以批评指正！

于法泳　张频
2024年1月

英文版前言

我们中许多参与过肥胖症患者诊治的医务人员都体会到肥胖症是一种复杂的代谢紊乱。肥胖症会引发尴尬的社交羞耻感，并需要专业化的多学科协作与干预。代谢与减重手术在过去的15年中已被广泛接受并成为肥胖症的有效治疗策略，其减重效果显著且可长期维持，同时能促进诸多肥胖相关疾病的改善，在某些情况下则可使疾病达到缓解。

此部《代谢与减重手术手册》为第一版，旨在为医务人员管理将要接受减重手术的肥胖症患者提供证据充分且简明的临床指导。在我们看来，这部手册在很大程度上正确地强调了肥胖症患者多学科干预的重要组成部分，章节中包含了来自内科、外科、营养科及心理科等多领域的内容。图片、表格及图解的运用旨在对文本进行补充诠释以加强读者对重要概念的理解。参考文献均经过精心挑选，主要引用自综述、具有里程碑意义的研究及各大专业机构的重要指南推荐。

在此，我们对 Wiley 出版社团队在此部手册的长期编写过程（经历了前所未有的新冠病毒感染疫情）中的耐心与理解表示感谢；我们诚挚感谢为这部手册的付梓贡献专业知识与支持的所有撰稿人。书稿难免错漏之处，应是编者的疏忽。编写此部手册的主要目的在于为所有参与诊治那些将要接受代谢与减重手术的肥胖症患者的医务人员提供一本实用易读的参考书。

目　录

第 3 部分

代谢与减重手术结局

第 1 部分

肥 胖 概 述

Introduction to Obesity

第 1 章

肥胖及肥胖相关疾病介绍

Introduction to Obesity and Obesity-Related Diseases

Iskandar Idris

在以往几十年中，超重和肥胖的患病率呈指数级增长，有 19 亿成年人超重，其中 6.5 亿人肥胖。因此，2016 年，全球有 39% 的成年人超重，13% 肥胖。令人担忧的是，随着儿童和青少年体重的增加，预计全球肥胖流行趋势将进一步加剧。世界卫生组织（WHO）最近的数据表明，2018 年有 4 000 万 5 岁以下儿童超重或肥胖，2016 年有超过 3.4 亿 5～19 岁儿童和青少年超重或肥胖。由于对公共健康的威胁，世界卫生组织宣布肥胖是一种全球流行病，而在很多情况下，它仍是一个在公共卫生议程中易被忽视的问题。

超重和肥胖的定义是对健康有害的异常或过量的脂肪累积。体重指数（BMI）是作为一个评价成人超重和肥胖的简易指数。它是用一个人的体重（kg）除以身高（m）的平方计算得来（kg/m^2）。

• 18 岁以上成人超重和肥胖定义（表 1.1）：① 超重是指 BMI ≥ 25 或 ≥ 23（亚裔人种）。② 肥胖指 BMI ≥ 30。

• 5 岁以下儿童、超重和肥胖定义（图 1.1）：① 超重指在 WHO 儿童生长曲线上，

表 1.1　WHO 和亚洲营养状态标准

营 养 状 态	WHO 标准 BMI 切点	亚洲标准 BMI 切点
低体重	< 18.5	< 18.5
正常	18.5～24.9	18.5～22.9
超重	25～29.9	23～24.9
肥胖前期	—	25～29.9
肥胖	≥ 30	≥ 30
1 度肥胖（肥胖）	30～40	30～40
2 度肥胖（病态肥胖）	40.1～50	40.1～50
3 度肥胖（超级肥胖）	> 50	> 50

注：适用于 18 岁以上成人；超重定义为 BMI ≥ 25 或 > 23（亚裔）；肥胖定义为 BMI ≥ 30。

体重–身高曲线图（男孩）

2~5岁（百分位数）

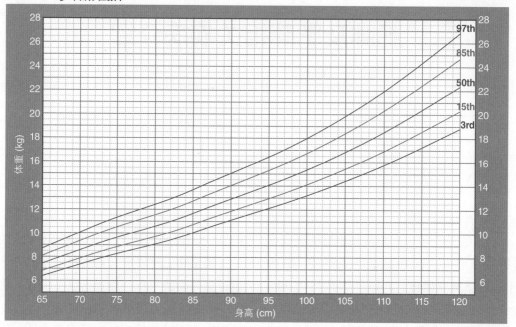

WHO 儿童成长标准

体重–身高曲线图（女孩）

2~5岁（百分位数）

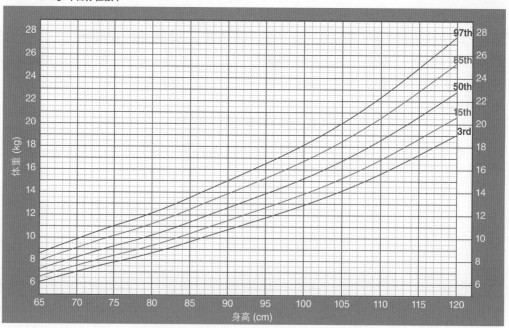

WHO 儿童成长标准

图 1.1　WHO 5 岁以下儿童生长曲线图表。

体重比同性别、同身高儿童的平均体重高出
2 个标准差以上。② 肥胖指在 WHO 儿童生
长曲线上，体重比同性别、同身高儿童的平
均体重高出 3 个标准差以上。

　　• 5～19 岁儿童或青少年超重和肥胖定
义（图 1.2）：① 超重指在 WHO 生长曲线
上，BMI 比同性别者平均 BMI 高出 1 个标
准差以上。② 肥胖指在 WHO 生长曲线上，
BMI 比同性别者平均 BMI 高出 2 个标准差
以上。

　　尽管 BMI 被广泛用于区分超重和肥胖，
但众所周知，腹型肥胖（也称中心型、内脏
型肥胖）所致的腹内脂肪堆积与臀部、大腿
和下肢躯干皮下脂肪堆积所致的肥胖（也称
臀型、外周型、女性型、下身型、梨形肥
胖）相比，其心血管疾病风险更高。而后者

被认为危害较小，甚至对心血管疾病具有保
护作用（表 1.2）。

　　因此，肥胖并非是一种体貌上的欠缺，
也不仅是一个危险因素，而应被视为一种疾
病状态。由于肥胖与高复发率有关（大多数
体重减轻的人在 5 年内体重会反弹），因此
肥胖也应被视为一种慢性复发和进展性疾
病，如果不治疗，它可能是全球死亡的一个
主要风险因素。在美国，每年约有 112 000
人的死亡与肥胖直接相关，而这些人大都
BMI 超过 30。

　　当患者 BMI 超过 40，其预期寿命会显
著缩短。肥胖可逐步引起或加剧多种合并症
发生，如 2 型糖尿病（T2D）、高血压、血
脂异常、心血管疾病（CVD）、肝功能障
碍、呼吸和肌肉骨骼疾病、生育能力低下、

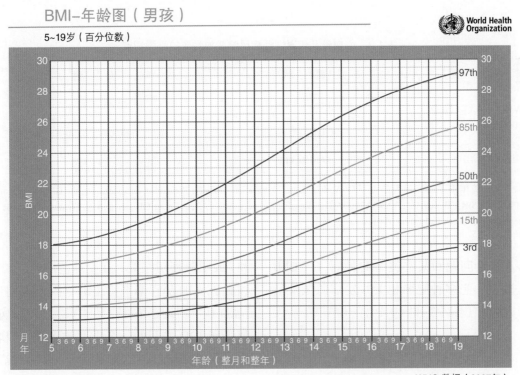

图 1.2　WHO 5～19 岁儿童青少年生长参考曲线图。

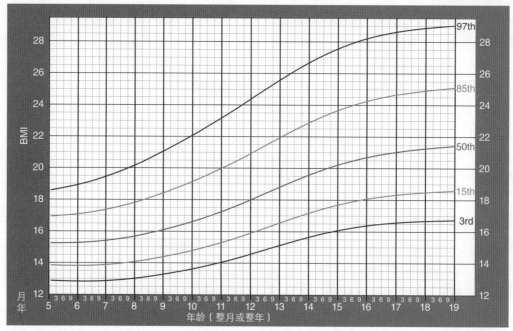

图 1.2 （续）。

表 1.2　心血管及代谢性疾病风险增加对应的腰围切点

	男　性	女　性
WHO（亚裔 / 印裔，2000 年）	94 cm（37 in）	80 cm（32 in）
	90 cm（35 in）	80 cm（32 in）
NIH（美裔）	≥ 102 cm	≥ 88 cm

注：NIH，美国国家癌症研究所（引自 World Health Organisation. Obesity: Preventing and Managing the Global Epidemic. 2000. (TRS 894). WHO/IOTF/IASO (2000). The Asia-Pacific perspective: Redefining Obesity and its Treatment. Report of International Diabetic Federation. 2001 ）。

心理社会问题和某些类型的肿瘤。当 BMI 超过 30，患多种肥胖相关并发症的风险呈指数增长（图 1.3 和图 1.4）。

肥胖与 2 型糖尿病

T2D 占成人糖尿病的 90%，并与超重和 / 或肥胖密切相关。在全球范围内，T2D 和肥胖症的发病率平行上升，因此人们用"糖胖病"一词来描述这种"孪生"流行病。肥胖和 T2D 之间的一个重要的病理生理联系是胰岛素抵抗，这被认为是由内脏脂肪组织中产生的有害炎症细胞因子所驱动的，这些炎症细胞因子包括白细胞介素（IL）、

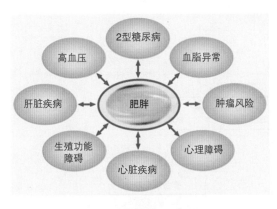

图 1.3 肥胖相关疾病。

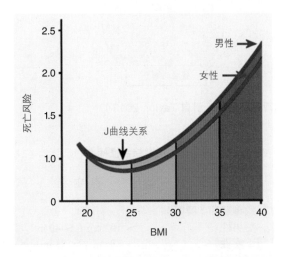

图 1.4 BMI 与病死率的关系（引自 Calle 等, 1999）。

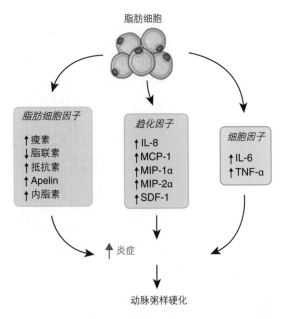

图 1.5 驱动胰岛素抵抗和促动脉粥样硬化状态的细胞因子的产生。

肿瘤坏死因子（TNF-α）、单核细胞趋化因子（MCP-1）和纤溶酶原激活物抑制剂（PAI-1），它们也会增加肥胖或胰岛素抵抗患者心血管疾病的风险。事实上，胰岛素抵抗程度与内脏脂肪积聚呈正相关，而内脏脂肪积聚是 T2D 的独立危险因素。因此，中心型肥胖的人体测量学指标（如腰围、腰高比和内脏脂肪指数）是肥胖或 T2D 人群心血管疾病风险的较好预测指标（图 1.5）。

然而，单凭胰岛素抵抗尚不足以导致 T2D 的发病，这是因为胰腺有能力通过增加 β 细胞数量和胰岛素分泌来代偿，以维持血糖在正常水平。肥胖通过对胰腺细胞和肝脏的糖脂毒性作用，导致细胞过早凋亡和胰岛素分泌受损。"双循环"假说阐述了肥胖诱导 T2D 的机制，其中 β 细胞脂肪毒性导致胰岛素分泌障碍引起高血糖，进而诱导高胰岛素血症。它与肌肉胰岛素抵抗和能量超负荷相结合，导致肝脏和胰腺脂肪积聚增加，进而导致肝脏胰岛素抵抗和细胞脂毒性。这一机制为严格限制热量摄入（通过极低热量饮食）以恢复细胞功能而逆转 T2D 提供了基础（图 1.6）。

肥胖与动脉粥样硬化

根据前面所提及的各种炎性因子，肥胖的增加与多个炎症信号通路的激活有关，而这些通路与动脉粥样硬化风险有关。肥胖的特征还包括纤维蛋白原和 PAI-1 水平增加，这两种因子均能诱导高凝状态进一步加速肥

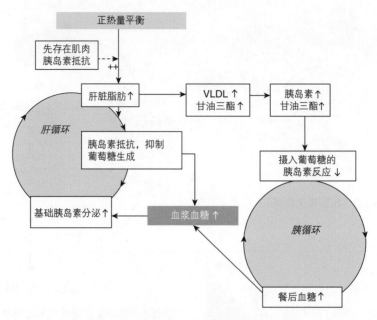

图 1.6 肥胖诱发 2 型糖尿病病因的双循环假说（引自 Taylor, 2013）。

胖患者动脉粥样硬化过程。这些与肥胖相关的促炎症途径介导有损心脏的代谢过程，可导致代谢综合征的各种临床表现。代谢综合征指的是一组代谢异常，包括葡萄糖耐量受损、血脂异常和高血压等，这些组分由胰岛素抵抗介导，通常伴随出现（并非偶然），所有这些代谢紊乱都被认为是心血管疾病的危险因素（表 1.3 和图 1.7）。

肥胖与非酒精性脂肪性肝病

脂肪积聚可引起高胰岛素血症和高血糖，引起肝内异位脂肪沉积和胰岛素抵抗。随后的肝功能损害导致一系列肝脏异常，统称为非酒精性脂肪性肝病（NAFLD）。这可能从最初的外周血肝酶水平的中度升高，轻微的局部炎症（脂肪变性）到更严重的肝脏病变，如非酒精性脂肪性肝炎（NASH）、肝硬化、肝衰竭甚至肝癌。肝硬化代表晚期肝病，长

表 1.3 代谢综合征标准 *

危 险 因 素	界 定 值
腹型肥胖（腰围） 男性 女性	 ＞ 102 cm（＞ 40 in） ＞ 88 cm（＞ 35 in）
甘油三酯 †	≥ 150 mg/dL
HDL-C‡ 男性 女性	 ＜ 40 mg/dL ＜ 50 mg/dL
血压	≥ 130/85 mm Hg
空腹血糖	≥ 100 mg/dL§

注：HDL-C，高密度脂蛋白胆固醇。
* 当存在 ≥ 3 个以上危险因素时诊断成立[2]。
† 1 mg/dL：0.011 29 mmol/L。
‡ 1 mg/dL：0.025 86 mmol/L。
§ 空腹血糖最新指南[45]。1 mg/dL=0.055 5 mmol/L。
经许可引自 *JAMA*[43]。

期肝损伤和坏死性炎症导致肝脏纤维化。在临床上，表现为门静脉高压和进展性肝脏合成功能障碍，患者会出现食管胃底静脉曲张

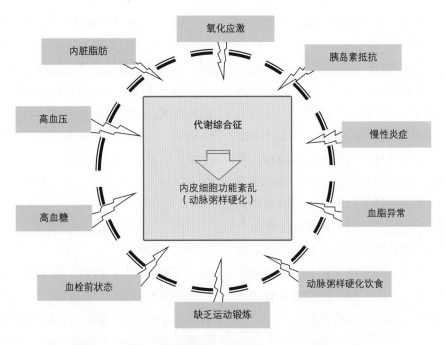

图 1.7　肥胖与代谢综合征和增加心血管疾病风险的慢性低度炎症状态有关。

破裂出血、腹水、凝血异常、肝性脑病甚至死亡。目前，NAFLD 是慢性肝病的最常见病因，在普通人群中患病率为 20%～30%，而在重度肥胖患者中可上升至 90%。

　　NAFLD 的发病机制近年来一直是研究热点。过多热量摄入会增加脂肪合成，这通常会导致肝脏和骨骼肌中的异位脂肪沉积。这些组织出现胰岛素抵抗，导致外周血游离脂肪酸（FFA）和脂类代谢物在肝脏内的储存进一步增加。随后，肝细胞衍生因子（如细胞因子/趋化因子）刺激炎症纤维化反应，导致肝脏炎症和纤维化的进展。这被称为 NASH 发病机制中的"多重-平行打击"模型。

　　虽然减重手术可使得早期 NAFLD 患者肝脏功能显著改善，但对于较晚期的肝纤维化患者，减重手术的安全性和有效性尚不明确。因此，筛查和确定肝脏疾病严重与否是减重手术前评估的重要组成部分（参见第 9 章）（图 1.8）。

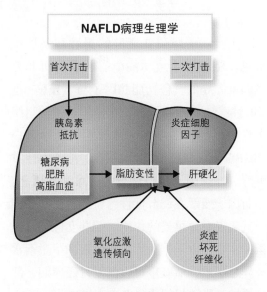

图 1.8　NAFLD、NASH 和肝硬化发病机制的多重打击模型。

肥胖与胆囊疾病

　　胆囊疾病是西方国家常见的胃肠疾病，与超重和肥胖密切相关。在一项"护士健康研究"中，发现 BMI 超过 30 的女性患胆结石的风险是非肥胖女性的 2 倍，而 BMI 超过 45 的女性患胆结石的风险是非肥胖女性的 7 倍。肥胖者具有胆固醇的每日转换率高的特点，导致胆道胆固醇分泌增加，进而引起了胆汁相对于胆汁酸和磷脂来说过度饱和，因此胆固醇浓度较高时易引起结石；同时，肥胖还可引起胆囊活动度降低和淤滞有关，因此易形成胆结石。另外，肥胖患者的快速体重减轻也与胆石形成的风险增加有关，这是因为胆固醇通过胆道系统的通量增加所致，因此快速减重增加胆石形成的风险在减重手术后尤其要重视。故胆囊疾病的评估也是术前评估的一个重要内容。

肥胖与生殖

生殖功能障碍在肥胖的男性和女性中常见。肥胖与生殖功能障碍的发病机制是多因素介导的，包括脂肪因子与下丘脑-垂体-性腺轴之间的异常相互作用、脂肪组织中性类固醇代谢增加、性激素结合球蛋白（SHBG）减少及心理问题等，表现为性欲下降、性高潮不足、性行为困难和性厌恶。脂肪因子瘦素在调节促性腺激素分泌和排卵中就起着至关重要的作用。肥胖女性的月经紊乱主要是由于雄激素、雌激素和孕激素水平异常所致，而减重可以恢复月经周期，部分原因是脂肪组织中雄激素对雌激素的芳香化作用减弱。多囊卵巢综合征（PCOS）是与肥胖相关的排卵异常的最常见原因，其特征为：① 多囊卵巢；② 少排卵或无排卵；③ 高雄激素症的临床和 / 或生化特征（根据《鹿特丹多囊卵巢综合征共识》的 3 个标准中的 2 个）。

对于不能自然受孕的女性来说，可能需要人工授精（IVF）等助孕技术辅助。然而，这种技术的成功率在肥胖人群中显著降低。与正常体重的女性相比，肥胖女性往往需要更大剂量的促排卵药物、周期终止的风险增加、收集到的卵细胞更少、怀孕率和活产率也更低。因此，寻求生育治疗的肥胖女性需要显著减轻体重，以增加受孕机会。

肥胖与肺病

当 BMI 超过 40 时，由于施加在胸廓和上肢躯干的机械压力增加，呼吸功能会受到显著影响，表现为肺容量和呼吸顺应性降低。吸气时由于负荷增加、膈肌下降受限，导致肺活量（TLC）、补呼气量（ERV）和功能残气量（FRC）减少。此外，1 秒钟用力呼气量（FEV1）和用力肺活量（FVC）在肥胖患者中也会受到轻度影响。既往数据表明，在调整了性别、年龄、身高、体重和吸烟年数后，腰围每增加 1 cm，FVC 和 FEV1 则平均减少 13 mL 和 11 mL。因此，肥胖可导致一系列呼吸系统疾病，如阻塞性睡眠呼吸暂停、肥胖低通气综合征、哮喘和慢性阻塞性肺病。阻塞性睡眠呼吸暂停在肥胖人群中非常普遍，特征是睡眠时由于上气道狭窄或完全关闭而周期性地减少或停止呼吸，反复发作的呼吸暂停（气流中断至少 50% 持续至少 10 秒）和睡眠不足（气流减少至少 10 秒）导致反复发作的氧合血红蛋白降低和憋醒。呼吸暂停-低通气指数（AHI）（每小时睡眠中呼吸暂停和低通气次数的平均值）或氧饱和度降低指数（ODI）（每小时睡眠中氧饱和度降低 3% ～ 4% 的平均值）评分 > 5/h 为诊断 OSA 的切点，而

AHI 或 ODI 评分为 > 30/h 为严重 OSA，可伴有严重打鼾、睡眠时憋气发作、夜尿症、睡眠不佳、日间易疲劳和嗜睡。研究表明，阻塞性睡眠呼吸暂停还会导致心脏疾病、高血压、易怒、注意力不集中以及机动车事故高发。筛查 OSA 可通过各种有效问卷进行（参见第 9 章），而 OSA 的诊断则依赖于多导睡眠图，阻塞性睡眠呼吸暂停的主要治疗方法是持续气道正压（CPAP）。有关减重手术对 OSA 影响的研究也取得了令人鼓舞的结果。meta 分析数据显示，高达 85% 的 OSA 患者的睡眠呼吸障碍术后达到缓解和完全缓解。一项系统综述报告了所有类型的减重手术对 OSA 都有显著益处。但也有报道称，在最初改善后，即使没有体重反弹，

OSA 也可能复发（图 1.9）。

肥胖与癌症风险

过去几年的令人信服的证据表明，肥胖和肥胖导致的糖尿病与某些癌症的高发有关。这种强关联性表明，肥胖、缺乏锻炼活动与吸烟现在被认为是癌症一级预防中最重要的、可改变性的危险因素。与其他肥胖相关合并症一样，中心型肥胖被认为是一个独立的预测因子，腰围主要与子宫内膜癌、乳腺癌、结肠癌、胰腺癌和肝癌相关，表明内脏肥胖与这些部位 / 器官的癌变之间存在病理生理联系。最重要的是，越来越多的证据支持减重可降低肥胖相关癌症风险。瑞典前

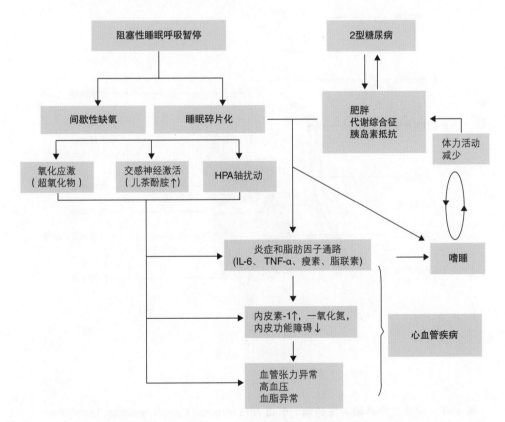

图 1.9　连接睡眠呼吸暂停、糖尿病、白天过度嗜睡和心血管疾病发病机制的相互关联通路（引自 Idris 等，2009）。

瞻性肥胖对照研究（SOS）显示，减重手术可使女性癌症发病率降低 42%，而对男性癌症发病率并无影响（图 1.10）。

除了环境因素和遗传易感性，已阐明有多种机制可以解释肥胖和癌症发病之间的关联。胰岛素抵抗和慢性代偿性高胰岛素血症在致癌的病理生理方面被认为起关键作用。升高的胰岛素水平已被证明可以通过激活胰岛素受体和胰岛素样生长因子 1（IGF-1）受体来诱导有丝分裂效应。高胰岛素血症还抑制了胰岛素样生长因子结合蛋白 1（IGFBP-1）和 IGFBP-2 的合成，这进一步增加了 IGF-1 的生物可利用度，IGF-1 通过其受体在多个组织中促进细胞

增殖和抑制凋亡。雌激素和雄激素水平的增加与 SHBG 水平的降低也在致癌作用中发挥了重要作用，特别是子宫内膜癌和绝经后乳腺癌。最后，外周血脂肪因子水平（如低脂联素血症和高瘦素血症）及肥胖慢性低度炎症状态也可能直接促进癌变。

肥胖与生物机械应力

肥胖可增加体重对关节的负担，从而导致和 / 或加剧了多种并发症，如膝关节或髋关节骨关节炎和背部疼痛，这主要是由于日常活动中的持续体重负荷逐渐导致关节软骨破坏以及韧带和其他支持结构的损伤。

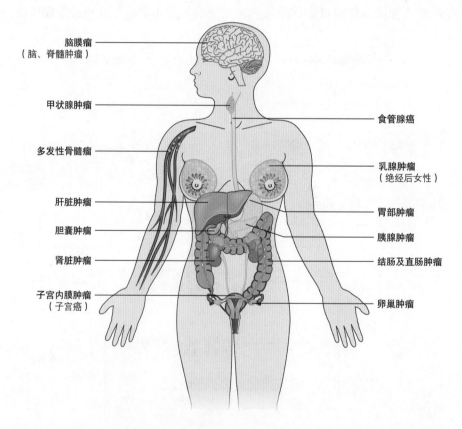

图 1.10　超重及肥胖相关性肿瘤（引自 NIH National Cancer Institute. https://www.cancer.gov/about-cancer/causes-prevention/risk/obesity/overweight-cancers-infographic）。

肥胖还可增加受伤概率，如跌倒、扭伤/拉伤、关节脱位、韧带撕裂和下肢骨折。骨关节炎（OA）是世界范围内最常见的关节疾病，也是西方成人慢性疼痛和致残的主要原因之一，而肥胖是膝关节 OA 的主要危险因素。有症状性膝关节 OA 的终生风险随着 BMI 的增加而增加。当 BMI 超过 27，BMI 每增加 1 的个单位，膝关节 OA 发病风险即增加 15%。有趣的是，肥胖也同样会增加非负重关节 OA 的风险，这表明代谢/炎症因子在肥胖相关 OA 发生中的潜在作用。目前有证据表明，肥胖时由于瘦素、脂联素、TNF-α 和 IL-6 的改变以及高血糖、血脂异常和慢性炎症和代谢改变在肥胖相关 OA 的发病机制中发挥了作用。重要的是，如果 10 年内能使体重减轻 5.1 kg 左右，则可使其患症状性膝关节 OA 的风险降低 50% 以上。如体重减轻超过 5%，OA 所致的功能性残疾也可得以改善。越来越多的证据表明，减重手术可能有利于肥胖伴膝关节或髋关节 OA 患者，但仍需今后有高质量的随机研究来评估减重手术对这些疾病的影响。

--------------------- 病例与分析 ---------------------

病例介绍

男性，56 岁，商人。参加家庭医生的例行糖尿病体检。BMI 49.8，血压 194/104 mmHg，HbA_{1c} 9.3%，提示血糖和血压控制不佳。主诉白天极度嗜睡、注意力不集中、呼吸急促。其平素不吸烟，每周饮酒 15 U，唯一的运动为每周两次的高尔夫球。服用 ACE 抑制剂赖诺普利 10 mg 控制血压及治疗糖尿病肾病，阿托伐他汀 20 mg 治疗高胆固醇血症及二甲双胍、利拉鲁肽、恩格列净治疗糖尿病及肥胖。其尿蛋白/肌酐升高至 94，提示临床蛋白尿，这可能是其糖尿病及肥胖共同导致。

进一步的血液检验显示血红蛋白水平、电解质和肾功能正常，总胆固醇 4.6 mmol/L、低密度脂蛋白胆固醇（LDL-C）3.1 mmol/L、甘油三酯 3.9 mmol/L、高密度脂蛋白胆固醇（HDL-C）0.6 mmol/L、谷丙转氨酶（ALT）49 U/L、谷草转氨酶（AST）61 U/L、血小板 91×10^9/L、白蛋白 33 g/L，提示 NAFLD，可能存在潜在肝纤维化。临床体检发现颈静脉压升高、双侧肺底有湿啰音、下肢水肿（由于肥胖难以评估）、心率快且不规则，符合心房颤动诊断。

病例分析

该患者患有诸多与肥胖相关的并发症。除了糖尿病和高血压以外，他还患有严重的蛋白尿。蛋白尿是心血管疾病和糖尿病肾病进展的风险标志，也与肥胖密切相关。有证据表明，体重减轻可使蛋白尿改善。另外，他还存在阻塞性睡眠呼吸暂停的症状，需进一步行睡眠监测来确诊。CPAP 疗法不仅可以改善其白天嗜睡症状，还有助于降低血压及心血管风险，并可能改善血糖控制。其肝脏检查提示肝纤维化风险高，血脂检查提示代谢综合征和胰岛素抵抗状态的典型特征（甘油三酯升高，HDL-C 降低）。体检显示心力衰竭和心房颤动，此两种情况在肥胖人群中非常普遍。因此，需要对其肥胖相关合并症进行广泛筛查。

拓展阅读

代表性研究

[1] Calle, E.E., Thun, M.J., Petrelli, J.M. et al. (1999). Body-mass index and mortality in a prospective cohort of U.S. adults. *N. Engl. J. Med.* 341 (15): 1097–1105.

[2] Idris, I., Hall, A.P., O'Reilly, J. et al. (2009). Obstructive sleep apnoea in patients with type 2 diabetes: aetiology and implications for clinical care. *Diabetes. Obes. Metab.* 11: 733–741.

[3] Lean, M.E., Leslie, W.S., Barnes, A.C. et al. (2018). Primary care-led weight management for remission of type 2 diabetes (DiRECT): an open-label, cluster-randomised trial. *Lancet* 391 (10120): 541–551.

[4] Li, G., Zhang, P., Wang, J. et al. (2008). The long-term effect of lifestyle interventions to prevent diabetes in the China Da Qing diabetes prevention study: a 20-year follow-up study. *Lancet* 371: 1783–1789.

[5] Lim, E.L., Hollingsworth, K.G., Aribisala, B.S. et al. (2011). Reversal of type 2 diabetes: normalisation of beta cell function in association with decreased pancreas and liver triacylglycerol. *Diabetologia* 54: 2506–2514.

[6] Lindström, J. (2003 Dec). The finnish diabetes prevention study (DPS): lifestyle intervention and 3-year results on diet and physical activity. *Diabetes Care* 26 (12): 3230–3236.

[7] NCD Risk Factor Collaboration (NCD-RisC) Worldwide trends in body-mass index, underweight, overweight, and obesity from 1975 to 2016: a pooled analysis of 2416 population-based measurement studies in 128·9 million children, adolescents, and adults. *Lancet* 2017 (390): 2627–2642.

[8] Raevan, G.M. (1988). Banting lecture 1988. Role of insulin resistance in human disease. *Diabetes* 37 (12): 1595–1607.

[9] Sjöström, L., Narbro, K., Sjöström, C.D. et al. (2007). Effects of bariatric surgery on mortality in Swedish obese subjects. *N. Engl. J. Med.* 357: 741–752.

[10] Sjöström, L., Peltonen, M., Jacobson, P. et al. (2012). Bariatric surgery and long-term cardiovascular events. *JAMA* 307: 56–65.

[11] Taylor, R. (2013). Type 2 Diabetes: Etiology and reversibility. *Diabetes Care* 36 (4): 1047–1055.

[12] Wing RR Look AHEAD Research Group (2013). Cardiovascular effects of intensive lifestyle intervention in type 2 diabetes. *N. Engl. J. Med.* 369: 145–154.

推荐阅读

[1] http://www.who.int/diabetes/publications/en

[2] http://www.diabetes.org/about-diabetes.jsp

[3] https://www.worldobesity.org

[4] https://www.cdc.gov/obesity/index.html

第 2 章

肥胖的诊断和分类

Diagnosis and Classification of Obesity

Brijesh Madhok

世界卫生组织（WHO）将肥胖定义为对健康构成威胁的异常或过度脂肪堆积。这个简单的定义涵盖了一种慢性和复杂的疾病，表现为代谢异常，导致衰弱甚至危及生命的状况。肥胖影响了全球 1/3 的人口，而且特别是在儿童和青少年中呈上升趋势。肥胖的后果是严重疾病的显著增加，例如 2 型糖尿病、阻塞性睡眠呼吸暂停、高血压、心血管疾病、肝脂肪变性、某些癌症以及对社会心理健康产生深远的负面影响。因此，医疗服务体系中，肥胖的社会影响巨大。

肥胖诊断标准

治疗肥胖症的第一个困境是肥胖症诊断困难。最常用的方法是通过计算体重指数（BMI）诊断肥胖，但这种方法并不理想。BMI 正常范围是 18.5～24.9，大于 30 为肥胖。这是一种非常简单的肥胖测量方法，但并不是最准确的测量方法。因为 BMI 不是肥胖的直接衡量标准，所以不能区分脂肪和肌肉。因此，肌肉发达的人的高 BMI 并不意味着肥胖。其次，BMI 没有考虑性别或年龄。

众所周知，身体脂肪成分随着年龄的增长而增加，与相同体重和身高的男性相比，女性的体脂率更高。尽管如此，BMI 仍是临床评估肥胖症患者以及已发表文献中最常用的衡量指标。此外，研究表明，在识别心血管疾病和其他与肥胖相关的疾病风险时，BMI 与测量皮褶厚度和生物电阻抗等更高级别的方法相当。

在评估肥胖时，脂肪的分布被认为比实际重量更重要。腰围是临床常用的可以提示身体脂肪分布的指标。也可以通过测量腰臀比来进一步评估内脏肥胖的情况。患有中心型肥胖的患者罹患肥胖症相关疾病的风险要高得多，男性腰围 ≥ 40 in（102 cm），女性腰围 ≥ 35 in（88 cm），亚洲患者的值可能更低。同样，男性腰臀比超过 1 和女性超过 0.8 提示患肥胖相关并发症的风险增加。然而，在临床实践中进行这些测量可能存在局限性。测量腰围的正确位置是肋缘和髂嵴上缘之间的中间位置。在病态肥胖患者中触诊骨性标志可能很困难，这会限制腰围的应用，从而也限制腰臀比在这些患者中的应用。因此，在 BMI > 35 的个体中，测量腰围在预测发生肥胖相关疾病的风险方面作用有限。然而，对于 BMI < 35 的患者，测量腰围是一种非常有用的临床方法，以评估代谢综合征尤其是心血管并发症的风险。大型队列研究的证据表明，测量腰臀比可能比测量腰围或 BMI 更准确地评估心血管疾病死亡风险。

最近的一项研究建议使用腰围与身高比作为诊断全身肥胖的标准，男性的临界点为 0.53，女性为 0.54。在 81 名受试者中，腰围身高比相较于 BMI、腰围或腰臀比更能预测全身脂肪，特别是内脏脂肪。对超过 10 000 人的两项大型德国队列研究的分析表明，与腰围、腰臀比或 BMI 相比，腰围身高比是心血管疾病病死率以及总体病死率更准确的预测因子。这些结果适用于年龄和性别特定的群体。在这四个变量中，BMI 是心血管疾病病死率的最弱的预测指标，因此不鼓励将其用于风险分层。

评估肥胖的一种新工具是测量身体体积指数（BVI）。使用 3D 扫描仪测量个人的身体体积（全身和八个不同的身体部分），从而在不同体型的个体中实现可重复性、可靠性和准确性评估。一项针对 53 名肥胖 / 超重志愿者的研究发现，总体和躯干 BVI、BMI 与手动测量体重腰围等之间存在显著相关性。最近一项针对 38 名韩国女性的研究报告发现，身体体积与身体肥胖和代谢综合征显著相关。需要进一步研究评估 BVI 与肥胖及相关合并症的界值，从而使 BVI 具有更广泛的临床适用性。

代谢综合征

使用上述变量诊断肥胖很重要，但评估肥胖对个体健康的影响可能是决定最佳治疗方案的最关键因素。肥胖会对身体和心理健康产生负面影响，但最重要的是对内分泌和心血管系统的影响，谓之代谢综合征。近年来，已使用了几种不同的代谢综合征定义。通常，需要符合以下五项中的三项——临床肥胖、血清甘油三酯升高、血清高密度脂蛋白胆固醇（HDL-C）降低、血糖水平升高和高血压。国际糖尿病联合会发布了关于代谢综合征诊断临床标准的共识声明。用于评估中心型肥胖的腰围切点可能因国家和人群而异。其余达成一致的标准包括：甘油三酯 ≥ 150 mg/dL（1.7 mmol/L）或调脂药物治疗；低 HDL-C，男性 < 40 mg/dL（1.0 mmol/L）或女性 < 50 mg/dL（1.3 mmol/L）或调脂药物治疗；收缩压 ≥ 130 mmHg 和 / 或舒张压 ≥ 85 mmHg 或降压药物治疗；空腹血糖 ≥ 100 mg/dL 或降糖药物治疗。

测量身体脂肪

肥胖是身体脂肪的过度累积，因此测量身体脂肪比测量个体的体重或身高更有意义。身体脂肪为身体总脂肪与身体总质量的比率。评估身体脂肪的一种实用方法是测量皮褶厚度，最常用的部位是三头肌皮褶，通过使用特殊卡尺牢牢抓住皮肤褶皱进行测量，注意不要包括任何肌肉。可以测量多个位点，包括外围和主干分布。例如肩胛下、髂上或小腿皮褶。该技术测量皮下脂肪，并使用方程式可以估算全身脂肪。这是一种廉价且相当简单的测量方法，但使用卡尺需要对个人进行培训。此外，测量皮下脂肪可能不代表内脏脂肪分布，而内脏脂肪或许是导致大多数肥胖相关并发症发展的因素。来自中国的一项样本量接近 13 000 的大型队列研究发现，皮褶厚度仅作为预测高血压的较差指标。

测量身体脂肪分布的方法有多种，包括基于密度的方法，例如水下称重和空气置换测量法以及放射成像，例如计算机断层扫描和磁共振扫描、双能 X 射线吸收测定法和生物电阻抗法。这些复杂的技术可以提供对身体脂肪成分和 / 或分布的准确估计，但大部分是昂贵的，需要专业培训，对患者来说也很麻烦。因此，这些方法在临床评估中的实际应用有限，主要局限于研究方法。

肥胖的分类

世界卫生组织根据 BMI 对肥胖进行分类，但如上所述，BMI 也有其局限性。尽管如此，BMI 是可以用于人群层面而不是个体层面的有用工具。世卫组织的建议详见表 2.1。外科学界通常将 BMI ≥ 35 的患者定义为严重肥胖，将 BMI ≥ 40 的患者定义为病态肥胖，将 BMI ≥ 50 的患者定义为超级肥胖，将 BMI ≥ 60 的患者定义为超超级肥胖。这些分类用于确定提供给肥胖患者的治疗方案，包括选择减重手术的方式。显

表 2.1 WHO 肥胖分类

BMI	分 类
18.5～24.9	正常体重
25～29.9	超重
30～34.9	Ⅰ级肥胖
35～39.9	Ⅱ级肥胖
40 或以上	Ⅲ级肥胖

然，需要更全面的系统来分层这种复杂和多因素的疾病，以便根据其制定个体化治疗决策。准确分类肥胖不仅包括 BMI，还包括身体脂肪率、腰围作为脂肪分布的标记，以及最重要的是个体的代谢状况。

正常体重肥胖（NWO）

这个术语用于 BMI 正常（18.5～24.9）但体脂率较高的人（男性＞ 23.5%，女性＞ 29.2%），提示心血管疾病的风险增加。他们没有代谢综合征的典型特征，但会出现高血压、血脂异常和高血糖。这可能是由于氧化应激和炎症状态较高，但代谢异常较少。

正常体重代谢性肥胖（MONW）

这些人同样体重和 BMI 正常，但具有代谢综合征的特征。内脏脂肪累积，伴有胰岛素敏感度降低、高血糖和血脂异常。

代谢健康型肥胖（MHO）

这些人表现为肥胖，体脂率较高，但胰岛素敏感度高、脂质水平正常且没有高血压。但是，如果不接受治疗，MHO 的人在 10 年内会发展成典型的代谢综合征。

代谢异常型肥胖（MUO）

这些人具有典型代谢综合征，如上所述高 BMI 和高体脂率及代谢异常。因为 MUO 患者是最容易患上与肥胖相关的疾病的高风险人群，所以全球都在努力寻求治疗方法。然而，应该将 MHO、MONW 和 NOW 的人视为"有风险"，尽早发现，并提供早期干预以逆转病理变化，使其代谢健康。

拓展阅读

[1] De Lorenzo, A., Soldati, L., Sarlo, F. et al. (2016). New obesity classification criteria as a tool for bariatric surgery indication. *World J. Gastroenterol.* 22 (2): 681–703.

[2] Di Renzo, L., Galvano, F., Orlandi, C. et al. (2010). Oxidative stress in normal-weight obese syndrome. *Obesity (Silver Spring)* 18 (11): 2125–2130.

[3] Eshtiaghi, R., Keihani, S., Hosseinpanah, F. et al. (2015). Natural course of metabolically healthy abdominal obese adults after 10 years of follow-up: the Tehran lipid and glucose study. *Int. J. Obes.* 39 (3): 514–519.

[4] IDF. 2006. The IDF consensus worldwide definition of the Metabolic Syndrome. International Diabetes Federation, Belgium.

[5] Tahrani, A.A. (2008). Body Volume Inded (BVI): Time to replace Body Mass Index (BMI)? In: *American Diabetes Association 68th Scientific Sessions*. San Francisco, California.

[6] Wells, J.C. and Fewtrell, M.S. (2006). Measuring body composition. *Arch. Dis. Child.* 91 (7): 612–617.

第 3 章

肥胖的流行病学
The Epidemiology of Obesity

Benjamin Reed and Salim Abunnaja

肥胖的定义

肥胖一般定义为体重过重，特别是脂肪过多。它是两种力量作用下的进化结果：一方面大脑的高代谢需求；另一方面，长期受到干旱、洪涝、战争和其他灾害的影响，人类食物来源不可靠。从石器时代的雕塑到莎士比亚的作品看出，虽然肥胖的概念可以追溯到史前时期，但肥胖是一个现代医学概念。尽管一些肥胖相关疾病，如呼吸困难和痛风早在 18 世纪就为人们所认识，但直到二战后，公众健康作为一门学科出现，医学界才开始构建肥胖的范式。

在现代，肥胖最常用的定义是通过体重指数（BMI）来定义的。在一个多世纪前，这个关系首次由比利时数学家和社会科学家 Adolphe Quetelet 描述，他注意到，整个人群中，体重通常与身高的平方成比例增加。这个方程式，经过适当的重新排列，最初被称为 Quetelet 指数。虽然在二战后，保险机构中普遍采用 BMI 作为肥胖的参数之一，但严格地说，BMI 是衡量一个人偏离 Quetelet 首次注意到的身高 / 体重曲线的程度。

BMI 的优势在于其临床实用性，否则无法进行严格区分身体类型。BMI 与全身多系统疾病负担和结果相关，包括胃肠、心血管、呼吸和内分泌系统，以及全因病死率和疾病特异性病死率。BMI 虽然可以作为一种预后的工具，但劣势在于简单性：简单地测量身高和体重无法评估患者的疾病或健康状况。许多其他因素也会导致肥胖成为疾病的原因，包括脂肪、肌肉和骨骼在体重中所占的比例，以及性别、种族、运动水平和遗传。

对肥胖症的深入理解推动了更加精准的定义和测量方法的进步，这些方法可以直接或间接地测量体脂含量。最简单的方法是人体测量，例如腰围、腰臀比和皮褶厚度测量。虽然这些方法有用且在临床中易于实施，但它们与 BMI 一样，也受实际体脂含量占比的影响。同时，它们通常需要比测量 BMI 更费力烦琐。更准确测量体脂含量的方法包括双能 X 线吸收法、密度法和计算机断层扫描。虽然这些方法的细节超出了本讨论的范围，但每种方法都是测量体脂百分比的高度准确的方法。然而，它们需要时间、费用，同时暴露于辐射之中，而人体测量则不涉及这些问题。虽然这些其他方法在诊断和预后方面显示出了实用性，但 BMI 仍然是诊断肥胖最广泛使用的测量方法。此外，在美国，由于报销要求，BMI 在减重手术和代谢手术领域普遍使用。目前肥胖的定义是 BMI ≥ 30，进一步分级以划分病情的严重程度（表 3.1 和表 3.2）。WHO 采用的分级系统没有进一步区分 BMI ≥ 40（Ⅲ级或严重肥胖）患者之间的差异。然而，减重外科医生发现区分不同程度的严重肥胖患者很有用，因为这些患者代表了可能在病情较轻的患者中不存在的独特技术挑战。BMI作为诊断工具的另一个挑战是，在不同种族之间，BMI 和疾病结果的相关性不同。特别是，东亚人口已被证明在较低 BMI 时疾病负担亦增加，因此为该人群建议了替代的

肥胖 BMI 分界值。但总体而言，BMI 仍然是有用的诊断和预测病情的临床工具。

肥胖症的病理生理学

作为一种引起或与疾病相关的因素，肥胖通常包含在更大的全身代谢功能障碍的概念中。最常见的概念是"代谢综合征"（图3.1）。尽管不同的学会组织有不同的代谢综合征的定义，但通常将其定义为肥胖、血脂异常、高血压和胰岛素抵抗的一些组合。这些代谢异常相互关联，相互促进，并导致糖尿病、动脉粥样硬化、血栓栓塞和癌症等疾病发生发展。在这种情况下，肥胖并不是单一的：中心型肥胖或腹内脂肪与皮下脂肪相比具有不同的代谢、内分泌和炎症效应。储存在肠系膜或腹部器官周围的脂肪比皮下组织中的脂肪更能增加疾病和死亡的风险。这有助于理解描述不同的表型，包括可能患有肥胖但代谢健康的患者，或者体重正常但体脂百分比高且代谢紊乱的患者。然而，代谢健康的肥胖患者仍然面临着未来患代谢性疾

表 3.1　肥胖分级（20 岁以上）

BMI	WHO 分级	外科文献
18.5～24.9	正常	
25～29.9	超重	
30～34.9	Ⅰ级肥胖	
35～39.9	Ⅱ级肥胖	
40～49.9	Ⅲ级肥胖（重度肥胖）	
50～69.9		超级肥胖
≥ 70		超超级肥胖

注：参考 WHO 相关标准（2000 年）。

表 3.2　肥胖等级（2～19 岁）

BMI 百分位数	分　级
第 5～第 84.9	正常
第 85～第 94.9	超重
＞第 95	肥胖

注：参考 WHO 相关标准（2000 年）。

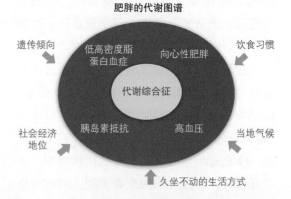

肥胖的代谢图谱

图 3.1　**个体因素和环境因素均易导致肥胖，肥胖本身只是机体复杂的病理交互作用的一个组成部分，包括全身性炎症、高胰岛素血症、血脂异常和心血管功能障碍（图片版权 Corina Chang）。**

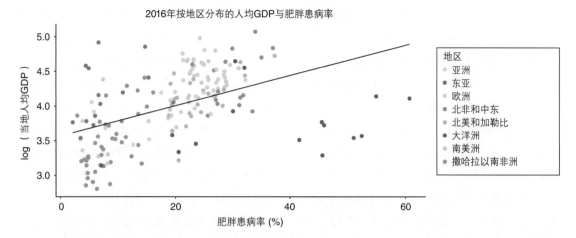

图 3.2　线性回归表明人均 GDP 与肥胖患病率之间存在正相关。但事实上，在国家内部，肥胖症的易感性与经济繁荣的标志呈负相关。图表右下角的异常值对应于太平洋岛屿［资料来源：基于世界银行公开数据（2020 年）和 GHO（2020 年）。WHO 提供的肥胖数据；GDP 数据由世界银行提供。被排除在外的国家（由于缺乏世界银行数据）包括库克群岛、纽埃、安道尔、古巴、叙利亚、委内瑞拉、吉布提、苏丹、朝鲜、索马里和厄立特里亚］。

病增加的风险。

　　这种代谢复杂现象的原因是多种多样的。已经发现了数个与肥胖风险增加有关的遗传基因，其中包括编码瘦素和生长素释放肽的基因，它们是调节饥饿感和饱腹感的重要激素。生长素释放肽在整个消化道中产生，但主要在胃中产生，作用于大脑以产生食欲。与此同时，由脂肪组织产生的瘦素主要是降低食欲的作用；瘦素受体的突变与肥胖有关。然而，仅靠遗传学无法解释肥胖的流行。肥胖本质上是一种现代病，是现代饮食和生活方式逐渐取代传统饮食和生活方式的结果。因此，肥胖的驱动因素包括现代生活的一些特征。例如，每天观看电视的时间与儿童的肥胖有关，而肥胖的流行与美国工人的体力活动减少有关。与此同时，现代化带来了丰富、廉价的食物，而这些食物通常缺乏传统饮食中可能含有的营养物质。体力活动和少量富含营养物质的食物，这些前现代生活的主食，已成为例外，有时甚至成为

奢侈品。这导致了一个悖论：虽然肥胖是现代工业化国家的一种疾病，但这些国家中最贫穷的公民往往面临着最高的肥胖风险（图 3.2）。在现代社会，体力活动（通常需要闲暇时间）和营养丰富的食物都成为穷人负担不起的奢侈品，他们会患上肥胖。

肥胖的流行病学

　　目前，许多组织都在追踪肥胖的负担，其中包括世界卫生组织。然而，这个全球性组织和其他类似组织依赖于国家和地区机构来收集和整理数据。在美国，该组织是疾病控制中心，每年进行两次大型健康调查，包括身高和体重数据。在英国，肥胖数据由国家卫生署收集。WHO 整理来自这些组织和其他类似组织的数据，以勾勒出肥胖流行的全球图景。

　　图示很明显。2017 年，美国 42% 的成年人患有肥胖症，在英国，这一比例为 29%。这

是全球肥胖率稳步上升的结果，大约从 1980 年开始，显示出一些停滞的迹象（图 3.3）。严重肥胖症也相应地迅速增加，事实上，严重肥胖症的增加速度是一般肥胖症增加速度的 3 倍。肥胖症流行也影响着儿童，美国 2～19 岁儿童的肥胖率为 18.5%，严重肥胖的比例也相应上升。肥胖症的分布并不均等，女性、少数民族和贫困人口的患病率更高（图 3.4）。

受肥胖流行病影响最严重的国家包括北美、墨西哥湾沿岸和太平洋岛屿。然而，这种趋势在每个地区都是可见的。区域差异可能部分归因于地理因素，因为高海拔和高人口密度都已被证明与肥胖呈负相关。尤其是在美国，"糖尿病带"横跨美国东南部，包括全国一些最贫困地区，以及高热量和高脂肪的主食文化。此外，该地区还有高比例的非裔美国人，肥胖负担更高。类似的文化、种族和经济框架可以适用于其他地区，以便更好地了解他们的肥胖负担。

鉴于全球肥胖患病率迅速上升以及政府

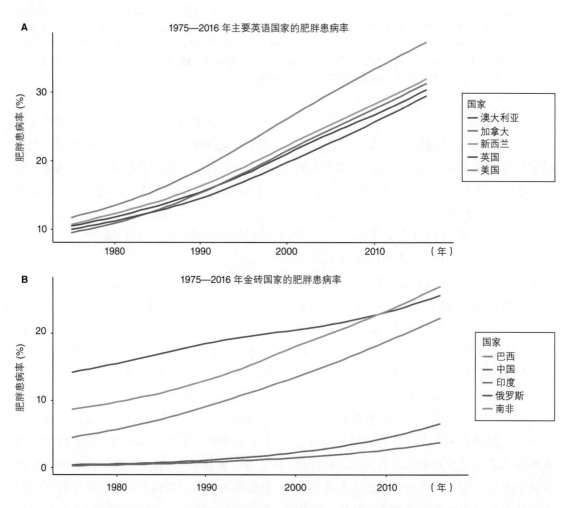

图 3.3　A. 虽然美国"领先"，但英语世界的肥胖患病率普遍上升，而且没有停止的迹象。B. 在金砖国家（一群大型新兴经济体）中，肥胖症的流行更为多样化，但普遍呈上升趋势（引自 GHO 的数据，2020 年）。

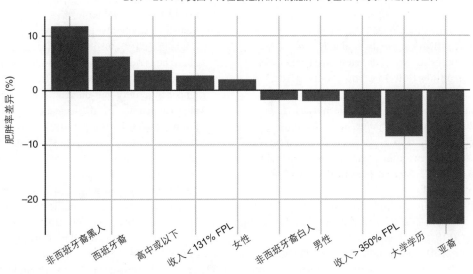

图 3.4　肥胖在不同人群中分布不均，对女性、少数民族和贫困人口的影响尤为严重（资料来源：数据来自 Odgen，2017，使用的数据来自国家健康和营养调查。FPL：联邦贫困线，2014 年四人家庭的年收入为 23 850 美元，该时期全国肥胖率为 36.3%）。

和卫生工作者无法遏制这种增长，研究人员有把握预测——到 2025 年，全球约 1/5 成年人将患有肥胖症，很难说这种趋势将在何时结束。

拓展阅读

[1] Alberti, K.G.M.M., Eckel, R.H., Grundy, S.M. et al. (2009). Harmonizing the metabolic syndrome. *Circulation* 120 (16): 1640–1645. https://doi.org/10.1161/CIRCULATIONAHA.109.192644.

[2] Church, T.S., Thomas, D.M., Tudor-Locke, C. et al. (2011). Trends over 5 decades in U.S. occupation-related physical activity and their associations with obesity. *PLoS One* 6 (5): e19657. https://doi.org/10.1371/journal.pone.0019657.

[3] Clément, K., Vaisse, C., Lahlou, N. et al. (1998). A mutation in the human leptin receptor gene causes obesity and pituitary dysfunction. *Nature* 392 (6674): 398–401. https://doi.org/10.1038/32911.

[4] Data & Statistics (2019). Overweight & Obesity. CDC (accessed May 9, 2020). https://www.cdc.gov/obesity/data/index.html.

[5] De Lorenzo, A., Soldati, L., Sarlo, F. et al. (2016). New obesity classification criteria as a tool for bariatric surgery indication. *World J. Gastroenterol.* 22 (2): 681–703. https://doi.org/10.3748/wjg.v22.i2.681.

[6] Eknoyan, G. (2006). A history of obesity, or how what was good became ugly and then bad. *Adv. Chronic Kidney Dis.* 13 (4): 421–427. https://doi.org/10.1053/j.ackd.2006.07.002.

[7] Eknoyan, G. (2008). Adolphe Quetelet (1796–1874)—the average man and indices of obesity. *Nephrol. Dial. Transplant.* 23 (1): 47–51. https://doi.org/10.1093/ndt/gfm517.

[8] Gortmaker, S.L., Must, A., Sobol, A.M. et al. (1996). Television viewing as a cause of increasing obesity among children in the United States, 1986–1990. *Arch. Pediatr. Adolesc. Med.* 150 (4): 356–362. https://doi.org/10.1001/archpedi.1996.02170290022003.

[9] Hales, C.M., Fryar, C.D., Carroll, M.D. et al. (2018). Trends in obesity and severe obesity prevalence in US youth and adults by sex and age, 2007–2008 to

2015–2016. *JAMA* 319 (16): 1723–1725. https://doi.org/10.1001/jama.2018.3060.

[10] Hsu, W.C., Araneta, M.R.G., Kanaya, A.M. et al. (2015). BMI cut points to identify at-risk Asian Americans for type 2 diabetes screening. *Diabetes Care* 38 (1): 150–158. https://doi.org/10.2337/dc14-2391.

[11] Huxley, R., Mendis, S., Zheleznyakov, E. et al. (2010). Body mass index, waist circumference and waist:hip ratio as predictors of cardiovascular risk—a review of the literature. *Eur. J. Clin. Nutr.* 64 (1): 16–22. https://doi.org/10.1038/ejcn.2009.68.

[12] Keys, A., Fidanza, F., Karvonen, M.J. et al. (1972). Indices of relative weight and obesity. *J. Chronic Dis.* 25 (6): 329–343. https://doi.org/10.1016/0021-9681(72)90027-6.

[13] Klok, M.D., Jakobsdottir, S., and Drent, M.L. (2007). The role of leptin and ghrelin in the regulation of food intake and body weight in humans: a review. *Obes. Rev.* 8 (1): 21–34. https://doi.org/10.1111/j.1467-789X.2006.00270.x.

[14] Monteiro, C.A., Moura, E.C., Conde, W.L., and Popkin, B.M. (2004). Socioeconomic status and obesity in adult populations of developing countries: a review. *Bull. World Health Organ.* 82 (12): 940–946.

[15] Ng, M., Fleming, T., Robinson, M. et al. (2014). Global, regional, and national prevalence of overweight and obesity in children and adults during 1980–2013: a systematic analysis for the global burden of disease study 2013. *Lancet* 384 (9945): 766–781. https://doi.org/10.1016/S0140-6736(14)60460-8.

[16] Ogden, C.L. (2017). Prevalence of obesity among adults, by household income and education — United States, 2011–2014. *MMWR Morb. Mortal. Wkly Rep.* 66: https://doi.org/10.15585/mmwr.mm6650a1.

[17] Padwal, R., Leslie, W.D., Lix, L.M., and Majumdar, S.R. (2016). Relationship among body fat percentage, body mass index, and all-cause mortality: a cohort study. *Ann. Intern. Med.* 164 (8): 532. https://doi.org/10.7326/M15-1181.

[18] Prospective Studies Collaboration, Whitlock, G., Lewington, S. et al. (2009). Body-mass index and cause-specific mortality in 900 000 adults: collaborative analyses of 57 prospective studies. *Lancet* 373 (9669): 1083–1096. https://doi.org/10.1016/S0140-6736(09)60318-4.

[19] Rankinen, T., Zuberi, A., Chagnon, Y.C. et al. (2006). The human obesity gene map: the 2005 update. *Obesity* 14 (4): 529–644. https://doi.org/10.1038/oby.2006.71.

[20] Statistics on Obesity, Physical Activity and Diet, England, (2019). NHS Digital (accessed May 9, 2020) https://digital.nhs.uk/data-and-information/publications/statistical/statistics-on-obesity-physical-activity-and-diet/statistics-on-obesity-physical-activity-and-diet-england-2019.

[21] Sturm, R. and Hattori, A. (2013). Morbid obesity rates continue to rise rapidly in the United States. *Int. J. Obes.* 37 (6): 889–891. https://doi.org/10.1038/ijo.2012.159.

[22] Taylor, J.D., Leitman, I.M., Hon, P. et al. (2006). Outcome and complications of gastric bypass in super-super obesity versus morbid obesity. *Obes. Surg.* 16 (1): 16–18. https://doi.org/10.1381/096089206775222087.

[23] Templin, T., Hashiguchi, T.C.O., Thomson, B. et al. (2019). The overweight and obesity transition from the wealthy to the poor in low- and middle-income countries: a survey of household data from 103 countries. *PLoS Med.* 16 (11): e1002968. https://doi.org/10.1371/journal.pmed.1002968.

[24] The Global Health Observatory (GHO) World Health Organization. Accessed May 2020. https://www.who.int/data/gho.

[25] Voss, J.D., Masuoka, P., Webber, B.J. et al. (2013). Association of elevation, urbanization and ambient temperature with obesity prevalence in the United States. *Int. J. Obes.* 37 (10): 1407–1412. https://doi.org/10.1038/ijo.2013.5.

[26] Wells, J.C.K. (2012). The evolution of human adiposity and obesity: where did it all go wrong? *Dis. Model. Mech.* 5 (5): 595–607. https://doi.org/10.1242/dmm.009613.

[27] WHO (1995). Physical status: the use and interpretation of anthropometry. Report of a WHO Expert Committee. *World Health Organ Tech Rep Ser.* 854: 1–452.

[28] WHO. Obesity: preventing and managing the global epidemic. Report of a WHO consultation. *World Health Organ Tech Rep Ser.* 2000;894:i–xii, 1–253.

[29] WHO Expert Consulation (2004). Appropriate body-mass index for Asian populations and its implications for policy and intervention strategies. *Lancet* 363 (9403): 157–163. https://doi.org/10.1016/S0140-6736(03)15268-3.

[30] World Bank Open Data Data. The World Bank (accessed May 2020) https://data.worldbank.org/.

第 4 章

肥胖及其相关疾病的公共卫生问题

Public Health Aspects of Obesity and Related Co-Morbidities

Waleed Al-Khyatt

介 绍

肥胖是一种复杂的多因素疾病，就流行率、发病率和经济负担而言，它构成了英国乃至全球的一个重要健康问题。本章描述了肥胖的一些流行病学特征，包括肥胖的患病率、危险因素、肥胖相关疾病及其经济影响。

超重和肥胖的定义

WHO 将超重和肥胖定义为对健康构成威胁的异常或过量的脂肪堆积。BMI 是大规模流行病学研究或人口调查中最常用的测量方法。BMI 的计算方法是体重（kg）与身高（m）的平方的比值，是一种衡量成年人整体胖瘦程度的简易指标。根据美国疾病控制和预防中心（CDC）和 WHO 的现行指南，对于成年人，BMI 18.5～24.9 为正常体重，BMI ≥ 25 为超重，BMI ≥ 30 为肥胖，BMI ≥ 40 为严重肥胖。对于儿童，BMI 大于等于年龄特定的第 95 百分位数为超重。BMI 介于生长曲线图中的第 85～第 95 个百分位数之间为具有超重风险。

在增加代谢和心血管风险方面，脂肪的分布可能比总脂肪量更重要。此外，越来越多的证据表明，腹型肥胖，而非全身脂肪，对于一些心血管和癌症相关结局，是一个有效的独立预测因子。因此，也有一些常用的衡量腹型肥胖的指标，包括腰围、臀围和腰臀比。

肥胖——问题的大小

肥胖（BMI ≥ 30）在患病率、发病率和经济负担方面对国家和全球公共卫生构成了重要威胁。在过去的 50 年里，全球范围内的肥胖患病率上升，达到了大流行的水平。全球范围内，年龄标化的超重患病率从 1980 年的 26.5% 上升到 2015 年的 39%，35 年来增长了近 50%。同样，肥胖患病率从 1980 年的 7% 上升到 2015 年的 12.5%，几乎增加了 80%。目前，估计近 30% 的世界人口超重（BMI ≥ 25）或肥胖（图 4.1），全球死亡人数的 5% 可归因于肥胖。如果发病率继续以这种速度增长，到 2030 年，世界上几乎一半的成年人口将超重或肥胖。

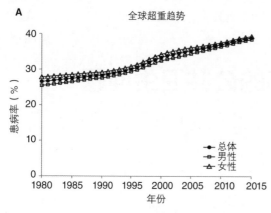

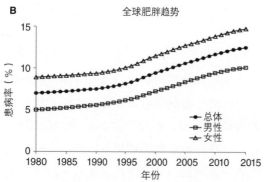

图 4.1　全球 20 岁以上男性和女性超重（A）和肥胖（B）的年龄标准化患病率（1980—2015 年）。

2015 年至 2016 年，美国的肥胖患病率接近 40%，近 1 亿成年人受累。然而，不管是总体上还是按年龄分组，男女之间的患病率没有显著差异。另一方面，在英国，肥胖患病率继续上升。2017 年，男性和女性的肥胖率均达到英格兰健康调查中有记录以来的最高水平。据估计，36% 的英国成年人口超重，29% 肥胖。比较英国的男性和女性，2017 年，成年女性肥胖和超重的比例分别为 30% 和 31%，而男性分别为 27% 和 40%（图 4.2 和图 4.3）。与 1993 年相比，严重肥胖（BMI ≥ 40）的患病率增加了两倍多，男性为 2%，女性为 4%。

在过去的 10 年里，美国和英国等几个发达国家的肥胖患病率似乎呈现出缓慢增长的趋势。然而，肥胖患病率在世界其他地区仍在上升，主要是那些人口稠密的地区。发展中国家肥胖患病率上升的主要原因是社会经济状态和人口数据的快速变化，

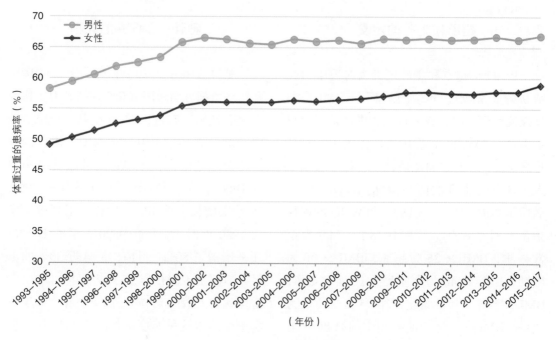

图 4.2　英国成年人（年龄 ≥ 16 岁）体重过重包括肥胖（BMI ≥ 25）的趋势。

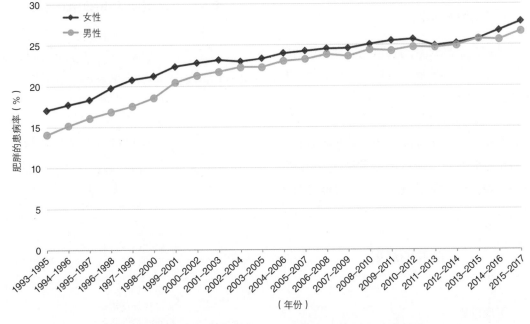

图 4.3　英国成年人（年龄 ≥ 16 岁）肥胖（BMI ≥ 30）的趋势。

以及采用高热量和高脂肪的饮食和久坐不动的生活方式。

肥胖的发病机制

肥胖是一种高度复杂的多因素疾病：遗传、行为、社会和环境因素等均可以不同的方式影响其发展。

遗传因素

某些基因突变与严重肥胖症发生发展的关系突出了遗传因素在肥胖发病机制中的重要性。然而，人群的基因变化发生得很慢，对肥胖流行的影响很小。

食物摄入与能量消耗

一致认为，健康的行为包括健康均衡的饮食和规律的体力活动。有证据表明，能量摄入过多和能量消耗减少都是肥胖流行的原因。尽管可以肯定能量摄入和能量消耗之间存在正平衡时会促进肥胖发生，但人们对这些因素的相对贡献知之甚少。不管如何，行为因素很可能是肥胖流行的主要原因。

社会经济水平

社会经济水平一直被认为在肥胖的发展中起着至关重要的作用。过去，肥胖在社会经济水平较高的国家更为普遍，但在过去的 50 年里，这种情况发生了变化。在中等甚至较低社会经济水平的人群中，肥胖率也有所上升。例如，在低收入国家，社会经济水平较高的人群中肥胖更为普遍。相比之下，发达国家的高收入人群罹患肥胖的概率较小。此外，有证据表明，与社会差距较大的国家相比，差距较小的国家的总体患病率要低得多。这在一定程度上可以用接触致肥胖食物的差异以及与当地环境因素的相互作用来解释。

药物和疾病状况

诸多疾病状况和药物可能会导致肥胖的发展。疾病包括库欣综合征和多囊卵巢综合征（polycystic ovary syndrome, PCOS）。 药物方面，如口服降糖药、抗抑郁药物、一些抗精神病药物、抗惊厥药物、某些激素制剂（包括皮质类固醇、口服避孕药）和酒精，可通过增加食欲促进过度进食，可能导致体重增加。

肥胖的后果

健康问题

与体重正常或健康的个体相比，肥胖个体罹患许多严重疾病和健康问题的风险更高。事实上，肥胖是一种慢性疾病，与许多医疗并发症和合并症的风险因素有关，如心血管疾病、2 型糖尿病、阻塞性睡眠呼吸暂停综合征、某些癌症、过早死以及各种心理社会问题和精神疾病（表 4.1）。

肥胖除了是某些健康状况的危险因素外，有充分证据表明，以 BMI 衡量的肥胖与男性和女性以及所有年龄组的总病死率增加显著相关。观察到的高 BMI 导致的病死率增加主要是缺血性心脏病、中风、糖尿病和肝病等特定原因所致。根据 BMI 和相关合并症的严重程度，肥胖所致的寿命减少总年数为 5～20 年。

肥胖及相关疾病的经济后果

肥胖严重影响经济发展。肥胖常与慢性疾病的发展有关，从而产生了卫生和社会保健服务的需求。除了过度的医疗支出，肥胖

表 4.1　与超重和肥胖相关的健康问题

系　统	肥胖相关疾病
神经系统疾病	假性脑瘤（良性颅内高压） 短暂性脑缺血发作 / 中风 阿尔茨海默病
心血管疾病	高血压 缺血性心脏病 过早死（猝死） 运动耐力下降 深静脉血栓 慢性静脉功能不全 淋巴水肿
肺病	阻塞性睡眠呼吸暂停 哮喘
胃肠病	胆石症 胃食管反流病 非酒精性脂肪肝 胃肠道肿瘤，主要是结直肠癌和食道癌
肾病	肾小球硬化症
内分泌病	胰岛素抵抗 葡萄糖耐量受损 2 型糖尿病 血脂异常 女性多囊卵巢综合征 不孕症 性欲减退 某些癌症（前列腺癌、子宫内膜癌、卵巢癌和乳腺癌）
肌肉骨骼病	骨关节炎 慢性背痛
心理疾病	进食障碍 自我评价低 焦虑 抑郁 社会孤立和污名化

还会因工作日损失、生产力降低、病死率和永久性残疾导致生产力损失和经济增长放缓。

在美国，肥胖流行最常见的经济影响之一是直接的医疗支出和间接的生产力损失。

据估计，美国每年因肥胖产生的直接医疗成本为 4 807 亿美元，生产力损失为 1.24 万亿美元。这是因为肥胖往往是某些疾病的主要危险因素。例如，所有 2 型糖尿病（与超重有关的最常见的慢性病之一）的治疗费用为 12.1 亿美元，间接费用为 2 150 亿美元。按个人计算，每位患者的治疗成本为 7 109 美元，生产成本为 12 633 美元。在英国，肥胖给整个社会造成的总成本估计为 270 亿英镑。据估计，2014—2015 年，英国国家卫生系统在超重和肥胖相关疾病上花费了 61 亿英镑。进而，预计到 2025 年，每年的支出将从 190 亿美元增加到 310 亿美元。

解决肥胖和促进减重

由于肥胖的复杂性及其往往是由多因素导致，解决肥胖是一个相当艰巨的过程。为了取得成功的结果，必须实施循证策略，包括维持健康体重、改善肥胖和减少相关合并症的健康教育。这通常需要整合不同的干预措施：饮食、营养、体力活动、行为、心理，以及必要时的药物治疗和外科手术（减重手术）。

控制体重的关键是能量平衡。当能量消耗等于能量摄入时，理论上会保持体重，这应该是预防初始体重增加或减肥后体重反弹的目标。结构性运动形式的体力活动会增加总的能量消耗，从而造成能量负平衡，进而可以促进减肥。此外，越来越多的知识支持体力活动和心肺功能改善对健康相关结果的独立影响。

保守的措施，如饮食、行为和心理社会干预，可能有助于减肥。不幸的是，有证据表明，它们往往不能提供持续的减肥效果维持和解决肥胖相关的健康问题。另一方面，肥胖手术在减肥、保持体重减轻和延长整体寿命方面具有良好的长期效果，并对健康和经济产生积极影响。卫生政策制定者需要解决一个现实情况，以便让有需要的人更容易获得减重手术，这是解决肥胖流行的几个步骤之一。

拓展阅读

[1] Berrington de Gonzalez, A., Hartge, P., Cerhan, J.R. et al. (2010). Body-mass index and mortality among 1.46 million white adults. *N. Engl. J. Med.* 363 (23): 2211–2219.

[2] Bluher, M. (2019). Obesity: global epidemiology and pathogenesis. *Nat. Rev. Endocrinol.* 15 (5): 288–298.

[3] Chooi, Y.C., Ding, C., and Magkos, F. (2019). The epidemiology of obesity. *Metabolism* 92: 6–10.

[4] Health Survey for England 1993 to 2017. https://digital.nhs.uk/data-and-information/publications/statistical/health-survey-for-england/2017.

[5] Centers for Disease Prevention and Control: Adult Obesity Facts. https://www.cdc.gov/obesity/data/adult.html.

[6] World Health Organisation - Obesity Definition. https://www.who.int/topics/obesity/en/.

[7] Pampel, F.C., Denney, J.T., and Krueger, P.M. (2012). Obesity, SES, and economic development: a test of the reversal hypothesis. *Soc. Sci. Med.* 74 (7): 1073–1081.

[8] Prospective Studies, C., Whitlock, G., Lewington, S. et al. (2009). Body-mass index and cause-specific mortality in 900 000 adults: collaborative analyses of 57 prospective studies. *Lancet* 373 (9669): 1083–1096.

[9] Sharma, A.M. and Padwal, R. (2010). Obesity is a sign-over-eating is a symptom: an aetiological framework for the assessment and management of obesity. *Obes. Rev.* 11 (5): 362–370.

[10] Sjostrom, L. (2013). Review of the key results

from the Swedish Obese Subjects (SOS) trial –
a prospective controlled intervention study of
bariatric surgery. *J. Intern. Med.* 273 (3): 219–234.

[11] Stokes, A., Ni, Y., and Preston, S.H. (2017).
Prevalence and Trends in Lifetime Obesity in the
U.S., 1988–2014. *Am. J. Prev. Med.* 53 (5): 567–575.

[12] Tremmel, M., Gerdtham, U.G., Nilsson, P.M., and
Saha, S. (2017). Economic Burden of Obesity:
A Systematic Literature Review. *Int. J. Environ.*
Res. Public Health 14 (4): 435.

[13] Vidra, N., Bijlsma, M.J., Trias-Llimos, S.,
and Janssen, F. (2018). Past trends in obesity-
attributable mortality in eight European countries:
an application of age-period-cohort analysis. *Int.*
J. Public Health 63 (6): 683–692.

[14] Yang, W., Kelly, T., and He, J. (2007). Genetic
epidemiology of obesity. *Epidemiol. Rev.* 29 (1):
49–61.

第 5 章

肥胖的内科治疗

Non-Surgical Management of Obesity

Petra Hanson and Thomas M. Barber

介 绍

肥胖在全球范围内的流行，已经极大地威胁着我们的健康，目前有超过 50 种的慢性疾病与肥胖相关，如 2 型糖尿病（T2D）、高血压和代谢综合征以及与肥胖相关的恶性肿瘤，如子宫内膜癌等。肥胖的社会经济成本巨大，其中很大一部分用于对肥胖本身和其相关并发症的治疗与管理。

NICE 支持分层和渐进式的肥胖管理方法。这种方法从收集公众的公共卫生信息开始，然后递进到社区和医院的综合管理，最后则是推荐减重手术。这种金字塔结构反映了每个层级对肥胖人群管理的可操作性，最终只有少数肥胖患者需要进行减重手术（在英国每年大约 6 000 例）。但有趣的是，我们提供的减重管理方式和有效性证据似乎存在一定的反比关系：目前长期减重效果最佳的证据都来自减重手术，但这方面的资料又是最少且最难获得的。

在本章中我们总结了肥胖的内科治疗策略，从患者角度制定肥胖管理的目标，并对肥胖管理方式进行讨论后，达成减重的主要生活方式策略，包括睡眠、正念、避免久坐和饮食管理。此外，我们总结了肥胖管理的主要药物治疗方法，并考虑了维持体重的挑战和从这些见解出发总结的实践要点。最后，我们提出了一些未来肥胖管理策略创新发展的方向。

从患者视角看肥胖管理

有效的肥胖管理的挑战之一是在众多可行的方法中选择最合适的策略。最新的 NICE 肥胖管理指南指出，通过公共卫生信息入手，以社区为基础的生活方式管理、以医院为基础的非手术管理，以及减重手术分层和逐级管理在一定程度上解决了这一难题。然而，即使有了这个 NICE 认可的渐进式的肥胖管理方法，也需要进行许多策略上的组合和选择。

管理策略的选择通常涉及患者，也可能包括其亲密的家人或朋友。在许多情况下可能会有妨碍身体活动的心理或生理因素。这些因素包括缺乏自尊或广场恐怖症，社交尴尬或羞耻（特别是在公共场所进行体育活动时）、骨关节炎导致的负重关节疼痛、缺乏参与体育活动的动机和热情、没时间，缺乏体育活动知识或所有这些因素的组合。对于医疗保健专业人员来说，有针对性地探索这些因素是非常重要的，因为这些因素可能影响管理策略的选择。此外，患者通常在过去已尝试过各种饮食的方法，这样的经历可能会影响他们继续参与饮食计划的热情。药物治疗的选择也可能受到先前治疗经验（如奥利司他等药物相关副作用）以及药物治疗产生的经济负担和心理因素的影响。

肥胖的有效管理需要多学科团队（MDT）的共同参与。MDT成员作用的发挥依赖于每个服务的层级或所处的位置。然而，考虑到饮食在肥胖的进展和体重保持中所起的核心作用，无论在哪个层次和位置饮食支持都是必要的。即使在一个给予无限资源的完美世界，无论哪一个层次，有针对性的心理支持都可以使MDT团队发挥重要作用。然而，即使是在第三阶梯，许多团队仍然缺乏针对患者心理要素的指导。考虑到许多导致体重增加的心理因素以及社会舆论对于肥胖患者的不友好性，如果没有相应的心理支持，对肥胖的有效管理仍是片面和有限的。因此，对于许多肥胖患者来说，仅仅提供健康的饮食和生活方式建议是不够的，他们的问题不仅在于知识不足，而是没有足够的心理支持和策略来将健康的生活方式建议转化为实践。

有效控制肥胖的另一个重要考虑因素是"地点"。虽然NICE认可的肥胖管理分级系统的定义包括了地点，但是没有合理的理由解释为什么除了减重手术以外的肥胖管理的任何方面都需要在医院内进行。事实上，一些针对肥胖管理的第三层服务是以社区为基础的。从患者的角度来看，相比医院的服务，参加社区服务可能更可行，这有很多原因包括与便利程度有关的因素。然而在更广泛的层面上，基于医院环境的支持会自动从医学角度看待患者与减重团队的关系。在某些情况下，这可能会分散患者注意力，特别是对于那些没有肥胖并发症而仅仅想减重的患者来说。

最后，解决治疗目标的问题是很重要的。在某种程度上，对于参加肥胖治疗的患者来说，有效的减重应该是他们的主要目标，在大多数情况下这无可厚非。然而，只关注减重而损害其他的身体机能则是错误的。在临床实践中遇到的一个常见现象涉及调整反应，以及对情绪和健康的影响。如果认为成功的减重一定会和积极的情绪有关那就太天真了。事实上，减重反而会让情绪变差。一个常见的心理陷阱是"如果我能减掉这些体重，我就会自我感觉良好，收获幸福。"但是当体重减轻并没有带来预期的情绪和健康的积极变化时就会令人失望，从而导致绝望悲观的情绪。因此，无论为每个患者设定了什么目标，仔细考虑实现这些目标对情绪和健康的影响，并有适当的心理支持来应对这些变化非常重要。可以说，"即使没有成功减重，改善健康（包括精神和身体）本身就是目标"，这应该是所有肥胖管理医疗专业人员的座右铭。

肥胖的生活方式管理

生活方式是肥胖管理的支柱（总结见图5.1）。事实上，健康的生活方式措施超越了肥胖管理，并应该适用于我们所有人，无论我们的BMI或肥胖程度如何。公众对

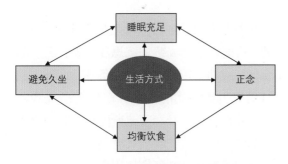

图 5.1 生活方式管理的四大支柱。

健康生活的看法通常聚焦在一对熟悉的组合：饮食和运动。

毋庸惊讶，几十年来我们中大多数人从幼年时就被灌输了关于饮食和锻炼的常识。诚然，饮食和运动是健康生活的重要因素。因此，为了使它们成功应用，确保生理和心理上为这些变化做好准备至关重要。生理和精神上的准备应先行于健康生活方式的其他方面。有证据表明，在减重方面成功地采用热量限制饮食取决于充足的睡眠，这包括了充足睡眠的重要性，不仅作为成功减重的措施，也是全面优化未来健康的策略，是因为睡眠几乎影响生理的每个方面，对维持代谢健康非常重要。此外，虽然强调锻炼很重要，但"锻炼"一词会让人联想到以健身房为基础的体育锻炼，在管理肥胖患者时有时会产生消极影响。在我们看来，强调体育活动的重要性，尤其体现在避免久坐不动的行为。因此，在下面的生活方式管理大纲中，我们已经将熟悉的"饮食和运动"这对组合替换为睡眠充足、正念、避免久坐和均衡饮食这样的经典"四重奏"。

睡眠充足

睡眠剥夺是一个现代问题。在 20 世纪（1905—2008 年），基于来自 20 个国家超过 69 万名儿童和青少年的大型系统数据回顾，睡眠时间持续快速下降（平均每晚减少 1 小时）。现代睡眠剥夺现象有很多原因。随着现代"即时访问"文化的出现，这些原因包含着我们全天候可供选择的食物和娱乐。因此，对我们许多人来说，现代日常生活方式已经发生了变化。这就造成了一个侵占我们自然睡眠时间的不幸后果。使这种情况更复杂的是，自然光线和屏幕发出的蓝光会阻碍褪黑素的产生。另外，与人类历史上任何时期相比，现在生活在城市里的人最多，相关的噪音污染也妨碍了睡眠。最近几十年来，睡眠剥夺正经历一场天翻地覆的变化，但同时，社会对睡眠剥夺持冷漠的态度。

社会对睡眠剥夺的漠不关心后果严重，因为即使每晚只有一个小时的睡眠剥夺，也会产生深远的负面影响。例如，许多被诊断患有注意力缺陷多动障碍（ADHD）的儿童实际上存在潜在的睡眠剥夺。睡眠确实影响着生理的各个方面，食欲调节也不例外。在一项研究中，在仅仅两个晚上的睡眠剥夺之后，就会发生食欲增强（由包括胃饥饿素和瘦素在内的食欲激素的变化所驱动），这导致了热量摄入的增加，以及对甜食和高脂肪食物的偏好。睡眠不足与 BMI 的增加有关。在一项针对儿童的研究中，女孩的睡眠时间和肥胖风险之间出现了 U 形曲线关系：每晚睡眠 8 小时的女孩肥胖风险最低。也许是由于对食欲激素调节的影响和对饮食调整成功的启示，睡眠剥夺妨碍了一个人的减重能力。简而言之，充足的睡眠是通过改变生活方式有效减重的先决条件。睡眠充足是饮食和身体活动所依赖的生活方式支柱。睡眠充足在肥胖管理中的重要性体现在这应该是内科治疗达成的第一个目标。不幸的是，传统观念上长期忽视充足睡眠作为有效减重策略的重要性。这种明显普遍缺乏对睡眠重要性的认识，通常表现在当讨论睡眠质量和睡眠是否能够作为肥胖管理有效策略的一部分时，患者往往表示惊讶，这反映了长期以来公众缺乏关于睡眠重要性的认知。

在公众中强调睡眠充足是很重要的。在我们看来，在进行任何减重计划之前，无论其性质如何，优化睡眠质量和持续时间是必要的先决条件，这将提高减重成功的概率。

社会和文化需要彻底改变对睡眠及其重要性的看法。这应该包括教育方案，特别是针对我们的儿童。我们需要优化睡眠环境，包括噪音、光线和温度。在我们的日常生活中，睡前一小时应该避免摄入食物、剧烈运动以及暴露在蓝光和强光下。最后，考虑到睡眠对工作效率和健康的重要性，雇主应该鼓励和提倡员工有足够的睡眠。

正念

正念指的是一种保持积极向上的精神状态，被越来越多地用于医疗保健以提高治疗结果。我们自己的小组展示了在参加我们第三级服务的肥胖患者中的支持采用正念的证据（在小组活动情境下教学）。我们阐明了与未接受正念训练的患者相比，那些改善与健康饮食相关行为的患者能达到极佳的减重效果。此外，在一项关于超重和肥胖成年人采用正念的荟萃分析中发现正念降低了暴饮暴食和冲动饮食的相关行为并且增加了身体活动。

我们现代的生活环境充满了干扰因素，往往不利于采取正念的生活方式。但正念特别适用于肥胖的内科管理策略。对于我们中的许多人来说，生活忙碌又充满压力，似乎很少有时间留给安静的沉思和反思：两者的参与是成功采用正念的必要条件。此外，我们现代生活方式的许多方面似乎已成为习惯，并被文化和社会规范所固化。我们很多人都熟悉的一日三餐模式就是一个例子。另一个例子是在社交场合使用食物，以及在社交场合集体享用自助餐中的食物，在这种情况下，饮食行为可能更多地受到社会规范的驱动，而不是食欲本身。这种文化和社会规范以及日常习惯化会培养出一种与正念相对立的饮食方式："无念"。

就像睡眠充足一样，成功采用生活方式策略用于减重，在很大程度上取决于培养一种有助于和促进内科治疗策略发挥效果的心态。正念就是一个很好的例子。未来的一个挑战是将以小组为基础的正念教学应用于更广泛的人群，他们可能会从这种方法中受益。选择包括自学课程、在线工具或沉浸式网络技术，例如虚拟现实来模拟基于小组的学习。通过将正念教学扩展到一定规模的受众，我们可以让所有人都能接触到正念，从而促成减重的内科治疗策略的成功。

避免久坐

身体不活动或久坐包括坐着和躺着。近年来人们对久坐行为对新陈代谢和健康的不利影响产生了很大的兴趣。久坐与肥胖有关，并可能导致食欲失调和热量过度消耗。在 T2DM 患者中，久坐行为对血糖控制有不良影响。此外，中断一天中久坐不动的行为，每 30 分钟进行一次最低限度的活动，会对血糖控制产生具有持续 24 小时转变效应的影响。参加体育活动避免久坐，包括参与任何增加能量消耗的身体运动。有计划的、有结构的和重复的身体运动的体育锻炼能够提高和保持身体健康。理想情况下，改变肥胖的生活方式应该鼓励同时增加体育活动和体育锻炼。然而，肥胖患者通常发现由于各种原因导致体育锻炼很困难，其中包括和肥胖同时发生的影响负重关节的骨关节炎，这导致运动时疼痛，从而限制了运动能力。此外，肥胖患者需要克服自身的自重去运动，运动对肥胖患者来说更费力。因为胸部脂肪增加，以及和肥胖相关的心力衰竭（左心室收缩功能代偿），使肥胖状态下的呼吸也会变得更加困难。在社会舆论中，对肥胖的歧视也会导致患者有过不愉快的经历，再加上自卑会极大地削弱内驱动力，这不利于患者在公共场所进行健身项目。虽然通常应该鼓励锻炼，但更务实的方法是增加锻炼。一旦信心有所提高，再开始进行体育锻炼。

每周 > 150 分钟中等强度的体育活动可以有效防止体重增加，每周至少 250 分钟可以显著地降低体重。改善生活方式，即使没有体育锻炼，也可以改善心肺功能和帮助减重。鉴于上述许多肥胖患者在运动中遇到的困难，以及参加体育活动和避免久坐的明显好处，所以我们应该相应地调整我们的建议。在不低估体育锻炼重要性的情况下，我们也许应该优先鼓励动起来、进行体育活动和避免久坐不动。实际上，这意味着避免长时间坐着或躺着。顾名思义，站立就是一种非久坐行为。让我们都保持不久坐的习惯。

均衡饮食

详细探讨肥胖患者的饮食选择超出了本章的范围。更确切地说，我们概述了一般的饮食原则。关于肥胖的营养管理存在很多不确定性和争议，这反映在权威机构指南之间的差异，以及多年来的频繁修订，加之种类繁多的"时髦"饮食，这些饮食可能承诺快速减重，但其中许多可能缺乏科学可信度。在肥胖人群中，似乎没有一种饮食策略在减重和维持体重方面有明显的优势。这也并不奇怪，患者和一些医疗健康专业人员确实对肥胖的饮食建议感到困惑和不知所措。关于肥胖饮食管理存在一些争议，涉及食物营养素含量的作用与能量赤字（基于卡路里含量）有关，以及食用天然食品而不是加工食品。这些方法的联合使用可能是最有效的，最重要的是保持健康平衡的饮食，没有营养限制或过剩。

减重需要负能量平衡。然而，限制大量营养成分可能不像最初认为的那样对长期减重有效。切合实际的减重目标很重要，通常是在前六个月减去 5%～10% 的体重（同时改善心脏代谢风险）。在理想情况下，肥胖饮食管理应该是低能量、易于患者持续执行和遵守的。经常自我监测体重是减重成功长期的监测因素，其他成功的标志包括低脂肪的摄入，减少不健康零食的摄入和保持摄食量的稳定。

低碳水化合物饮食

低碳水化合物饮食的基本原理源于阿特金斯饮食法。从长期来看，坚持低碳水化合物饮食是具有挑战性的，这种饮食可能会因低密度脂蛋白胆固醇的增加而加重心血管风险。极低碳水化合物生酮饮食似乎在短期内能有效促进减重。关于低碳水化合物饮食对减重的短期影响存在着相互矛盾的数据，支持生酮饮食使用一年以上的安全性和有效性的数据非常有限。

低脂饮食

几十年来，低脂饮食已经成为减重建议的基础。这些建议源于脂肪和碳水化合物之间的相对饱腹效应、脂肪从肠道的吸收率、脂肪的产热效应以及脂肪对肠道微生物群的潜在负面影响。此外，脂肪比碳水化合物含有更多的卡路里（分别为 9 kcal/g 和 4 kcal/g）。然而，尽管理论上低脂饮食对肥胖患者减重有这些好处，但与低碳水化合物饮食（脂肪含量更高）相比，即使是在长期坚持的情况下，低脂饮食在长期控制体重方面和低碳水饮食效果相当，甚至更差。

低热量饮食

低热量饮食通常减少每日 500 ~ 750 kcal 的能量摄入，包括减少脂肪（30%），20% 蛋白质和 50% 碳水化合物。减重饮食还有一点在于增加低饱和脂肪摄入和纤维摄取。这样的饮食可以使体重每周减轻 0.5 kg，尽管随着时间的推移，由于激素驱动的食欲变化，体重减轻的速度会减慢。即便是制定个性化的低热量饮食也很难长期维持。

高蛋白质饮食

高蛋白饮食，其中蛋白质占每日摄入总能量的 20% ~ 30%，可以增强饱腹感和瘦体重（肌肉、骨骼和水分）。有证据表明，高蛋白饮食可以在短期内促进体重减轻，6 个月内可达到 3.8 kg。然而，与此相关的长期数据也是有限的。

饮食处方

配方饮食包括非常低热量的饮食（极低热量饮食，< 800 kcal/ 日）以及低热量饮食（低热量饮食，800 ~ 1 200 kcal/ 日）。配方饮食中碳水化合物和脂肪含量低，蛋白质含量丰富。配方饮食可在 8 ~ 12 周内减重 10 ~ 20 kg。体重减轻后，逐渐重新进食，恢复到健康和均衡的饮食。与配方饮食相关的血液中酮含量的增加可能有助于抑制食欲和提高依从性。在选定的患者中，配方饮食最多使用 12 周，并需要持续的医疗监控。减重手术前的配方饮食可以缩小肝脏的体积。最后，除了能大幅降低体重，配方饮食还可以改善与肥胖相关的合并症，包括 2 型糖尿病和阻塞性睡眠呼吸暂停。

综上所述，关于肥胖的最佳饮食管理策略明显缺乏共识。然而，我们可以应用一些饮食的原则，就是任何饮食都需要考虑到安全、健康、营养丰富、文化上可接受、良好的依从性、价格可承担和有效果等因素，并且能达到长期保持体重的效果。虽然低碳水化合物和低脂饮食可以在短期内实现减重，只是担心长期依从性和对营养摄入的影响。配方饮食似乎是快速和大量减重的最佳选择，但要素饮食应在医生监督下短期使用。从长远来看，减轻体重似乎可以通过采用健康的限制添加糖和加工食品的饮食模式来优化，同时增加天然非加工食品的摄入量。切合实际的目标很重要，并且要循序渐进地改变。最后，保持体重取决于长期坚持健康饮食。根据目前的证据，我们对肥胖管理的最佳饮食建议应该集中在这里列出的核心原则上，与文化因素和个人偏好相一致，并与内科治疗的其他方面相结合。

肥胖药物治疗

在撰写本文时，英国只有两种获得许可的可用于治疗肥胖的药物：奥利司他（Xenical）和利拉鲁肽（Saxenda）。迫切需要开发新型有效的肥胖治疗方法，以便在未来的肥胖管理中广泛使用，从而补充包括改变生活方式在内的其他策略。肥胖的药物治疗有着曲折的历史。在过去的几十年里，有一长串治疗肥胖的疗法由于无法预料到的副作用不得不退出市场。虽然概述这一令人失望的肥胖症过时医学疗法的历史超出了本章的范围，但我们转而关注目前可获得的治疗方法，并获得了 FDA 的现有批准。

奥利司他

奥利司他是一种脂肪酶抑制剂，经许可用于减重和维持体重，并与低卡路里饮食相结合。奥利司他于 1999 年获得 FDA 批准，随后于 2007 年在美国将其作为一种非处方疗法（处方剂量的一半）（阿莱）。在胃肠道内脂肪正常消化过程中，水解作用会产生脂肪酸和甘油一酸酯，这些的分解产物随后会被吸收。这个过程需要酶，包括胃和胰脂肪酶和磷脂酶 A_2。奥利司他（120 mg 胶囊，3 次 / 日，随餐服用或最晚餐后 1 小时服用）是这些酶的有效的可逆抑制剂，因此抑制了膳食脂肪的分解以及在胃肠道中抑制对其分解产物的吸收。如按处方服用，奥利司他可阻断消化和吸收约 30% 的膳食脂肪。关于奥利司他的疗效，随机对照试验显示，在使用 1～2 年的时间里，使用奥利司他的患者的体重减轻幅度比使用安慰剂的大 2.7～3.19 kg。在使用奥利司他的人中，

34% 的人体重减轻了超过 10%（安慰剂组体重减轻者仅有 16%）。

奥利司他的主要问题是它的耐受性。胃肠道对奥利司他的吸收很小（小于 1%），因此没有全身副作用。然而，膳食脂肪吸收不良，随着粪便中脂肪的通过，会导致胃肠道的不良反应，包括排气、排便、急便、油便。这种副作用发生在至少 10% 的使用奥利司他患者中，因不耐受而导致停药。膳食脂肪的摄入量会影响奥利司他的耐受性，减少膳食脂肪的摄入量通常会提高奥利司他的耐受性。

利拉鲁肽

利拉鲁肽是一种胰高血糖素样肽 1（GLP1），最初被批准用于治疗 2 型糖尿病（T2D）患者。利拉鲁肽与人类 GLP1 有 97% 的同源性，其可在葡萄糖刺激下诱导胰岛 β 细胞分泌胰岛素，抑制胰高血糖素分泌，并通过下丘脑弓状核的作用抑制胃排空和抑制食欲。利拉鲁肽（Victoza）已获许可用于 2 型糖尿病血糖控制，最多达到每日 1.8 mg 的皮下注射剂量。SCALE 研究证明了利拉鲁肽每日皮下注射 3 mg（Saxenda）的有效性和安全性。SCALE 系列研究评估了在 2 型糖尿病患者以及非 2 型糖尿病患者中每日注射 3 mg 利拉鲁肽的疗效，以及初始体重减轻后的体重维持情况（SCALE maintenance）。1 年后，SCALE 研究显示，除去安慰剂效应，实验组体重减轻了 4%～6.1%。利拉鲁肽每天皮下注射 3 mg 治疗 3 年后，在肥胖和糖尿病前期患者中，不仅维持了减轻的体重，并且降低了 2 型糖尿病风险。利拉鲁肽的副作用主要包括胃肠道症状：恶心、呕吐、便秘和腹泻。任何有多样内分泌瘤或甲状腺髓样癌个人史或家族病史

的患者都不应使用 GLP1 激动剂。

芬特明-托吡酯缓释

芬特明和托吡酯（PHEN/TPM）结合了芬特明（一种儿茶酚胺释放剂）和托吡酯（一种抗惊厥药）。虽然对托吡酯的减重机制还不完全了解，但食欲抑制可能是通过谷氨酸拮抗作用、γ-氨基丁酸受体调节和抑制碳酸酐酶共同作用而发生的。芬特明和托吡酯的开发通过减少剂量，限制托吡酯的不良反应（包括认知障碍和感觉异常）。在对芬特明/托吡酯（15 mg/92 mg）1 年以上的随机对照试验 EQUIP 和 CONQUER 研究中，除去安慰剂作用，EQUIP 和 CONQUER 研究中的实验组体重分别减轻了 9.4% 和 8.8%。芬特明/托吡酯的副作用包括感觉异常、便秘、失眠、味觉障碍和口干。芬特明/托吡酯已被 FDA 批准作为一种治疗肥胖的选择，并要求医生教育育龄妇女患者使用期间积极避孕的必要性，以及怀孕期间使用的禁忌证（由于使用芬特明/托吡酯会有先天性胎儿口裂形成的风险）。

纳曲酮 SR/ 安非他酮 SR

纳曲酮 SR/ 安非他酮 SR（NB）是一种联合疗法。其组成部分包括阿片类药物拮抗剂（纳曲酮），一种药性温和的多巴胺再摄取抑制剂和去甲肾上腺素（安非他酮）。FDA 已经批准 NB 作为一种治疗肥胖的疗法。这种联合疗法具有互补作用，可以通过增加下丘脑中的 α-黑素细胞刺激激素（MSH）水平来降低食欲。安非他酮通过刺激阿黑皮素原（POMC）释放 α-黑素细胞刺激激素（MSH）。纳曲酮阻断了 β-内啡肽对阿片受体的反馈抑制作用，从而通过 MSH 的下丘

脑作用增强安非他酮的食欲抑制作用。对于 NB 的疗效和安全性（OR 试验），已经进行了 3 个独立的随机安慰剂对照研究。NB 实现了 1 年除去安慰剂作用减重达到了 4.2%～5.1%。虽然 NB 在代谢指标方面有一些与体重相关的改善，但对血压的作用效果不如安慰剂。NB 常见的副作用包括恶心、头痛、失眠、口干、便秘、腹泻、呕吐和头晕。

氯卡色林

2020 年 2 月，FDA 出于安全问题的考虑从美国市场撤回了氯卡色林（沛丽婷），服用该药物的人患癌症的风险增加。因此这种药物在美国已不再使用。氯卡色林是 5-羟色胺（5-HT）2c 的选择性激动剂，通过对 POMC 神经元的作用来抑制食欲。通过对 5-HT2c 受体的选择性作用，氯卡色林避免了药物诱导的心瓣膜病，通过 5-HT2p 受体介导，并与其他退化的色氨酸能剂如芬氟拉明和右芬氟拉明相关。两项随机安慰剂对照试验评估了氯卡色林在肥胖管理中的有效性和安全性：在 BLOOM 或 BLOSSOM 试验中，没有证据显示使用氯卡色林治疗两年以上会发生心瓣膜病。氯卡色林的副作用包括头痛、恶心和头晕。

肥胖药物治疗（表 5.1）是肥胖管理的重要组成部分，通常是生活方式措施的补充。重要的是，在 2 型糖尿病合并肥胖的背景下，较新一类的血糖治疗方法（SGLT2 抑制剂和 GLP1 受体激动剂）对减重也有间接的好处，在这种情况下这通常是一个很好的治疗选择。然而，在没有 2 型糖尿病同时发生的情况下，特别是在英国，由于治疗方法的选择有限和其他问题，包括耐受性、成本（包括自筹资金）和给药方式，对肥胖的

表 5.1　肥胖管理药物治疗总结（氯卡色林在美国已不再使用）

药物名称	作用机制	试　验	体重下降	给药途径	耐受性 / 副作用
奥利司他（塞尼可和阿莱）	脂肪酶抑制剂降低了膳食脂肪的吸收	XENDOS	2.7～3.19 kg	口服	不舒服的胃肠道反应
利拉鲁肽（Saxenda）	抑制食欲胰高血糖素样肽 1 类似物	SCALE	4%～6.1%	皮下注射	恶心、呕吐、便秘和腹泻
芬特明 / 托吡酯（PHEN/TPM）	抑制食欲谷氨酸拮抗作用	EQUIP CONQUER	8.8%～9.4%	口服	感觉异常、便秘、失眠、致畸
纳曲酮 SR/ 安非他酮 SR（NB）	抑制食欲增加来自 POMC 的 MSH 释放	COR	4.2%～5.1%	口服	恶心、头痛、失眠、腹泻、呕吐、眩晕
氯卡色林	抑制食欲5-HT2c 选择性激动剂对 POMC 神经元的影响	BLOOM BLOSSOM	2%～3.6%	口服	头痛、恶心、眩晕

药物管理是有限制性的。此外，所有肥胖药物治疗的一个问题与它们的持久性有关，良好的减重效果仅限于治疗时，在治疗停止后体重却频繁反弹。最后，如上所述，适应不良的应对策略、不正常的饮食行为以及情绪和心理障碍往往使肥胖管理复杂化。抑制食欲或阻止脂肪吸收的治疗不太可能解决根深蒂固的心理-社会-情感问题，然而这些问题通常是体重增加的潜在发病机制。

虽然药物治疗是一种很好的肥胖管理的策略，但如果认定肥胖的解决方案在于药物治疗，那就太天真了。然而，肥胖管理的一个方面是在初始体重减轻后保持体重，新型药物治疗在这方面有很大的潜力，将在下一节中进行探讨。

保持体重的挑战

对于我们大多数人来说，初次减重后常见的挑战是保持体重。不幸的是，尽管饮食和生活方式的减重方法在短期内通常是成功的，但从长期来看，这些策略是不成功的。文献中的例子包括预防糖尿病计划，在该计划中，尽管生活方式组最初达到体重减轻，但在生活方式干预后的 10 年里，体重逐渐反弹。另一个例子是前瞻性研究，其中 44% 的生活方式强化干预组在一年的随访中体重反弹。在一项对 14 项生活方式诱导减重随访长达 7 年研究的分析中，在最初的体重减轻之后，很大一部分节食者（1/3～2/3）的体重反弹超过了他们最初节食时减掉的体重。事实上，在通过改变生活方式实现最初体重减轻的肥胖患者中，只有 20% 左右的人能够长期保持，超过 50% 的人在第一年就反弹了大部分体重。

缺乏意志力、贪婪和懒惰这些恶习很容易解释最初减重后体重反弹。这种情况会导致与肥胖相关的耻辱感，加剧自尊受损，这很可能会对未来减重尝试的激励和参与产生负面作用。事实上，这种观点是天真的和被误导的。现实中，减重后体重反弹有很强的生物驱动因数。其中一个驱动因素是"长期代谢适应"，它减少了整体能量消耗。此外，在最初的体重减轻之后，会发生食欲持续增强（至少一年）和食物奖赏效应，这是由于胃促生长素的持续增加和血清中 PYY 的抑制引起的。体重减轻后食欲激素的持续变化可能会导致热量摄入的持续增加。现有理论指出，在最初的体重减轻后，体重反弹的生物驱动因素是进化赋予的过程，保护生物体免受饥饿的有害影响。从这个意义上说，大脑认为体重减轻是食物短缺和即将到来的饥饿的信号，因此大脑通过节约能量和寻找食物增加能量摄入的双重方法来做出反应。不幸的是，在非洲大草原上明显有效的机制，在我们现代易胖环境中却适得其反。

考虑到最初减重后体重反弹的既定多因素生物驱动因素，哪些策略可以削弱这些因素？在我们看来，重要的是，医疗专业人员首先要理解这些见解，并与患者和更大范围的公众分享。对维持体重挑战的生物学解释更高级和广泛的理解将有助于解决一些与肥胖相关的耻辱感并对肥胖相关的自尊产生更有利的影响。此外，鉴于大多数人通过改变生活方式减重后体重反弹几乎是不可避免的，医疗保健专业人员和患者需要为此做好准备，如上文所述，并让我们的患者做好准备。一个重要的误解是体重维持是通过采用与最初减重之前相似的生活方式来实现的。现实情况是，仅仅为了保持体重，就需要加倍地改变生活方式（包括饮食和体育活动）。

最后，最初的减重后体重几乎不可避免地反弹，这是否意味着我们应该放弃改变生活方式？在我们看来，断然不行。在考虑肥胖管理的目标时，避免从"以 BMI 为中心"的注意力分散是很重要的。衡量肥胖管理成功与否的方法有很多，改善生活方式，即使没有持续地减重，也可能带来长期的健康益处，包括好处极多的体育锻炼和避免久坐。在最初减重后，完善维持体重的未来医学发展（例如抑制食欲的疗法）可能会带来进一步的好处。

总结和未来的发展方向

肥胖是威胁现代人类健康的问题之一。肥胖对于我们健康、社会及经济的影响是巨大的，而且在未来情况可能会更加糟糕，因为肥胖的流行并没有减弱的迹象。我们应优先考虑制定有效的肥胖预防和管理策略。

代谢手术仍然是一种极好的和持久的治疗肥胖的策略。不幸的是，代谢手术并不是肥胖症流行的一个可扩展的解决方案，即使将来手术数量急剧增加，我们似乎也不太可能在人群中普遍开展手术。因此，我们关注肥胖内科治疗的创新是很重要的，这应该同时包括预防和管理策略。一个重要的问题是通过生活方式或使用药物治疗减少最初体重减轻后的体重反弹。目前，有证据表明，我们大多数人仅仅通过持续的生活方式改变是无法保持体重的，即使是在大型随机试验的背景下，如"展望未来"研究。具体来说，开发一种治疗方法来限制最初体重减轻后食欲的增强，以减少体重反弹的倾向是可取的。未来药物治疗的创新不应局限于片剂和注射剂，而应探索其他给药途径，如通过嗅觉（基于大脑嗅觉和食欲中枢间的紧密联系）。

药物疗法似乎不太可能取代改变生活方式作为减重策略。专注于改善生活方式是必要的，这包括睡眠充足和优化心态的技巧，如正念。还需要改变文化，以减少对肥胖的耻辱感，增加对肥胖本身的接受度。我们应该特别关注教育我们的孩子，培养必要的知识技能从医学和社会层面管理肥胖。我们应该从整体上优化我们的生活方式，包括重新设计我们的城镇和城市，以方便步行和进行其他体育活动。最后，我们需要探索肠道菌群如何影响我们的代谢健康，以及我们的饮食不仅影响我们自己的细胞，还影响我们肠道内数以万亿计的微生物群细胞。我们还应该探索粪便移植作为一种潜在的有效手段，建立一个更健康的肠道微生物群，以优化健康，并将食物的增重潜力降至最低，以此作为未来预防和管理肥胖的一种可能途径。

在 21 世纪，健康观念发生了转变。医学传统上是保守的：疾病促使患者向医疗保健专业人员进行咨询，并给予适当的治疗，重点是疾病及其即时的管理。医学在很大程度上仍然是保守的，然而，健康和疾病在 21 世纪已经发生了变化，现在我们人口中的慢性疾病比以前多得多，许多慢病患者带病数十年，甚至是大半生。因此，从保守健康照护转向了促进和预防保健：保持身心健康，避免急性疾病。肥胖是这种慢性病的一个很好的例子，它与许多并发症有关，与 21 世纪的其他慢性病一样，重点应放在尽可能维持身心健康上。通常，减重计划是这种方法的一个组成部分。然而，减重并不一定是肥胖者健康快乐的先决条件。我们应该从整体上看待肥胖管理，以患者为中心。有些患者根本无法通过任何方式减重，有些患者只能实现最小限度的减重。不管体重减轻的程度如何，对于所有接受治疗肥胖的患者，我们永远不应忘记采取灵活的管理方法，并以同理心和同情心的态度为患者提供照护。

拓展阅读

[1] Agaronov, A., Ash, T., Sepulveda, M. et al. (2018). Inclusion of sleep promotion in family-based interventions to prevent childhood obesity. *Child. Obes.* 14 (8): 485–500.

[2] Allison, D.B., Gadde, K.M., Garvey, W.T. et al. (2012). Controlled-release phentermine/topiramate in severely obese adults: a randomized controlled trial (EQUIP). *Obesity (Silver Spring)* 20 (2): 330–342.

[3] Apovian, C.M., Aronne, L., Rubino, D. et al. (2013). A randomized, phase 3 trial of naltrexone SR/bupropion SR on weight and obesity-related risk factors (COR-II). *Obesity (Silver Spring)* 21 (5): 935–943.

[4] Arafat, A.M., Weickert, M.O., Adamidou, A. et al. (2013). The impact of insulin-independent, glucagon-induced suppression of total ghrelin on satiety in obesity and type 1 diabetes mellitus. *J. Clin. Endocrinol. Metab.* 98 (10): 4133–4142.

[5] Arora, M., Barquera, S., Farpour Lambert, N.J. et al. (2019). Stigma and obesity: the crux of the matter. *Lancet Public Health* 4 (11): e549–e550.

[6] Ball, K., Brown, W., and Crawford, D. (2002). Who does not gain weight? Prevalence and predictors of weight maintenance in young women. *Int. J. Obes. Relat. Metab. Disord.* 26 (12): 1570–1578.

[7] Barber, T.M., McCarthy, M.I., Wass, J.A., and Franks, S. (2006). Obesity and polycystic ovary syndrome. *Clin. Endocrinol.* 65 (2): 137–145.

[8] Barber, T.M., McCarthy, M.I., Franks, S., and Wass, J.A. (2007). Metabolic syndrome in polycystic ovary syndrome. *Endokrynol. Pol.* 58 (1): 34–41.

[9] Barber, T.M., Hanson, P., Weickert, M.O., and Franks, S. (2019). Obesity and polycystic ovary syndrome: implications for pathogenesis and novel management strategies. *Clin. Med. Insights*

Reprod. Health 13: 1179558119874042.

[10] Beavers, K.M., Neiberg, R.H., Houston, D.K. et al. (2015). Body weight dynamics following intentional weight loss and physical performance: the look AHEAD movement and memory study. *Obes. Sci. Pract.* 1 (1): 12–22.

[11] Bueno, N.B., de Melo, I.S., de Oliveira, S.L., and da Rocha, A.T. (2013). Very-low-carbohydrate ketogenic diet v. low-fat diet for long-term weight loss: a meta-analysis of randomised controlled trials. *Br. J. Nutr.* 110 (7): 1178–1187.

[12] Butryn, M.L., Phelan, S., Hill, J.O., and Wing, R.R. (2007). Consistent self-monitoring of weight: a key component of successful weight loss maintenance. *Obesity (Silver Spring)* 15 (12): 3091–3096.

[13] Colles, S.L., Dixon, J.B., Marks, P. et al. (2006). Preoperative weight loss with a very-low-energy diet: quantitation of changes in liver and abdominal fat by serial imaging. *Am. J. Clin. Nutr.* 84 (2): 304–311.

[14] Crawford, D., Jeffery, R.W., and French, S.A. (2000). Can anyone successfully control their weight? Findings of a three year community-based study of men and women. *Int. J. Obes. Relat. Metab. Disord.* 24 (9): 1107–1110.

[15] Dempsey, P.C., Blankenship, J.M., Larsen, R.N. et al. (2017). Interrupting prolonged sitting in type 2 diabetes: nocturnal persistence of improved glycaemic control. *Diabetologia* 60 (3): 499–507.

[16] Dempsey, P.C., Grace, M.S., and Dunstan, D.W. (2017). Adding exercise or subtracting sitting time for glycaemic control: where do we stand? *Diabetologia* 60 (3): 390–394.

[17] Diabetes Prevention Program Research G, Knowler, W.C., Fowler, S.E. et al. (2009). 10-year follow-up of diabetes incidence and weight loss in the diabetes prevention program outcomes study. *Lancet* 374 (9702): 1677–1686.

[18] Donnelly, J.E., Blair, S.N., Jakicic, J.M. et al. (2009). American College of Sports Medicine position stand. Appropriate physical activity intervention strategies for weight loss and prevention of weight regain for adults. *Med. Sci. Sports Exerc.* 41 (2): 459–471.

[19] Fidler, M.C., Sanchez, M., Raether, B. et al. (2011). A one-year randomized trial of lorcaserin for weight loss in obese and overweight adults: the BLOSSOM trial. *J. Clin. Endocrinol. Metab.*

96 (10): 3067–3077.

[20] Gadde, K.M., Allison, D.B., Ryan, D.H. et al. (2011). Effects of low-dose, controlled-release, phentermine plus topiramate combination on weight and associated comorbidities in overweight and obese adults (CONQUER): a randomised, placebo-controlled, phase 3 trial. *Lancet* 377 (9774): 1341–1352.

[21] Greenway, F.L., Fujioka, K., Plodkowski, R.A. et al. (2010). Effect of naltrexone plus bupropion on weight loss in overweight and obese adults (COR-I): a multicentre, randomised, double-blind, placebo-controlled, phase 3 trial. *Lancet* 376 (9741): 595–605.

[22] Guh, D.P., Zhang, W., Bansback, N. et al. (2009). The incidence of co-morbidities related to obesity and overweight: a systematic review and meta-analysis. *BMC Public Health* 9: 88.

[23] Halton, T.L. and Hu, F.B. (2004). The effects of high protein diets on thermogenesis, satiety and weight loss: a critical review. *J. Am. Coll. Nutr.* 23 (5): 373–385.

[24] Hanson, P., Shuttlewood, E., Halder, L. et al. (2019). Application of mindfulness in a tier 3 obesity service improves eating behavior and facilitates successful weight loss. *J. Clin. Endocrinol. Metab.* 104 (3): 793–800.

[25] Heymsfield, S.B., Harp, J.B., Reitman, M.L. et al. (2007). Why do obese patients not lose more weight when treated with low-calorie diets? A mechanistic perspective. *Am. J. Clin. Nutr.* 85 (2): 346–354.

[26] Hill, J.O., Wyatt, H.R., and Peters, J.C. (2012). Energy balance and obesity. *Circulation* 126 (1): 126–132.

[27] Hopkins, M. and Blundell, J.E. (2016). Energy balance, body composition, sedentariness and appetite regulation: pathways to obesity. *Clin. Sci. (Lond.)* 130 (18): 1615–1628.

[28] Hou, B., Nazroo, J., Banks, J., and Marshall, A. (2019). Are cities good for health? A study of the impacts of planned urbanization in China. *Int. J. Epidemiol.*.

[29] Jensen, M.D., Ryan, D.H., Apovian, C.M. et al. (2014). 2013 AHA/ACC/TOS guideline for the management of overweight and obesity in adults: a report of the American College of Cardiology/American Heart Association Task Force on Practice Guidelines and The Obesity Society. *Circulation* 129 (25 Suppl 2): S102–S138.

[30] Johansson, K., Neovius, M., Lagerros, Y.T. et al. (2009). Effect of a very low energy diet on moderate and severe obstructive sleep apnoea in obese men: a randomised controlled trial. *BMJ* 339: b4609.

[31] Koliaki, C., Spinos, T., Spinou, M. et al. (2018). Defining the optimal dietary approach for safe, effective and sustainable weight loss in overweight and obese adults. *Healthcare (Basel)* 6 (3).

[32] Kushner, R.F. (2018). Weight loss strategies for treatment of obesity: lifestyle management and pharmacotherapy. *Prog. Cardiovasc. Dis.* 61 (2): 246–252.

[33] Leeds, A.R. (2014). Formula food-reducing diets:a new evidence-based addition to the weight management tool box. *Nutr. Bull.* 39 (3): 238–246.

[34] Leibel, R.L., Rosenbaum, M., and Hirsch, J. (1995). Changes in energy expenditure resulting from altered body weight. *N. Engl. J. Med.* 332 (10): 621–628.

[35] Mann, T., Tomiyama, A.J., Westling, E. et al. (2007). Medicare's search for effective obesity treatments: diets are not the answer. *Am. Psychol.* 62 (3): 220–233.

[36] Matricciani, L., Olds, T., and Petkov, J. (2012). In search of lost sleep: secular trends in the sleep time of school-aged children and adolescents. *Sleep Med. Rev.* 16 (3): 203–211.

[37] Noto, H., Goto, A., Tsujimoto, T., and Noda, M. (2013). Low-carbohydrate diets and all-cause mortality: a systematic review and meta-analysis of observational studies. *PLoS One* 8 (1): e55030.

[38] Ostrin, L.A. (2019). Ocular and systemic melatonin and the influence of light exposure. *Clin. Exp. Optom.* 102 (2): 99–108.

[39] Packer, M. (2019). HFpEF is the substrate for stroke in obesity and diabetes independent of atrial fibrillation. *JACC Heart Fail.*.

[40] Paddon-Jones, D., Westman, E., Mattes, R.D. et al. (2008). Protein, weight management, and satiety. *Am. J. Clin. Nutr.* 87 (5): 1558S–1561S.

[41] Padwal, R.S. and Majumdar, S.R. (2007). Drug treatments for obesity: orlistat, sibutramine, and rimonabant. *Lancet* 369 (9555): 71–77.

[42] Pagliai, G., Dinu, M., Casini, A., and Sofi, F. (2018). Relationship between sleep pattern and efficacy of calorie-restricted Mediterranean diet in overweight/obese subjects. *Int. J. Food Sci. Nutr.* 69 (1): 93–99.

[43] Passarello, K., Kurian, S., and Villanueva, V. (2019). Endometrial cancer: an overview of pathophysiology, management, and care. *Semin. Oncol. Nurs.* 35 (2): 157–165.

[44] Pfluger, P.T., Kampe, J., Castaneda, T.R. et al. (2007). Effect of human body weight changes on circulating levels of peptide YY and peptide YY3-36. *J. Clin. Endocrinol. Metab.* 92 (2): 583–588.

[45] Raynor, H.A., Van Walleghen, E.L., Bachman, J.L. et al. (2011). Dietary energy density and successful weight loss maintenance. *Eat. Behav.* 12 (2): 119–125.

[46] Redeker, N.S., Caruso, C.C., Hashmi, S.D. et al. (2019). Workplace interventions to promote sleep health and an alert, healthy workforce. *J. Clin. Sleep Med.* 15 (4): 649–657.

[47] Roth, B.L. (2007). Drugs and valvular heart disease. *N. Engl. J. Med.* 356 (1): 6–9.

[48] le Roux, C.W., Astrup, A., Fujioka, K. et al. (2017). 3 years of liraglutide versus placebo for type 2 diabetes risk reduction and weight management in individuals with prediabetes: a randomised, double-blind trial. *Lancet* 389 (10077): 1399–1409.

[49] Ruffault, A., Czernichow, S., Hagger, M.S. et al. (2017). The effects of mindfulness training on weight-loss and health-related behaviours in adults with overweight and obesity: a systematic review and meta-analysis. *Obes. Res. Clin. Pract.* 11 (5 Suppl 1): 90–111.

[50] Rutters, F., Besson, H., Walker, M. et al. (2016). The association between sleep duration, insulin sensitivity, and beta-cell function: the EGIR-RISC study. *J. Clin. Endocrinol. Metab.* 101 (9): 3272–3280.

[51] Saboor Aftab, S.A., Kumar, S., and Barber, T.M. (2013). The role of obesity and type 2 diabetes mellitus in the development of male obesity-associated secondary hypogonadism. *Clin. Endocrinol.* 78 (3): 330–337.

[52] Sacks, F.M., Bray, G.A., Carey, V.J. et al. (2009). Comparison of weight-loss diets with different compositions of fat, protein, and carbohydrates. *N. Engl. J. Med.* 360 (9): 859–873.

[53] Saunders, K.H., Igel, L.I., and Aronne, L.J. (2016). An update on naltrexone/bupropion extended-release in the treatment of obesity. *Expert. Opin. Pharmacother.* 17 (16): 2235–2242.

[54] Scano, G., Stendardi, L., and Bruni, G.I. (2009). The respiratory muscles in eucapnic obesity: their

role in dyspnea. *Respir. Med.* 103 (9): 1276–1285.

[55] Skov, A.R., Toubro, S., Ronn, B. et al. (1999). Randomized trial on protein vs carbohydrate in ad libitum fat reduced diet for the treatment of obesity. *Int. J. Obes. Relat. Metab. Disord.* 23 (5): 528–536.

[56] Smith, S.R., Weissman, N.J., Anderson, C.M. et al. (2010). Multicenter, placebo-controlled trial of lorcaserin for weight management. *N. Engl. J. Med.* 363 (3): 245–256.

[57] Snel, M., Gastaldelli, A., Ouwens, D.M. et al. (2012). Effects of adding exercise to a 16-week very low-calorie diet in obese, insulin-dependent type 2 diabetes mellitus patients. *J. Clin. Endocrinol. Metab.* 97 (7): 2512–2520.

[58] Soeliman, F.A. and Azadbakht, L. (2014). Weight loss maintenance: a review on dietary related strategies. *J. Res. Med. Sci.* 19 (3): 268–275.

[59] Spiegel, K., Tasali, E., Penev, P., and Van Cauter, E. (2004). Brief communication: sleep curtailment in healthy young men is associated with decreased leptin levels, elevated ghrelin levels, and increased hunger and appetite. *Ann. Intern. Med.* 141 (11): 846–850.

[60] St-Onge, M.P. (2017). Sleep-obesity relation: underlying mechanisms and consequences for treatment. *Obes. Rev.* 18 (Suppl 1): 34–39.

[61] Sumithran, P., Prendergast, L.A., Delbridge, E. et al. (2011). Long-term persistence of hormonal adaptations to weight loss. *N. Engl. J. Med.* 365 (17): 1597–1604.

[62] Sumithran, P., Prendergast, L.A., Delbridge, E. et al. (2013). Ketosis and appetite-mediating nutrients and hormones after weight loss. *Eur. J. Clin. Nutr.* 67 (7): 759–764.

[63] Taheri, S., Lin, L., Austin, D. et al. (2004). Short sleep duration is associated with reduced leptin, elevated ghrelin, and increased body mass index.

PLoS Med. 1 (3): e62.

[64] Tobias, D.K., Chen, M., Manson, J.E. et al. (2015). Effect of low-fat diet interventions versus other diet interventions on long-term weight change in adults: a systematic review and meta-analysis. *Lancet Diabetes Endocrinol.* 3 (12): 968–979.

[65] Um, Y.H., Hong, S.C., and Jeong, J.H. (2017). Sleep problems as predictors in attention-deficit hyperactivity disorder: causal mechanisms, Consequences and Treatment. *Clin. Psychopharmacol. Neurosci.* 15 (1): 9–18.

[66] Wadden, T.A., Foreyt, J.P., Foster, G.D. et al. (2011). Weight loss with naltrexone SR/bupropion SR combination therapy as an adjunct to behavior modification: the COR-BMOD trial. *Obesity (Silver Spring)* 19 (1): 110–120.

[67] Wang, H., Hu, R., Du, H. et al. (2018). The relationship between sleep duration and obesity risk among school students: a cross-sectional study in Zhejiang, China. *Nutr. Metab. (Lond.)* 15: 48.

[68] West, D.S., Dutton, G., Delahanty, L.M. et al. (2019). Weight loss experiences of African American, Hispanic, and non-Hispanic White men and women with type 2 diabetes: the look AHEAD trial. *Obesity (Silver Spring)* 27 (8): 1275–1284.

[69] Wing, R.R. and Hill, J.O. (2001). Successful weight loss maintenance. *Annu. Rev. Nutr.* 21: 323–341.

[70] Wolfe, B.M., Kvach, E., and Eckel, R.H. (2016). Treatment of obesity: weight loss and bariatric surgery. *Circ. Res.* 118 (11): 1844–1855.

[71] Yazigi, F., Espanha, M., Marques, A. et al. (2018). Predictors of walking capacity in obese adults with knee osteoarthritis. *Acta Reumatol. Port.* 43 (4): 256–263.

第 6 章

复杂肥胖的照护

Organisation of Care for Complex Obesity

David Hughes

复杂肥胖照护绪论

肥胖相关并发症的发病率在全球范围内持续增长。无并发症的肥胖可被认为是一种带有生物、社会、环境与行为方面因素的复杂疾病。肥胖的并发症及其转归为这一需要从多方面进行考虑的临床状况增加了新的维度，包括在机体多个系统中发生终末器官损害的可能。因此，组织针对肥胖的治疗工作可成为一个由重叠的多层干预措施构成的复杂网络，其中每项措施均被安排妥当以适用于处理肥胖的某一种易感因素。这受到聚焦于肥胖一级预防、二级预防乃至对这些并发症行姑息照护等方面之需求的进一步影响。

有效地管理复杂肥胖照护需要一套具有弹性的综合系统性方法。第一项挑战在于理清管理团队的职责以及为有复杂肥胖照护需求的患者筹集所需费用以实施能够预防并发症或提供姑息照护的多项干预措施。这些费用容易逐渐攀升，但通过预防肥胖相关并发症可以达成更为广泛的系统性费用节约。不幸的是，这样的费用节约难以量化并且是在接受干预后的中期或长期（约 10 年或更久）

发生。这种情况使得在没有适当的政府资助下提供预防服务的商业兴趣受到限制。

为平摊复杂肥胖照护工作在管理与筹资上的责任，大多数发达国家在不同的政府部门间划分了管理各项事务的职责。负责公共卫生工作的政府部门通常承担制定一级预防策略的任务，用于预防工作的费用被摊派给地方政府的预算（比如英国、意大利和波兰）或是全国统筹安排（比如德国和摩尔多瓦）。国家或地方医疗机构通常承担肥胖相关疾病的治疗［比如肥胖相关糖尿病、肥胖相关睡眠呼吸暂停、肥胖相关非酒精性脂肪性肝病（nonalcoholic fatty liver disease, NAFLD）等］。肥胖相关的姑息照护服务在全球的发展总体上并不完善，但均包括一套由地方政府运营的社会护理机构及地方医疗机构共同执行的临时性措施。这种责任划分所带来的负面效应在于制造了各种人为障碍，这些障碍阻碍了一些患者获取正确层级的所需医疗支持（图 6.1）。

如果我们将肥胖及其并发症视为一座金字塔，那么大多数肥胖患者没有并发症（见示意图）而只有一小部分患者罹患可危及生

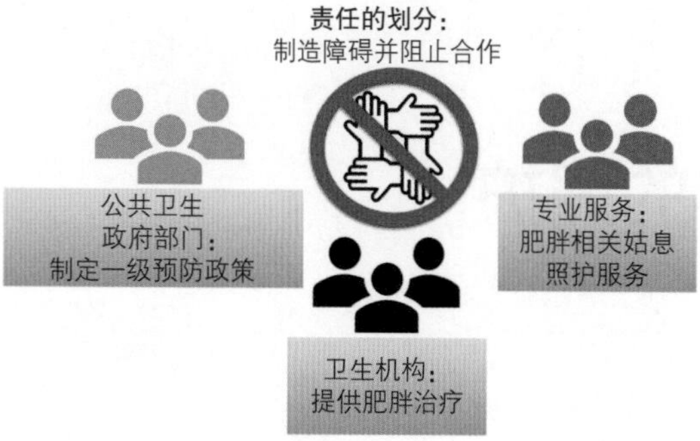

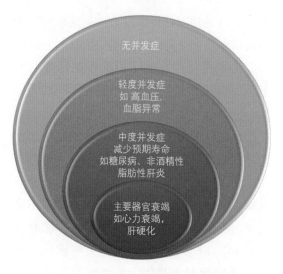

责任的划分：
制造障碍并阻止合作

公共卫生
政府部门：
制定一级预防政策

专业服务：
肥胖相关姑息
照护服务

卫生机构：
提供肥胖治疗

图 6.1　展示不同组别的示意图：第 1 组：地方政府有关一级预防的公共卫生政策；第 2 组：地方卫生机构提供肥胖并发症的治疗；第 3 组：对肥胖相关疾病行姑息照护的专业服务，均为互相分离的（引自 iQoncept/Adobe Stock）。

无并发症

轻度并发症
如 高血压，
血脂异常

中度并发症
减少预期寿命
如糖尿病、非酒精性
脂肪性肝炎

主要器官衰竭
如心力衰竭，
肝硬化

图 6.2　肥胖人群与并发症的患病率。

命的严重肥胖并发症，如器官衰竭（图 6.2）。

预防这些并发症的费用需要与管理它们的费用和所虑及之干预措施的有效性进行比较（图 6.3）。

结合了政府政策（如住房政策、提供公共空间、食物经销许可、高糖或高脂食物征税以及限制对儿童的食物广告宣传等）与花费低廉的行为矫正项目（如糖尿病预防项目、提倡健康饮食、运动和膳食相关的应用程序）的廉价公共卫生干预措施被用于预防

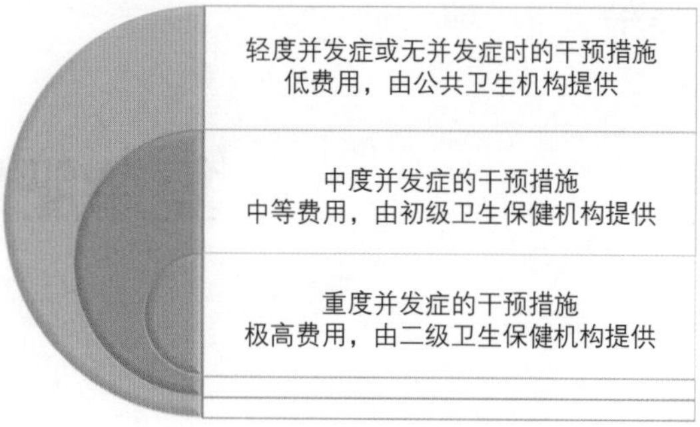

轻度并发症或无并发症时的干预措施
低费用，由公共卫生机构提供

中度并发症的干预措施
中等费用，由初级卫生保健机构提供

重度并发症的干预措施
极高费用，由二级卫生保健机构提供

图 6.3　肥胖人群与管理并发症的费用。

轻度或中度的疾病。费用较高的干预方式（如结构化个体化行为矫正干预与减重手术）则是用于严重疾病防治的保留措施。确定进行干预的时机并评估每种预防措施的费用对政府预算和一个国家的健康状况有着关键的意义。使用 BMI、年龄、风险因素与经济效益的粗略决策程序被各国政府采用且花费逐年攀升。

所有肥胖相关干预措施的基石在于饮食行为的矫正。这一领域中的每种干预措施都引来了多种提倡和批评的意见。运用最广泛的干预措施包括促进并加强健康饮食习惯的健康教练、健康应用程序或营养师。不幸的是，这些策略只能给少数个体提供长期的体重减轻，尽管大多数人都出现了短期的减重。因此，提倡通过早期及之后重复的行为矫正干预以延缓肥胖相关并发症的发生。较为常见的情况是，肥胖患者在其一生中需要来自体重管理项目的定期干预以减缓疾病进展。这不应被认为是干预措施的失败，而应被视作政府政策在限制从童年开始的致肥胖环境上的失败。

复杂肥胖照护

复杂肥胖照护没有确切的定义，但一般

认为是针对患有 3 级肥胖（BMI＞40）或 2 级肥胖（BMI＞35）伴中至重度肥胖相关并发症人群的肥胖照护。在英国，肥胖诊疗服务被建构为多个层级的诊疗措施，其中复杂肥胖照护是由最上层的 2 个层级（第 3 层级与第 4 层级）提供。这 2 个处于最上层的层级经由地方卫生机构筹集费用并承担略有差异的职责。

"3 级肥胖诊疗服务"提供一项具有循证依据，由多学科专业人员共同参与并基于社区的行为矫正项目，患者可从中获得专业的饮食指导（如极低热量饮食和低碳水化合物饮食）以及减重药物治疗（如 GLP-1 激动剂和奥利司他）。"4 级肥胖诊疗服务"提供一套与"3 级肥胖诊疗服务"相似的治疗措施，但除此之外还可以在医院接受减重外科治疗。根据患者的需求，通常会有多种"3 级肥胖诊疗服务"的诊疗措施与 1 或 2 种"4 级肥胖诊疗服务"的诊疗措施相配合来制订诊疗方案（图 6.4）。

多学科团队干预项目（第 3 层级）

"3 级肥胖诊疗服务"提供以预防和管理中度长期肥胖相关并发症为目标的减重干预措施。这些干预措施是多学科协作的，包括专业心理医师、营养师、理疗师和护士，并且在临床上由负责减重的内科医师领导。大多数治疗措施运用各种行为矫正技术、减重饮食干预与持续 6～18 个月的药物治疗。它们也是接受减重手术治疗的准入门槛，因为完成结构化的教育项目与医疗评估被认为是进行手术治疗前必不可少的先决条件。

这些"3 级肥胖诊疗服务"也承担对所有参与者潜在的未确诊肥胖相关并发症的筛查工作。筛查的效果有两方面：第一，它可以识别出能被妥善管理的未确诊病理状态；第二，它可以识别出需要在减重手术前被控制与改善的病理状态从而减少手术并发症的风险。这些诊疗服务能提供常用的诊断

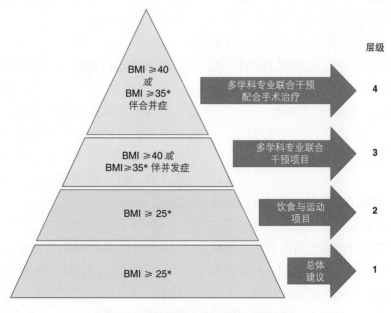

图 6.4　英国肥胖管理的分级治疗措施。

性检查，并在必要时能完善更为复杂的检查项目。筛查试验相对便宜，容易开展并有着较好的诊断准确度。简单而廉价的常用筛查项目包括用于筛查睡眠呼吸暂停的 STOP-BANG 问卷联合 Epworth 嗜睡量表、用于筛查抑郁症的 PHQ-9 量表、用于筛查糖尿病风险的糖化血红蛋白、用于筛查心血管疾病风险的血压测定和用于筛查 NAFLD 的 Fib-4 指数。

配合减重手术的多学科干预（第 4 层级）

"4 级肥胖诊疗服务"提供"3 级肥胖诊疗服务"的一些诊疗措施，但除此之外还可直接接受减重手术治疗。这些诊疗服务通常是由大型专科医院负责开展，这些医院同时具备专门进行"减重手术"的外科团队与从事"非手术减重"的医疗团队。这些团队能开展协作的专业服务，包括理疗、睡眠实验室、糖尿病团队、放射科与专业减重器械。手术与非手术减重团队协同合作以确保最小化手术风险并最优化手术效果。负责减重的内科医师接受了管理复杂内科疾病的培训并经常与其他专科的医疗团队联系以协调对肥胖患者的照护。他们对于管理术后减重并发症，如营养不良和倾倒综合征，也富有经验。

围手术期的复杂肥胖照护

肥胖患者的围手术期照护需要进行周密的计划。不论是在病房、手术室、重症监护室或理疗室，考虑好患者所有的日程安排都是需要的。外科适用性如合适的麻醉设备和将患者转运回家需要同样缜密的安排。术前评估必须完整且要包括患者围手术期日程安排的所有方面以确保自始至终的安全性。

麻醉肥胖患者本身就是一个复杂的流程，通常是由专门负责减重手术的麻醉医师进行操作。专门负责减重手术的麻醉医师对专用干预措施的需求有着更多的理解，如：

- 由于血管更深，需要在超声引导下行静脉穿刺。
- 由于标准的解剖学标志较模糊，需要使用内镜下气管插管技术。
- 使用压力相关的通气设定以减少气压损伤的风险。
- 注意再镇静现象（如麻醉药物自脂肪组织重新分布回血流中并且这是在睡眠呼吸暂停患者中格外明显的一个问题）。
- 外科切口更大时的镇痛。
- 外科损伤造成的失血量增多。
- 额外的皮肤失水令维持液体平衡所需的补液量增加。

还有，术后的恢复过程会延长，且步行能力的下降会使得深静脉血栓与肺炎的风险增加。确保规律的理疗可以帮助防止肺不张并加速术后恢复。

终末期器官疾病患者的复杂肥胖照护

减重手术对于那些患有某些终末期器官疾病的有意向患者而言是一项很有效的治疗措施。尽管手术所涉及的风险需要仔细计算，但一套协作配合的实施方法是必需的。

减重手术正逐渐成为对于由 NAFLD/NASH 所引发的早期肝硬化的治疗方法之一。它也被认为是一种能帮助患者降低 BMI 以使其可接受肝脏移植的可选治疗方法。这些患者的照护工作是复杂的，需要来自减重外科团队、肝病团队以及潜在的肝移植团队的协同照护。术前评估，包括肝门脉压测定、胃食管内镜检查与肝合成功能检验，对于减少术后急性肝脏失代偿或致死性静脉曲张出血风险是必不可少的。术后肝脏失代偿风险较高的患者，必须在接受减重手术前评估是否需要进行肝脏移植。不论他们接受进行肝脏移植或是减重手术都不能保证继续开展相应的治疗，尤其是如果病情发生变化或患者拒绝治疗。

减重手术也被用于因肌酐清除率较低而正在考虑行肾脏移植的患者，以及那些已在进行肾脏透析的患者。组织对于这些患者的照护工作要求各减重与肾脏科团队协同合作。限制肾病患者的液体、蛋白质与磷摄入对他们的饮食管理增添了额外一层复杂性。他们的肾脏疾病也将其置于发生手术后并发症的高风险之下，尤其是术后感染、液体超负荷、低血压与急性心血管损伤如卒中和心肌梗死。体重变化对于透析患者会造成问题，因为在透析过程中超滤掉的液体量是基于患者的干体重计算的。减重可造成超滤掉的液体量减少，而增重则可造成超滤掉的液体量增加。予以密切的临床监测以防止在进行减重干预期间出现液体超负荷或脱水是必不可少的。某些中心甚至认为这类患者术前减重风险过高并选用在减重手术前保持体重平稳的饮食调整策略。在术后，由于预计会出现减重，透析后干体重需要在术后前 8 周中的每 1 周，随后每 2 周进行评估与校正直至体重最终保持稳定。

肥胖性心肌病是一种相对而言被新提出的心脏疾病，随着显著的减重可得到改善。与透析患者相似，这些心脏疾病患者有着复杂的液体平衡要求，并且利尿剂剂量也需要

调整，以预防在减重期间出现急性肾损伤。特别是，减重改善了他们的射血分数。心脏科团队与减重团队间的密切合作在减重明显的治疗时间段内是必需的。

孕妇的复杂肥胖照护

肥胖女性患者被强烈建议在怀孕前应进行减重，并随后度过一段体重稳定的时间。肥胖孕妇出现先兆子痫、流产、巨大儿以及在分娩时需要产科干预的风险增加。为减少出现并发症的风险，开展了对母亲血压和胎动的早期监测。BMI > 35 的孕妇通常自妊娠第 24 周起每月接受产检并在早期便开始讨论分娩时（和紧急时）的产科治疗计划。管理肥胖孕妇的妇产科病房需要考虑若有并发症发生时对新生儿监护病房以及减重器械的紧急使用。对于潜在紧急情况的定期医护培训可帮助减少并发症的发生风险，并能有效维护孕妇的隐私与自尊。

在怀孕前接受减重手术的女性数量也在增加。因此，妇产科需要拥有已就绪的专业体系以评估患者的复杂营养需求。此外，有关科室需要考虑培训对于呕吐的鉴别意识，需要认识到呕吐可以是一种减重手术的可能并发症（比如绞窄性内疝或胃绑带滑落）而非妊娠剧吐。

儿童的复杂肥胖照护

自世纪之交起，儿童肥胖的发病率出现了显著增长，随之带来了儿科肥胖照护的需求。儿科肥胖照护要求高度的专业化，并且通常由大型专科医院提供。照护的方式较为复杂，但相较于成人肥胖照护并无太多区

别。儿科肥胖照护相比成人肥胖照护最主要的不同在于它聚焦于整个家庭而非只是关注患儿。心理评估与干预也更为常用，大约25%的患儿具有进食障碍的特征。减重手术也有着与在成人中相似的地位，并且是一种有效的可选治疗措施，但通常会等到患儿骨骼与心理均发育成熟后再予以实施。

超级肥胖患者的复杂肥胖照护

超级肥胖在传统意义上被定义为 BMI > 50 或超过理想体重达 225%（约 100 kg）。超超级肥胖是一个被提出用于描述 BMI > 60 或超出理想体重 275%（约 150 kg）的患者的术语，但并不常用。BMI > 50 的人群所对应的病死率是正常体重人群的 5～10 倍。达到这种程度的肥胖患者有着与他们的体型和体重相关的额外一层复杂性。有关某位患者身高、体重与腰围的准确而最新的数据在评估该名患者于某一环境中的安全性及其对于设备的使用时是较为重要的。大多数设备都有安全操作的有关参数，不论是一个座椅所能承受的最大体重或是一台 CT 机的最大宽度。每个环境之中的安全性，甚至是医院走廊大门的宽度、地板的最大负重与消防应急出口，均需要予以评估。医院也需要考虑如果某位患者跌落在地或者甚至出现病危时能够运用即刻可用之专业设备的应急方案。

考虑超级肥胖患者的安全在医院和社区机构里所有方面的照护工作中都是必不可少的。一些值得考虑的重要方面列举如下：

- 包括特制的服装、宽敞的浴室、加固的厕所与减重床在内的住宿条件。
- 减重患者专用的人工搬运设备，包括设备的储存与维护。
- 足够的人员配备与训练以帮助人工搬运减重患者。
- 注意受压部位和皮褶。
- 包括减重患者专用救护车、减重患者专用便携式抬升设备、减重医疗设备乃至丧葬服务的应急计划。

病例与分析

病例介绍

1 名 BMI 达 110（约 270 kg）的 52 岁男性患者于门诊就诊，该患者在过去的 5 年中一直被困家中。他患有严重的双侧淋巴水肿，需要日常使用加压敷料，对于所有的日常护理工作均需要协助。因为他的体重，他不能平躺在床上而是睡在一把专门改装过的椅子上。他住在距离减重手术中心 128.75 km 以外的地方，这令情况变得更为复杂。

初次评估是通过视频会议进行的，并且安排好将专用的体重测量设备带去患者家中。患者的全科医师贴心地把所有适用的血液检验安排在当地完成。

随后，在减重中心安排了营养师、理疗师、心理医师、内科医师、外科医师、麻醉医师和病房护士进行面对面的评估。在一名当地区域的护士于转运前评估过所有受压部位后，一辆配备有便携式抬升设备的减重患者专用救护车对该名患者实施了转运。减重手术中心在患者抵达时安排好了如厕设备与应急抬升设备。在所有的评估完成后，一名护士在患者被转运回家前重新评估了所有受压部位。

在被收治入院前，这位患者接受了为期 4 个月的严格饮食干预。他在入院时的体重为

240 kg。随后他接受了为期 4 周的监督下极低热量饮食并使用了 GLP-1 激动剂以助进一步减重。在这段时间内，他定期进行理疗、定期接受淋巴水肿的评估并对前往手术室的相关流程开展了预演。在手术时，他的体重是 230 kg 并可以开始活动了。术后 1 年，他的体重减至 150 kg 并能够独自走去商店且在床上就寝。

病例分析

组织对于如此复杂的超级肥胖患者的照护工作耗时且昂贵。一个富有经验的减重机构会运用其管理团队以确保适当的资金与合约按时就绪。这种级别的复杂照护需要一个协同合作的多学科团队（multi-disciplinary team, MDT）体系，运用好来自多名团队成员的专业知识。虽然这个病例的结局是良好的，但仍然值得思考，如果事态出现问题又有哪些选项。在处理复杂肥胖病例时，具备已就绪的能够快速进行 MDT 会诊的诊疗机制是必不可少的。

拓展阅读

［1］ Carron, M., Safaee Fakhr, B., Ieppariello, G., and Foletto, M. (2020). Perioperative care of the obese patient. *Br. J. Surg.* 107: e39–e55.

［2］ Denison, F.C., Aedla, N.R., Keag, O. et al. (2019). Care of women with obesity in pregnancy: green-top guideline no. 72. *BJOG* 126: e62–e106.

［3］ Hazlehurst, J.M., Logue, J., Parretti, H.M. et al. (2020). Developing integrated clinical pathways for the management of clinically severe adult obesity: a critique of NHS England policy. *Curr. Obes. Rep.* 9: 530–543.

［4］ Jamal, M.H., Corcelles, R., Daigle, C.R. et al. (2015). Safety and effectiveness of bariatric surgery in dialysis patients and kidney transplantation candidates. *Surg. Obes. Relat. Dis.* 11: 419–423.

［5］ Lemmens, H.J.M., Brodsky, J.B., and Bernstein, D.P. (2005). Estimating ideal body weight–a new formula. *Obes. Surg.* 15: 1082–1083.

［6］ Nagata, J.M., Garber, A.K., Tabler, J.L. et al. (2018). Prevalence and correlates of disordered eating behaviors among young adults with overweight or obesity. *J. Gen. Intern. Med.* 33: 1337–1343.

［7］ Oecd (2019). *The Heavy Burden of Obesity: The Economics of Prevention*. OECD.

［8］ Organisation mondiale de la santé, World Health Organization, World Health Organisation Staff, des Nations Unies pour l'enfance F, Who, UNAIDS (2003). *Global Strategy for Infant and Young Child Feeding*. World Health Organization.

［9］ Ren, J., Wu, N.N., Wang, S. et al. (2021). Obesity cardiomyopathy: evidence, mechanisms, and therapeutic implications. *Physiol. Rev.* 101: 1745–1807.

［10］ Waits, S.A., Sheetz, K.H., and Ghaferi, A.A. (2019). Considering bariatric surgery in patients with nonalcoholic steatohepatitis-worth the risk. *JAMA Netw. Open* 2 (2): e190053.

第7章

代谢与减重手术的历史

The History of Metabolic and Bariatric Surgery

Jordan Robinson and Abdelrahman Nimeri

绪 论

尽管常被认为是一个现代的问题，但事实上肥胖已强烈地影响人类的境况长达数个世纪之久。希波克拉底（公元前460—370年）具有先见之明地认识到了它的影响。他指出："肥胖不仅自身是一种疾病，它也是其他疾病的预兆。"尽管有关肥胖可能转归的详细知识可追溯到早至希波克拉底和盖伦所处的年代，但这些知识的传播并成为实用而有效的干预措施的转化过程花费了数百年。结果患者们为寻求治疗常诉诸一些极端措施。比如，莱昂王国的桑丘一世失去了王位，部分原因是他的肥胖。在受到他祖母的谕令而被强制护送至科尔多瓦后，他接受了哈斯戴·伊本·夏普鲁特医生的"治疗"。医生将国王的嘴唇缝到一起，留下的开口仅可以令一套包括数种草药，包括鸦片的流质饮食通过。

社会对肥胖的观念转变也经历了一个旷日持久的过程。肥胖先前被认为是富裕的特点之一，但随后便遭到了反对。可用资源、食物加工与饮食习惯的变化进一步地令我们与营养和能量的关系发生转变。

时至今日，对肥胖病理生理学的认识已经引向了一种更为新近的观念，即将肥胖视为一个复杂而多因素的疾病过程。这一观念强调了代谢与减重手术（metabolic and bariatric surgery, MBS），MBS作为唯一被证实能产生持续减重效果并能可靠地令内科上难治的代谢紊乱得以缓解的干预措施的重要性。

MBS的历史大体上反映了科学探究与外科手术的历史（还有甚至是"英雄的旅程"，比如作为重大进步或找到真正"宝藏"之先决条件的对未知领域的冒险探索）。正如美国代谢与减重外科学会（American Society of Metabolic and Bariatric Surgery, ASMBS）减重手术教科书第1卷中恰如其分地指出的，最伟大的科学成就往往是偶然的状况与一颗有着足够准备且好奇的头脑相遇后的结果。对当时问题的有效解决方法令固有的不为人熟悉且有时与先前所接受标准相悖的创新性思考模式成为必要。即便不是在消毒和麻醉被接受前对这两者的初步研究过程中所见到的公开嘲讽，也是会出现对创新结果的反对。

诚然，进取的努力并非是没有风险的。对于现代 MBS 奠基经验的研究反映了这一现实。

缺乏认识导致错误，而错误则导致质疑，这是新兴前沿领域的特性，但深思熟虑的坚持与谨慎的方法纠正能引向认识的革新与成就。肥胖的故事自古代一直延伸至现代。尽管有着漫长的历史过程，落实有效的肥胖干预措施只是到最近才被践行。肥胖及其疗法的历史因此尚处于极为初步的阶段，而 MBS 则代表它们重要的组成要素。

代谢与减重手术的起源

最早的以处理或切除小肠来产生减重效果的外科术式在 1952 年由瑞典的 Victor Henrikson 医生完成，他注意到一名年轻女性在接受小肠切除术切去超过 100 cm 的小肠后出现体重下降。同样是在 20 世纪 50 年代，美国的 Varco 等于 1953 年为治疗脂代谢紊乱开展了第一例空回肠（jejunoileal, JI）旁路术。相似地，而且是在仅一年后的 1954 年，Kremen 等在实验狗上检验了小肠旁路而非小肠切除的效果，并做了空回肠端-端吻合术与回盲部吻合术。这是继 JI 旁路术诞生后，MBS 真正诞生的时刻。首批 JI 旁路术是在 1963 年由 Payne 等开展的，随后他发表了一篇包括 10 位患者的病例系列报道。另一批 JI 旁路术在 1963 年由 Henry Buchwald 医生开展，手术建立了至回盲瓣近端 100 cm 部位的部分回肠旁路，进而治疗高脂血症与肥胖。在欧洲，Nicola Scopinaro 于 1977 年开展了一种肠道手术，该术式包括胃部切除以及胆胰分流（biliopancreatic diversion, BPD），并在回盲瓣近端 50 cm 部位设有肠道旁路。

许多患者在 JI 旁路术具有高达 50% 的并发症发病率及高达 10% 的致死率——这些大多由肝衰竭造成——广为学界所知前接受了手术，使得该手术在美国被放弃，也令 MBS 在患者与医务人员眼中留下了需要多年方能消除的污点与糟糕印象。

如果我们将 Nicola Scopinaro 认作欧洲 MBS 之父和国际肥胖与代谢紊乱手术联盟（International Federation for Surgery of Obesity and Metabolic disorders, IFSO）的奠基者，那么美国的 MBS 之父便是 Edward Mason，他也是 ASMBS 的奠基人。Mason 医生在 1960 年代早期注意到为治疗消化性溃疡病而接受包括胃大部切除术与毕 II 式胃空肠吻合术的胃溃疡手术患者出现体重下降，并且在动物研究后，他在 1967 年描述了一种需要在水平方向离断胃部使胃小囊成形的环形胃旁路手术。最初的环形胃旁路手术经过了数次修改，如同 Scopinaro 医生最初同样以环形描述的 BPD 手术。这些修改包括由于环形 BPD 与环形胃旁路术可能发生胆汁反流性胃炎而将其改为 Roux-en-Y BPD 术与 Roux-en-Y 胃转流术（Roux-en-Y gastric bypass, RYGB）。

第二项对 BPD 术的修改旨在进行远端胃切除以减少吻合口溃疡的发生率，而 Hess 在 1998 年对 RYGB 术的第二项修改则是将沿水平方向离断胃部（基于胃大弯的胃小囊）改为沿垂直方向离断胃部（基于胃小弯的胃小囊）。Hess DS 与 Hess DW 对 BPD 术所做的最后一项修改将远端胃切除改为进行胃袖状切除，并将共同通道自 50 cm 延长至 100 cm。对 RYGB 手术的最后一项修改则是为减少胃-胃瘘的发病率而建立一个分隔开的胃小囊代替先前术式中未分隔开的。

Mason 医生因一种以他名字命名的手

术——"Mason 手术"而享有盛名。这种手术又被称为垂直束带胃成形术（vertical banded gastroplasty, VBG），是由他在 1973 年首次报道并很快成为 1980 年代和 1990 年代最常见的 MBS 术式，直到外科医师发现该术式存在问题重重的并发症，包括胃-胃瘘、流出道狭窄、胃食管反流与复胖。需要着重指出的是，在里程碑性的瑞典肥胖案例研究中绝大多数患者接受的都是如今被认为过时的 VBG 手术，而该研究被认为是在肥胖领域中发表过的最佳非随机化前瞻性观察研究，且表明手术在治疗肥胖中较内科疗法存在优势。

尽管我们对 MBS 产生疗效的确切机制认识得尚不清晰，但限制与吸收不良学说原本的描述并不准确。我们目前了解到 MBS 通过因胃排空加速而非限制摄入所产生的数种机制影响到饥饿感、饱腹感和葡萄糖稳态，而且患者发生营养不良取决于营养支的总长（total alimentary limb length, TALL），而非由于营养物质直接被输送至小肠远端所造成的吸收不良。

1970 年代，数种在胃部造成食物摄取受限的手术得到了报道。这些手术包括于 1970 年代中期由 Wilkinson 等在狗体内进行过将聚丙烯缝线围绕于胃大弯周围的实验后报道的不可调节胃束带术。一项随后受到报道的病例系列研究描述了 100 例接受以聚丙烯网片缠绕胃部联合胃底折叠术的患者术后的转归情况。第一例用于限制食物摄入的可调节手术，也被称为可调节胃束带术，是由来自奥地利的 Kuzmak 等开展的，他们获得了一种可调节胃束带的专利，该束带具有一个能够膨胀 / 缩小以调节食物入胃通道尺寸的硅胶环。可调节胃束带术展现了较不可调节胃束带术更好的治疗效果。内镜下可调节胃束带术（laparoscopic adjustable gastric banding, LAGB）直到 2001 年的 LAGB 美国食品药品监督管理局（Food and Drug Administration, FDA）试验后才成为一种在美国的常用术式。LAGB 成为一种在美国极受欢迎的术式，因为它是在内镜下操作的，有着较好的安全性，胃部未遭切除且肠道也不像 RYGB 或 BPD-DS 那样改变了线路。然而，长期减重效果不佳还是令 LAGB 从 MBS 的临床实践中消失了。

来自加利福尼亚圣迭戈的 Wittgrove 与 Clark 于 1994 年开展了首例腹腔镜下 RYGB 手术，他们采用了一种不缝合肠系膜缺损，令 Roux 襻绕行结肠及残胃后方再与胃小囊吻合的手术技术，而来自加利福尼亚弗雷斯诺的 Higa 与 Boone 则开展了首例手工缝合的腹腔镜下 RYGB 手术。腹腔镜技术使得 MBS 手术的开展出现迅猛增长，因为使用腹腔镜令 MBS 的并发症发生率较前更低，患者的恢复较前更快，住院时间（length of stay, LOS）更短且更早地恢复活动。MBS 安全性的增加并非只是由于腹腔镜技术，也是由于其他一些因素，包括腹腔镜技术、代谢与减重外科专科医师培训、对代谢与减重手术资质与质量改进项目（Metabolic and Bariatric Surgery Accreditation and Quality Improvement Program , MBSAQIP）的参与，以及在开展 MBS 的医院中对优秀手术中心的评比，这些因素令开放式 RYGB 手术的致死率自 4% 降至低于 0.3%。

MacDonald 和 Pories 于 1995 年首先指出 RYGB 手术在患者减去大量的体重前便已产生令 2 型糖尿病改善的效果。这一发现使代谢手术诞生，令 IFSO 与 ASMBS（先前是 ASBS）均将"代谢"一词加入了它们的名称中并以 2016 年《糖尿病手术指南Ⅱ》这一描述而告终。

目前全球最常用之 MBS 术式的诞生是另一个意料之外的发现。在 Michel Gagner 报道了在腹腔镜下进行 BPD-DS 手术后，Gagner 和 Regan 于 1999 年以 2 阶段在腹腔镜下进行了 BPD-DS 手术以减少腹腔镜下 BPD-DS 术的并发症发病率，其中第 1 阶段是腹腔镜下胃袖状切除术。然而，许多患者出现了显著的体重下降且不愿接受第 2 阶段手术，这使得胃袖状切除术在 2000 年作为一种独立的术式被报道并受到 ASMBS 的采用。

正如历史往往形成轮回，最初以环形而后被改为以 Roux-en-Y 方式进行手术的 BPD-DS 与 RYGB 术近来又接受了修改，取消 Roux-en-Y 方式而以环形来开展手术，第一例单吻合口胃旁路术（one anastomosis gastric bypass, OAGB）于 2001 年由 Robert Rutledge 在美国完成，而第一例单吻合口十二指肠回肠吻合术于 2007 年由 Andrés Sánchez-Pernaute 在西班牙完成。

如果仔细研究 MBS 的历史，可以明白外科医师与科学家们需要秉持开放的态度，并在思考过程中避免教条主义。

拓展阅读

代表性研究

[1] Alighieri, D. (2003). *The divine comedy, Canticle 6, third circle, The Gluttonous* (trans: Longfellow HW). New York: Random House Publishing Group.

[2] Badman, M.K. and Flier, J.S. (2005). The gut and energy balance: visceral allies in the obesity wars. *Science* 307 (5717): 1909–1914.

[3] Barnes, C.G. (1947). Hypoglycaemia following partial gastrectomy; report of three cases. *Lancet* 2: 536–539.

[4] Buchwald, H. and Rucker, R.D. (1981). The history of metabolic surgery for morbid obesity and a commentary. *World J. Surg.* 5 (6): 781–787. https://doi.org/10.1007/BF01657963. PMID: 7043911.

[5] Buchwald, H. and Varco, R.L. (1971). A bypass operation for obese hyperlipidemic patients. *Surgery* 70 (1): 62–70. PMID: 5092117.

[6] (2017). Standards of medical care in diabetes-2017. Summary of revisions. *Diabetes Care* 40 (Suppl 1): S4–S5. https://doi.org/10.2337/dc17-S003. PMID: 27979887.

[7] Fox, S.R., Oh, K.H., and Fox, K.M. (1993). Adjustable silicone gastric banding vs vertical banded gastroplasty: a comparison of early results. *Obes. Surg.* 3 (2): 181–184. https://doi.org/10.1381/096089293765559566. PMID: 10757918.

[8] Garvey, W.T., Mechanick, J.I., Brett, E.M. et al. Reviewers of the AACE/ACE Obesity Clinical Practice Guidelines(2016). American association of clinical endocrinologists and American college of endocrinology comprehensive clinical practice guidelines for medical care of patients with obesity. *Endocr. Pract.* 22 (Suppl 3): 1–203. https://doi.org/10.4158/EP161365.GL. Epub 2016 May 24. PMID: 27219496.

[9] Haslam, D.W. and James, W.P. (2005). Obesity. *Lancet* 366 (9492): 1197–1209. https://doi.org/10.1016/S0140-6736(05)67483-1. PMID: 16198769.

[10] Henrikson, V. (1994). Can small bowel resection be defended as therapy for obesity? *Obes. Surg.* 4 (1): 54.

[11] Hess, D.S. and Hess, D.W. (1998). Biliopancreatic diversion with a duodenal switch. *Obes. Surg.* 8 (3): 267–282. https://doi.org/10.1381/096089298765554476. PMID: 9678194.

[12] Hopkins, K.D. and Lehmann, E.D. (1995). Successful medical treatment of obesity in 10th century spain. *Lancet* 346 (8972): 452.

[13] Isbell, J.M., Tamboli, R.A., Hansen, E.N. et al. (2010). The importance of caloric restriction in the early improvements in insulin sensitivity after roux-en-Y gastric bypass surgery. *Diabetes Care* 33 (7): 1438–1442.

[14] Jackness, C., Karmally, W., Febres, G. et al.

(2013). Very low-calorie diet mimics the early beneficial effect of Roux-en-Y gastric bypass on insulin sensitivity and beta-cell function in type 2 diabetic patients. *Diabetes* 62 (9): 3027–3032.

[15] Kalbfleisch, K. (ed.) (1898). *Galeni De victu attenuante liber*, vol. 112. Lipsiae in aedibus BG Teubneri.

[16] Kral, J.G. (1987). Malabsorptive procedures in surgical treatment of morbid obesity. *Gastroenterol. Clin. N. Am.* 16 (2): 293–305. PMID: 3319906.

[17] Kremen, A.J., Linner, J.H., and Nelson, C.H. (1954). An experimental evaluation of the nutritional importance of proximal and distal small intestine. *Ann. Surg.* 140 (439): 13.

[18] Kuzmak, L.I. (1991). Stoma adjustable silicone gastric banding. *Surg. Rounds* 19–28.

[19] Malin, S.K., Bena, J., Abood, B. et al. (2014). Attenuated improvements in adiponectin and fat loss characterize type 2 diabetes nonremission status after bariatric surgery. *Diabetes Obes. Metab.* 16 (12): 1230–1238.

[20] Mason, E.E. (1982). Vertical banded gastroplasty for obesity. *Arch. Surg.* 117 (5): 701–706. https://doi.org/10.1001/archsurg.1982.01380290147026. PMID: 7073493.

[21] Milone, L., Strong, V., and Gagner, M. (2005). Laparoscopic sleeve gastrectomy is superior to endoscopic intragastric balloon as a first stage procedure for super-obese patients (BMI > or =50). *Obes. Surg.* 15 (5): 612–617. https://doi.org/10.1381/0960892053923833. PMID: 15946449.

[22] Nguyen, N.T., Blackstone, R.P., Morton, J.M. et al. (ed.) *The ASMBS Textbook of Bariatric Surgery Volume 1: Bariatric Surgery*. Springer.

[23] Payne, J.H. and DeWind, L.T. (1969). Surgical treatment of obesity. *Am. J. Surg.* 118: 141.

[24] Pories, W.J. (2008). Bariatric surgery: risks and rewards. *J. Clin. Endocrinol. Metab.* 93 (11 Suppl 1): S89–S96. https://doi.org/10.1210/jc.2008-1641. PMID: 18987275; PMCID: PMC2729256.

[25] Pories, W.J., Swanson, M.S., MacDonald, K.G. et al. (1995). Who would have thought it? An operation proves to be the most effective therapy for adult-onset diabetes mellitus. *Ann. Surg.* 222 (3): 339–350. discussion 350-2. doi: 10.1097/0 0000658-199509000-00011. PMID: 7677463; PMCID: PMC1234815.

[26] Regan, J.P., Inabnet, W.B., Gagner, M., and Pomp, A. (2003). Early experience with two-stage laparoscopic

Roux-en-Y gastric bypass as an alternative in the super-super obese patient. *Obes. Surg.* 13 (6): 861–864. https://doi.org/10.1381/096089203322618669. PMID: 14738671.

[27] Ren, C.J., Horgan, S., and Ponce, J. (2002). US experience with the LAP-BAND system. *Am. J. Surg.* 184 (6B): 46S–50S. https://doi.org/10.1016/s0002-9610(02)01180-7. PMID: 12527351.

[28] Rutledge, R. (2001). The mini-gastric bypass: experience with the first 1,274 cases. *Obes. Surg.* 11 (3): 276–280. https://doi.org/10.1381/096089201321336584. PMID: 11433900.

[29] Sánchez-Pernaute, A., Rubio Herrera, M.A., Pérez-Aguirre, E. et al. (2007). Proximal duodenal-ileal end-to-side bypass with sleeve gastrectomy: proposed technique. *Obes. Surg.* 17 (12): 1614–1618. https://doi.org/10.1007/s11695-007-9287-8. Epub 2007 Nov 27. PMID: 18040751.

[30] Scopinaro, N., Adami, G.F., Marinari, G.M. et al. (1998). Biliopancreatic diversion. *World J. Surg.* 22 (9): 936–946. https://doi.org/10.1007/s002689900497. PMID: 9717419.

[31] Sjöström, L., Narbro, K., Sjöström, C.D. et al. (2007). Swedish obese subjects study. Effects of bariatric surgery on mortality in Swedish obese subjects. *N. Engl. J. Med.* 357 (8): 741–752. https://doi.org/10.1056/NEJMoa066254. PMID: 17715408.

[32] Wilkinson, L.H. and Peloso, O.A. (1981). Gastric (reservoir) reduction for morbid obesity. *Arch. Surg.* 116 (5): 602–605. https://doi.org/10.1001/archsurg.1981.01380170082014.

[33] Wittgrove, A.C. and Clark, G.W. (2000). Laparoscopic gastric bypass, Roux-en-Y- 500 patients: technique and results, with 3-60 month follow-up. *Obes. Surg.* 10 (3): 233–239. https://doi.org/10.1381/096089200321643511. PMID: 10929154.

[34] Wittgrove, A.C., Clark, G.W., and Tremblay, L.J. (1994). Laparoscopic gastric bypass, Roux-en-Y: preliminary report of five cases. *Obes. Surg.* 4 (4): 353–357. https://doi.org/10.1381/096089294765558331. PMID: 10742801.

推荐阅读

[1] Reavis, K.M., Barrett, A.M., and Kroh, M.D. (2018). *The SAGES Manual of Bariatric Surgery*. Springer.

[2] Agrawal, S. *Obesity, Bariatric and Metabolic Surgery A Practical Guide*. Springer.

第 **2** 部分

代谢与减重手术

Metabolic and Bariatric Surgery

第 8 章

代谢与减重手术的适应证和禁忌证

Indications and Contraindications of Bariatric and Metabolic Surgery

Sherif Awad

简 介

单纯通过饮食和生活方式的干预很难长期地保持减重效果。因此，在无数次尝试使用商业饮食减重之后，患者的体重往往呈现"忽高忽低"的变化。使用昂贵的减重药物治疗之后，可使体重减轻 10%～15%。大多数患者在考虑代谢与减重手术（MBS）之前都尝试过许多商业饮食减重和 / 或减重药物治疗。

MBS 已被公认是严重肥胖患者实现长期持续体重减轻的唯一手段（术后 12 个月总体重减轻 20%～35%）。这不仅能延长寿命，还能提高生活质量、灵活性、自信心和自尊心。长期持续的体重减轻还可显著提高健康水平，改善或缓解许多与肥胖相关的疾病，如 2 型糖尿病、难治性高血压、阻塞性睡眠呼吸暂停综合征、非酒精性脂肪性肝病和提高生育能力。同样，也可降低心脏病、中风、癌症和 SARS–Co–V2 相关并发症的风险，使得患者获益。然而，MBS 不应作为减肥的捷径，患者应谨慎选择并咨询饮食和生活方式的调整，这也是实现和维持良好的临床结果所必需的。

MBS 应在专家多学科团队（MDT）指导下进行，该团队应评估所有寻求代谢手术的患者。联合治疗小组的成员包括减重外科医生、内分泌科医生、减重麻醉专家、胃肠放射学家、营养专家、临床心理学医生、减重护理专家和物理治疗师。

患者评估应侧重于以下标准：

- 询问既往非手术减重史及体重变化情况。
- 肥胖相关的严重内科及外科并发症。
- 减重药物使用情况，以及对于肥胖相关并发症的影响。
- 吸烟、饮酒和 / 或药物滥用或依赖情况。
- 存在心理并发症，并对生活方式和饮食习惯产生影响。
- 自残史或有自杀企图。
- 社会因素，如住房情况、厨房设施，购买和烹饪新鲜食物的能力。
- 来自家庭成员或伴侣的支持。

大多数进行代谢与减重手术的中心都采用了明确的标准和手术适应证。虽然可能存在地区差异，但由于有限的卫生资源、资金和专业知识，获得 MBS 的机会往往会受到限制。大多数患者可通过国家医保系统、个人保险或自付手术费用。

适应证

目前在使用的代谢与减重手术干预标准是由美国国立卫生研究院（NIH）的共识小组在 1991 年制定的。这些标准经受住了时间的考验，但在过去几年里，对原有标准进行了补充。这些研究确认了 MBS 在一些与肥胖相关的合并症方面发挥的重要临床作用，如较低体重指数（BMI）血糖控制不佳的 2 型糖尿病患者。

在英国，国家健康和卓越护理研究所（NICE）关于肥胖识别、评估和管理的临床指南在全英国范围内得到广泛使用，尽管由于前述原因，各地实施情况有所不同。

MBS 被认为是肥胖者的一种治疗选择，前提是满足以下所有标准：

- BMI ≥ 40，或 BMI ≥ 35 并伴有严重合并症，减重后上述合并症可得到缓解。
- 亚洲（南亚和中国）、非洲黑人或非洲-加勒比族裔患者的上述 BMI 限值可低至 25。
- 虽然已尝试过适当的非手术治疗手段，但患者尚未达到或难以维持减重效果。
- 患者已在医疗体重管理服务中心接受了集中管理。
- 患者通常适合麻醉和手术。
- 患者可接受长期随访。

此外，对于 BMI 超过 50 且其他干预措施无效的成人患者，推荐 MBS 作为首选治疗选择（而非生活方式干预或药物治疗）。

最后，对于近期发病的 2 型糖尿病患者（10 年内确诊）：

- 对于 BMI ≥ 35 的患者，应尽快进行 MBS 评估。
- 对于 BMI 30～34.9 且血糖难以控制的患者，应考虑进行 MBS 评估。

表 8.1 总结了 MBS 的适应证。

表 8.1　MBS 适应证总结

MBS	标　准
治疗首选	BMI ≥ 50
治疗可选	BMI ≥ 40 BMI ≥ 35 并存在肥胖相关合并症
近期发病的 2 型糖尿病患者 [a] 尽快评估 血糖控制不佳	BMI ≥ 35 BMI 30～34.9
亚洲（南亚和中国）、非洲黑人或非洲-加勒比族裔患者	上述 BMI 限值可低至 25

注：[a] 近期发病的 2 型糖尿病定义为近 10 年内发病。

长期持续减重可以改善的肥胖相关疾病包括：

- 2 型糖尿病（缓解，改善血糖控制和减少降糖药物治疗）。
- 1 型糖尿病（减少胰岛素剂量）。
- 高血压控制不佳（缓解或减少药物数量或剂量）。
- 缺血性心脏病（降低心脏病发作和中风的风险）。
- 脂肪肝（降低进展至肝硬化的风险）。
- 大关节关节炎（减轻疼痛负担，减少药物和延缓关节置换）。
- PCOS 相关不孕［提高生育能力，可自然受孕或使体外受精（IVF）得以进行］。

- 肾衰竭（肾功能改善或使肾移植手术得以进行）。
- 儿童肝硬化（肝功能改善或使肝移植手术得以进行）。
- 阻塞性睡眠呼吸暂停或肥胖通气不足综合征（缓解或降低 CPAP 压力）。
- 严重哮喘（改善控制，减少呼吸急促和急性加重的发作频率）。
- 胃食管反流疾病（缓解或减轻症状或药物需求）。
- 严重尿失禁（降低盆底压力，从而导致症状改善或完全缓解）。
- 促进体重减轻，使癌症手术得以进行（因高 BMI 患者相关围手术期风险增加，常评估为不可施行手术）。

值得注意的是，与肥胖相关的心理疾病（如抑郁、焦虑和自卑等）在已建立和使用的标准中并未给予与其他合并症同等的重视。然而，与体重相关的心理疾病会对患者的生活产生负面影响，通常会影响他们的人际关系、就业、社会功能和离家的能力。不符合 BMI 标准，但合并严重肥胖相关心理疾病的患者，理想情况下应进行 MDT 专家评估，以探索对他们进行 MBS 的时机，以帮助他们实现长期持续的减重。然而，后一种办法可能因为有限的医疗资源而被搁置。

禁忌证

虽然 MBS 没有绝对禁忌证，但相对禁忌证可能包括：

- 严重心力衰竭。
- 不稳定的冠脉疾病。
- 末期肺部疾病。
- 正在进行癌症治疗。
- 怀孕。
- 门脉高压（儿童 B 或 C 型肝硬化或门静脉压力 > 12 mmHg）。
- 药物或酒精依赖。
- 在过去 12 个月内有自残史或企图自杀。
- 严重、活跃和持续的饮食失调（患者应转诊至精神科治疗）。
- 活动精神障碍（严重抑郁和 / 或人格障碍）。
- 术后不能坚持复合维生素或微量营养素补充、术后随访或年度复查的患者。
- 智力受损或无法自理的患者。
- 难以耐受全身麻醉。

重要的是，让患者有机会接受由医学专家（如心内科专家和肾内科专家）支持的肥胖多学科 MDT，以确定他们是否适合接受 MBS。如果自身情况允许，并可改善或优化基础疾病，应积极探索行 MBS 治疗。

扩展阅读

[1] Agrawal, S. (2022). Obesity, bariatric and metabolic surgery. In: *A Comprehensive Guide*. Springer Nature, Switzerland AG.

[2] Nguyen, N.T., Brethauer, S.A., Morton, J.M. et al. (ed.) (2019). *The ASMBS textbook of Bariatric Surgery*. Cham: Springer.

[3] NICE (2014). Obesity: Identification, assessment and management. National Institute for Health and Care Excellence (NICE) Clinical Guideline 189. Published 27 November.

第 9 章

术前医学管理

Pre-Operative Medical Management

Iskandar Idris

减重手术的最终目标是实现安全持久的减重，从而减少并发症、提高生活质量和降低病死率，产生长期的积极影响。为了实现这一目标，在减重手术前对患者进行系统的鉴别、评估和优化管理至关重要，这不仅能改善减重手术的长期效果，还能减少减重手术相关的围手术期和术后发病率。现行指南强调多学科团队（包括营养师、护士、心理学家、医生等）在术前和术后护理中的作用。本章节重点介绍术前医学管理，并从多方面讨论医学减重计划、术前减重的作用以及减重手术的效果。

减重手术的适应证和禁忌证

美国代谢与减重外科学会（ASMBS）、英国国家健康与临床卓越研究所（NICE）和英国肥胖与代谢外科学会（BOMSS）等多个国家组织的现行指南推荐以下临床情况作为减重手术适应证（表 9.1）和禁忌证（表 9.2）的标准。

表 9.1 减重手术适应证

- BMI ≥ 40
- 或 BMI ≥ 35，患有一种或一种以上肥胖相关的合并症，如 T2DM、高血压、阻塞性睡眠呼吸暂停或其他呼吸疾病、非酒精性脂肪性肝病、骨关节炎、血脂异常、胃肠道疾病或能够通过体重减轻改善的心脏病等
- 在之前的减重方法中无法维持理想体重

除此之外，一般标准包括：
- 满足麻醉和外科手术适应证
- 同意进行长期随访
- 进行一段时间的专业医师体重管理

英国的 NICE 指南也做了一些修订，反映越来越多的证据表明，减重手术是一种治疗 T2DM 非常有效的方法

BMI ≥ 30～34.9 且近期新发 T2DM 的患者正在接受或将接受专业的体重管理，可为其提供减重手术的快速评估

BMI 较低的新发 T2DM 亚裔患者正在接受或将接受专业的体重管理，可为其进行减重手术评估

表 9.2 减重手术禁忌证

减重手术有几种常见禁忌证，包括：

- 重度抑郁症、无法控制的心理健康问题或严重的学习障碍
- 当前有物质滥用问题，包括酒精上瘾
- 确定减重手术后无法依从营养需求和补充的患者
- 存在潜在的进食障碍
- 严重凝血功能障碍
- 相关的手术禁忌证（心血管风险、手术风险、麻醉风险）

胃袖状切除术的相对禁忌证是严重的胃食管反流病，该病在胃袖状切除术后可能显著恶化

心血管系统

肥胖是多种心血管疾病的危险因素之一，如冠状动脉疾病、心房颤动、心力衰竭、心肌病和高血压。为提高减重手术效果，需要在术前治疗患者的心血管疾病。

通常情况下，除非患者无论手术与否都存在干预指征，否则不需要对这些患者的心血管疾病进行干预。某些临床预测因素可用来评估患者围手术期发生心脏疾病的风险，包括不稳定性冠状动脉综合征、急性或近期心肌梗死、失代偿性心力衰竭、严重心律失常、高度房室传导阻滞和有严重症状的心脏瓣膜病。

心肌缺血

心肌缺血的评估检查应根据患者的临床情况进行个体化选择。一般来说，麻醉评估期间的患者（参见第 12 章），有心绞痛症状的患者、无症状的糖尿病患者、既往做过冠状动脉血运重建的患者、有两个或以上动脉粥样硬化危险因素的无症状患者，以及先前因心脏疾病住院的患者或年龄 > 65 岁的老年患者均需完善 12 导联心电图（ECG）。对于临床出现心肌缺血可能性高的患者推荐进行运动负荷试验。然而，许多接受减重手术的患者无法通过运动达到最大心率，因此这类患者可进行药物负荷试验（如多巴酚丁胺负荷超声心动图试验），同时该试验也是围手术期不良心脏事件的良好预测因素。铊-201 放射性核素心肌灌注成像是另一种无创性心肌缺血的检查方法，但对于 BMI 超过 30 的患者，其准确性会降低。也有越来越多的证据表明，心脏计算机断层扫描血管造影可评估运动不耐受患者的冠脉循环。然而，肥胖患者可能由于体型庞大或超重无法进行此项检查。

冠状动脉造影是冠脉疾病的诊断性检查，也可用于冠状动脉疾病的治疗（例如含或不含支架置入的球囊血管成形术）。除非患者因急性冠状动脉综合征需要进行经皮冠状动脉介入术（PCI）治疗，否则 PCI 不会减少围手术期心脏事件的风险。由于血管成形术的直接机械作用或长期抗血小板治疗的需要，PCI 可能会导致减重手术的推迟。有证据表明，进行了经皮冠状动脉球囊血管成形术（不含支架）的患者应在介入治疗后 4～8 周内接受手术。早于 4 周，扩张的血管尚未完全愈合；晚于 8 周，血管再狭窄的风险较高。

为预防支架血栓形成，冠状动脉支架

置入术后需要使用氯吡格雷和阿司匹林的双联抗血小板治疗，但这会增加围手术期出血的风险。美国心脏病学会／美国心脏协会建议，放置了裸金属支架的患者至少需要进行一个月的双联抗血小板治疗，放置了药物涂层支架的患者则需要进行一年的双联抗血小板治疗。因此，不建议患者在支架置入的第一年内接受手术。然而，如果患者在支架置入后需要超过一年的双联抗血小板治疗，则应在术前 5～10 天停用氯吡格雷和其他噻吩并吡啶类药物，并在术后 10 天重新服用，而阿司匹林可以在围手术期继续使用。并且建议在术前 1 周同时使用质子泵抑制剂，以减少胃肠道出血的风险。

心房颤动

肥胖已在众多研究中被报道为独立于年龄、糖尿病、高血压和性别的心房颤动（AF）主要危险因素，而体重减轻与 AF 逆转相关。Framingham 心脏研究（Framingham Heart Study）和一项 Meta 分析表明 BMI 升高与 AF 风险增加呈正相关。妇女健康研究（The Women's Health Study）发现，BMI 每增加 1，AF 风险增加 4.7%。其发病机制是多因素的，包括与肥胖相关的血流动力学变化、心外膜脂肪组织生物学的影响、肥胖相关的炎性细胞因子、心肌纤维化和脂毒性、对左心房心肌细胞的直接电生理作用以及肥胖患者的自主神经功能紊乱。抗凝和心率／心律控制是 AF 治疗的两个主要途径。

抗凝治疗是减少与 AF 相关的血栓栓塞性并发症所必需的，可以服用华法林（其中 BMI > 40 的患者华法林用量显著增加）或直接口服抗凝药（DOAC），如达比加群、阿哌沙班、利伐沙班和依度沙班等。然而，

在高 BMI 患者中，DOAC 的大规模临床试验数据和药代动力学分析较少。因此，病态肥胖患者尤其是那些需要抗凝治疗的 VTE 患者需要谨慎使用 DOAC，这一点也和国际血栓与止血协会现行指南一致。心率和心律控制是 AF 治疗的另一个途径。心脏电复律是治疗 AF 的常用措施之一。然而，由于体重较高的患者输送到心脏的能量较低，BMI 较高的患者心脏电复律的成功率较低。如果选择控制心率，首选 β 受体阻滞剂。对于不能使用 β 受体阻滞剂的患者，可以选择地高辛或维拉帕米（图 9.1）。

心力衰竭

Framingham 心脏研究将肥胖确定为心力衰竭发生的独立危险因素，BMI 每增加 1，男性心力衰竭风险增加 5%，女性增加 7%。心力衰竭是发生围手术期心脏事件的主要因素，因此，术前必须明确是否存在心力衰竭的症状和体征。心力衰竭的症状包括乏力、劳力性呼吸短促、下肢水肿、端坐呼吸（平躺时呼吸短促）和阵发性夜间呼吸困难（通常发生在夜间的重度呼吸短促和咳嗽），体征包括 S3 奔马律、颈静脉扩张、外周水肿、双侧肺部听诊湿啰音和胸部平片提示肺血管重新分布。对于无法排除心力衰竭的患者，通常建议进行脑钠肽（BNP）检测。超声心动图检查可评估心力衰竭的严重程度，但由于对肥胖患者的心功能观察欠佳，导致该检查在肥胖患者中的临床效果较差。心力衰竭的治疗包括利尿剂、肾素－血管紧张素系统阻滞剂（如 ACEi 或血管紧张素 2 受体阻滞剂）、β 受体阻滞剂及醛固酮拮抗剂等药物，联合药物如 entresto（沙库巴曲缬沙坦），肼屈嗪／硝酸盐和伊伐布雷

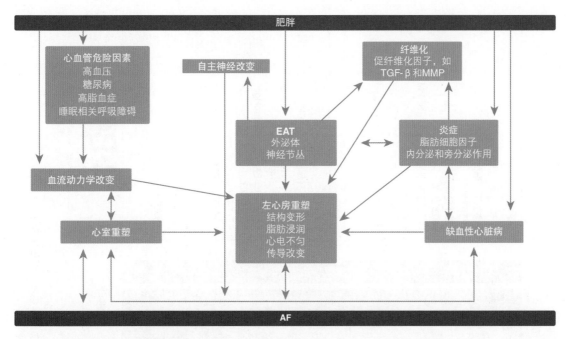

图 9.1 肥胖患者 AF 发病因素分析。EAT，心外膜脂肪组织；MMP，基质金属蛋白酶；TGF-β，转化生长因子-β（改编自 Vyas 和 Lambiase，2019）。

定。在有适应证的患者中，可能需要使用心脏再同步治疗。在术前检查期间与心内科医生密切合作将有助于进行术前心脏检查和优化治疗。

高血压

肥胖会增加高血压发生的风险，进而与左心室肥大的风险增加相关，这是心血管疾病死亡的强大风险因素。不少证据表明肥胖性高血压与肾功能不全的风险增加相关。高血压是开放性或腹腔镜胃旁路手术后死亡的独立危险因素，优势比为 2.8。在治疗上，肥胖性高血压大多遵循高血压治疗的标准（图 9.2），但更加强调饮食控制。同时 β 受体阻滞剂已被证明能降低高危患者心肌梗死和心血管死亡的风险。如有指征，应在手术前数周开始使用 β 受体阻滞剂，并逐渐加量使静息心率达到 50～60 次 / 分钟。由于减

重手术可择期进行，我们建议充分控制血压后再行手术（如血压 < 160/100 mmHg）。此后，如果患者在门诊监测血压，收缩压低于 180 mmHg 和舒张压低于 110 mmHg，完成术前评估的患者可择期手术。对于接受了降压治疗后仍有持续性高血压的患者，需要进行动态血压监测。必要时需排除继发性高血压（如原发性醛固酮增多症、嗜铬细胞瘤、双侧肾动脉狭窄和阻塞性睡眠呼吸暂停）。

心脏瓣膜病

心脏瓣膜病的治疗取决于症状和严重程度。有症状的主动脉瓣狭窄患者在非心脏手术中的病死率为 10%，因此应在减重手术之前进行瓣膜置换术。有重度二尖瓣狭窄的患者在围手术期有心力衰竭的风险，然而，除非有手术指征，否则不建议对二尖瓣狭窄进行手术矫正。

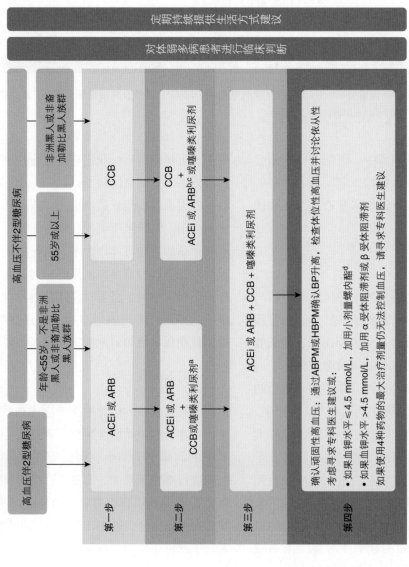

降压药物的选择、监测治疗和血压目标

图 9.2 高血压的临床治疗（引自：英国和爱尔兰高血压学会和 NICE 指南）。

a 对于考虑怀孕、正在怀孕或哺乳的妇女，以及慢性肾病和心力衰竭患者，请参见NICE指南。
b 参见MHRA药物安全性更新，其中规定"除非绝对必要，在这种情况下，应讨论潜在风险和获益"，另见NICE指南。
c 对于非洲和加勒比海族群的成年人，应优先考虑ARB，而不是ACEi。
d 在发表时（2019年8月），并非所有用于该适应证螺内酯制剂均已获英国上市许可。

缩写：ABPM，动态血压监测；ACEi，ACE抑制剂；ARB，血管紧张素 II 受体阻断剂；BP，血压；CCB，钙通道阻滞剂；HBPM，家庭血压监测。

呼吸系统

肥胖与呼吸功能受损有关，这是由于通气过程受到机械性限制，如膈肌偏移、胸壁扩张和口咽通畅度受限。这通常表现为补呼气量减少。先前的一项研究称，肺活量（VC）（补呼气量、补吸气量和潮气量的组合）的预测值每降低 10%，发生术后并发症的风险就会增加 2.3 倍。此外，VC 小于预测值的 80% 时，术后并发症的发生率为 55%。

哮喘

肥胖是哮喘的独立危险因素。在一项对腹腔镜胃旁路术或胃袖状切除术患者进行的研究中发现，有气流阻塞（FEV_1/FVC < 70%）或气流可逆性受限（支气管扩张剂后 FEV_1 变化 > 12%）的患者术后并发症的风险增加约 3 倍。因此，有哮喘症状的患者需要进行肺功能检测，并需要与呼吸科医生密切联系，以优化患者的哮喘治疗方案。对于在冬季经常发生哮喘急性加重的患者，需要考虑在夏季进行手术。此外，吸烟已被证明是减重手术后急性呼吸衰竭风险增加和住院时间延长的独立预测因素。除了吸烟对呼吸的不良影响外，有报告指出尼古丁的收缩血管作用增加了术后边缘性溃疡和胃肠吻合口裂开的发生率。因此，不建议对目前吸烟或使用尼古丁替代品戒烟的患者进行减重手术。

阻塞性睡眠呼吸暂停（OSA）

OSA 是指上呼吸道在睡眠过程中周期性变窄或阻塞，导致睡眠期间呼吸减少或停止的病症。OSA 的诊断通过多导睡眠监测进行，它可以计算低通气（呼气流量下降 ≥ 30% 至少持续 10 秒，随后出现觉醒和 / 或氧饱和度下降 3%）和呼吸暂停（气流完全或接近完全停止至少持续 10 秒，随后出现觉醒和 / 或氧饱和度下降 3%）的次数。呼吸暂停-低通气指数（AHI）（每小时睡眠呼吸暂停和低通气发作的平均次数）或氧减指数（ODI）（每小时睡眠氧饱和度下降 3%～4% 的平均次数）评分 > 5/ 小时为 OSA 的诊断值，而 AHI 或 ODI 评分 > 30/ 小时为重度 OSA。减重手术前筛查 OSA 非常重要，因为未经治疗的 OSA 与术后 30 天内发生不良结局的风险较高相关（例如死亡，深静脉血栓形成、静脉血栓栓塞或需要再次干预）。OSA 影响了大约 38%～88% 的病态肥胖患者。为进一步明确诊断 OSA，有许多筛查方法可供减重外科医生使用。筛查方法包括 STOP-Bang 问卷，Berlin 问卷和 Epworth 嗜睡量表。OSA 的治疗包括改善生活习惯（减重、锻炼、减少酒精摄入和避免仰卧位睡眠），佩戴口腔装置（如有助于在睡眠期间保持气道通畅的口腔科器械）和进行手术（可纠正的异常情况，如扁桃体肿大、鼻息肉或面部畸形）。然而，主要的治疗方法还是持续气道正压通气（CPAP），已被证明可以改善日间嗜睡、认知功能、驾驶能力和血压。应要求患者在进行减重手术之前开始 CPAP 治疗，并将自己的机器和面罩带到医院。

除了 OSA 外，病态肥胖患者还有罹患肥胖低通气综合征（OHS）的风险，11% 的 OSA 患者和 8% 的减重手术患者均患有 OHS。OHS 表现为白天高碳酸血症，$PaCO_2$ > 44 mmHg 或 6 kPa，红细胞比容增高和睡眠呼吸紊乱。受累患者术后肺部并发症和

VTE 的风险较高。OHS 的诊断也是通过多导睡眠监测确定的，其治疗与 OSA 类似，使用气道正压通气和辅助供氧以促进充分呼吸。

消化系统

肥胖是胃食管反流病、糜烂性食管炎和食管腺癌的危险因素，这会影响患者减重手术类型的选择（见第 13 章）。虽然美国胃肠内镜学会（ASGE）和许多减重机构建议对所有接受减重手术的患者进行上消化道内镜检查，但是我们目前的做法是仅对有症状或贫血的患者进行上消化道内镜检查。重要的是，手术前幽门螺杆菌感染已被证明不会增加 Roux-en-Y 胃旁路术后边缘性溃疡或吻合口狭窄的风险。此外，虽然肥胖患者中常见胃食管反流病伴食管裂孔疝，但根据我们的经验，临床上明显的食管裂孔疝在腹腔镜检查时易于识别，并可根据需要进行修补。

非酒精性脂肪性肝病（NAFLD）是慢性肝病的最常见病因，在一般人群中的患病率为 20%～30%，在重度肥胖患者中高达 90%。NAFLD 的病情可从循环肝酶水平轻度升高、轻度的局部炎症（脂肪变性）开始，进展到更严重的肝病，例如非酒精性脂肪性肝炎（NASH）、肝硬化、肝衰竭，甚至肝癌。肝硬化代表晚期肝病，其中累积的肝损伤和坏死性炎症导致肝纤维化。在临床上，肝硬化与门静脉高压和肝脏合成功能障碍有关，患者有静脉曲张破裂出血、腹水、凝血异常、肝性脑病和过早死亡的风险。虽然减重手术与早期 NAFLD 患者的肝脏疾病显著改善相关，但减重手术在更晚期的肝纤维化患者中的安全性和有效性仍不明确。因此，肝脏疾病筛查是减重手术前评估的重要组成部分（参见第 9 章）。肝穿刺活检是评估 NAFLD 分期和损伤程度的最准确方法。考虑到活检的风险和局限性，经常使用无创检查方法如 NAFLD 纤维化评分、谷草转氨酶（AST）与血小板比值指数、Fib-4、AST/ALT 和 BARD。如有必要，可通过肝弹性成像检测、肝静脉压力梯度和 / 或肝穿刺活检进行补充。虽然有几项临床试验正在研究各种药物治疗 NASH 和肝纤维化的安全性和有效性，但目前尚无获批治疗 NASH 的药物。减重仍然是治疗肥胖患者 NAFLD 最有效的方法。体重减轻至少 3%～5% 是改善脂肪变性的必要条件，然而可能需要更大的体重减轻（高达 10%）才能改善坏死性炎症。除了减重干预外，还应治疗合并的代谢异常疾病（如 T2DM、血脂异常和高血压），以改善患者的基础肝脏病理，并降低患者心血管疾病的风险（图 9.3）。

内分泌系统

糖尿病

糖尿病是接受减重手术患者中最常见的内分泌代谢疾病。虽然大多数患者患有 2 型糖尿病，但鉴别 1 型糖尿病的患者很重要，如果不予以治疗，后者发生酮症和肾衰竭的风险较高。如果无法确定是 1 型还是 2 型糖尿病，我们会常规进行血清 C 肽测定——对于糖尿病病程超过 5 年的患者，C 肽值低于 0.5 nmol/L 的患者中有 98% 患有 1 型糖尿病。C 肽值低于 0.2 nmol/L 的患者提示 1 型糖尿病的可能性较大，并且与糖尿病病程无关。无论是 1 型还是 2 型

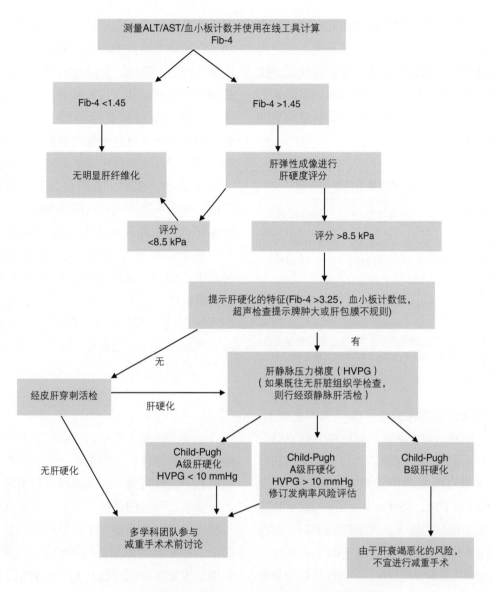

图 9.3　减重患者肝纤维化（瘢痕形成）的拟定评估路径。

糖尿病，术前均应充分控制血糖，因为术前 HbA$_{1c}$ 升高的患者术后并发症的发生率较高。HbA$_{1c}$ 大于 8%（64 mmol/mol）会增加术后切口感染、住院时间延长和急性肾衰竭的风险，而 HbA$_{1c}$ 为 8.6%（70 mmol/mol）与心脏手术后死亡率增加 4 倍相关。在条件允许的情况下，在血糖充分控制同时应推迟手术，这有助于降低病死率和重症率。但是，延迟手术的决定和合适的 HbA$_{1c}$ 阈值应在医患之间进行讨论并达成一致意见。还要认识到，不同类别的降糖药物对体重的影响有所不同。当要权衡降低 HbA$_{1c}$ 值还是影响体重时，如果没有禁忌证，建议选择促进体重减轻的治疗方案。

有报道称，HbA$_{1c}$ 水平的快速正常化（正如人们在接受减重手术后可能期望的那样）可能会导致糖尿病视网膜病变的迅速恶化。在我们的实践中，对于显著黄斑病变或早期糖尿病视网膜病变（增殖前期或之前接受过光凝治疗）的患者，鼓励他们在减重手术后 6 个月内进行糖尿病视网膜病变的早期筛查（表 9.3）。

表 9.3 不同降糖方案对体重的影响

增加体重	减轻体重	维持体重
胰岛素 噻唑烷二酮（格列酮类） 磺酰脲类 胰岛素促泌剂	GLP-1 类似物 SGLT-2 抑制剂 VLCD	二甲双胍 DPP-4 抑制剂

注：GLP-1，胰高血糖素样肽；VLCD，极低热量饮食；DPP-4，二肽基肽酶-4；SGLT-2，钠-葡萄糖共转运蛋白 2。

其他内分泌疾病也可能导致体重增加，包括甲状腺功能减退症、库欣综合征或肢端肥大症。需要定期对患者进行甲状腺疾病筛查，如果有明显的甲状腺功能减退症表现（低 FT3 或 FT4，TSH > 4 mU/L）或亚临床甲状腺功能减退症（正常 FT3 或 FT4，并在间隔 4～8 周的两次检查中 TSH > 5 mU/L），需进行甲状腺素替代治疗。当高度怀疑患有库欣综合征或肢端肥大症时，需要进行 24 小时尿游离皮质醇和过夜地塞米松抑制试验以鉴别库欣综合征，进行葡萄糖耐量试验进行生长激素评估以鉴别肢端肥大症。

静脉血栓栓塞风险

肥胖和减重手术均可导致血液高凝状态。静脉血栓栓塞（VTE）是减重手术后死亡的主要原因。除围手术期 VTE 预防外，建议所有肥胖患者在术后适当时早期离床活动。以往许多减重中心将静脉超声检查作为术前检查的一部分，但最近的研究表明该检查阳性率较低。基于这些研究发现，除非患者有反复的深静脉血栓形成（DVT）既往史，否则不建议进行常规的术前静脉超声检查。以往建议对高危患者术前放置下腔静脉（IVC）滤器。然而，美国食品药品监督管理局（FDA）等不同机构则认为：IVC 滤器不能降低高危患者减重术后的肺栓塞风险。对于所有减重手术患者，必须皮下注射普通肝素（UFH）或低分子量肝素（LMWH）以预防血栓。然而，根据患者体重调整肝素的注射剂量并不会改变 VTE 的发生率，但与大出血的风险增加有关。

其 他

除了上述基于系统的方法外，对患者的病史进行其他评估也很重要。既往用药史的回顾利于发现可能与体重增加或与术后并发症风险增加有关的药物（如非甾体抗炎药）。长期使用类固醇需要在术前静脉注射氢化可的松，并在患者术后开放饮食后继续使用。长期使用免疫抑制剂也与术后感染等并发症的风险增加有关。最近一项对 430 936 例接受减重手术患者的分析发现，免疫抑制的患者术后 30 天主要并发症、出血和吻合口瘘的发生率显著增高，但术后 30 天死亡率无差异。同一研究中的进一步分析表明，胃旁路手术并发症的发生率增加。因此，虽然免疫抑制剂不是接受减重手术的禁忌证，但需要与患者充分沟通，以评估停用免疫抑制药物（如适用）的可行性或安全性，或让外科医生考虑胃旁路手术以外的手术方式。同样，当患者服用的药物依赖于最佳治疗指数（TI）（药物有效且无不良反应的剂量范围），需要考虑限制吸收（胃旁路手术）或限制性（胃袖状切除术或胃束带术）减重手术方式的选择。这是因为窄治疗指数药物（NTID）在其有效剂量和产生不良作用剂量之间的范围较窄，而这可能会受到限制吸收手术的不利影响（表 9.4）。

表 9.4　常见窄治疗指数药物示例

环孢素	卡马西平	地高辛
锂盐	苯妥英	洋地黄毒苷
茶碱	苯巴比妥	氟卡尼
左甲状腺素	丙戊酸盐	胺碘酮
利福平		华法林
甲氨蝶呤		
他克莫司		

　　越来越多的证据表明，减重手术对骨质和矿物质代谢有不利影响，如维生素 D 缺乏、甲状旁腺功能亢进和骨质流失。减重手术后发生的骨质流失可能是多因素的，已发表的机制包括骨骼卸荷、钙代谢激素异常以及肠道激素的变化。减重手术后骨质流失最常见的部位是髋关节。然而，关于减重人群骨折风险的数据非常有限。因此，对接受减重手术的患者进行评估时，应包括鉴别骨软化和骨质疏松的危险因素（如骨痛、肌无力、血清碱性磷酸酶升高、低钙尿、原发性和继发性甲状旁腺功能亢进、性腺功能减退或低能量骨折病史）、纠正营养缺乏、对骨折高风险患者在术前和术后进行 DXA 扫描骨密度评估，如有指征，可采用抗骨吸收治疗骨质疏松症。值得注意的是，脂肪量的变化会导致伪影，进而影响检查准确度和精密度，因此 DXA 技术可能受到限制（图 9.4）。

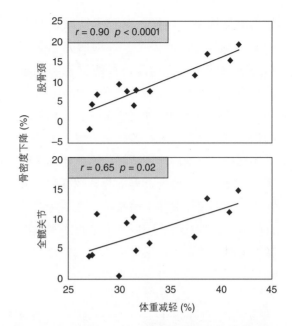

图 9.4　RYGB 术后 1 年髋关节骨密度（股骨颈和全髋关节）下降与体重减轻程度之间的关系（引自 Fleischer 等，2008）。

术前医学体重管理

　　肥胖症的治疗需要由多学科团队参与，包括护士、营养师、心理学家、病案管理员、患者护理协调员和多个专业的医生，以实现肥胖症的整体管理与治疗。术前医学体重管理的一个有争议的话题是术前体重减轻是否能预测术后并发症减少和总体重减轻。在已发表的研究中，由于研究方法的不同，研究人员不能就术前减重与手术并发症或术后减重的关系做出论断。尽管一些研究表明，术前减重与手术时间和住院时间的显著减少有关，但这些研究的减重方法不一致——例如，有些研究没有提供具体的减重方案，而有些研究则使用了每天 800 ～ 1 000 千卡的低热量饮食，后者被认为会产生显著的短期减重效果，可能对肝脏大小和其他肥胖相关并发症产生显著临床影响。同样，对于术前减重与术后总体减重之间的关系，各项研究也表现出不一致的结论。因此，目前仍未明确术前减重是否会对术后减重有积极影响。

基于目前的经验和这些发现，我们得出结论：目前术前大多数的减重方案并不是为了实现持久有效的体重减轻，因此建议集中于优化合并症、改善营养、心理教育和行为矫正，而不仅仅关注术前减重。在治疗器质性疾病、心理社会疾病以及为减重手术做准备的同时，将医学体重管理的重点转移到改变生活方式和行为是一种明智的方法。

总　结

对减重手术患者进行术前医疗评估需要协调多学科团队进行。重点应该集中在患者的病史和用药史，以及营养和心理方面——后两者在不同章中进行讨论。这种评估通常会反映出需要在手术前解决的问题，确保围手术期和术后的安全性和有效性，并有利于实现长期的健康获益。对于确保减重手术安全有效，实现持久减重和长期缓解合并症，这种多方面的综合医学管理方法至关重要。

病例与分析

病例介绍

一名 56 岁的女性患者考虑进行减重手术前来就诊。该患者一直感觉疲倦和乏力，有 2 型糖尿病、心房颤动、射血分数轻度降低的心力衰竭和心绞痛病史。平素服用二甲双胍、格列齐特、雷米普利、比索洛尔和阿哌沙班。既往接受过经皮冠状动脉介入治疗（PCI），目前无心绞痛症状。血压为 190/112 mmHg。HbA_{1c} 为 9.7%。血常规检验显示血红蛋白降低至 100 g/L，MCV 降低至 69，提示小细胞低色素性贫血。肝酶结果提示异常，Fib-4 得分为 1.92，表明肝纤维化的风险增加。临床检查显示患者无容量超负荷（容量正常），心率为 94 次 / 分，为房颤心律。

病例分析

该女性患者有严重的合并症，需要在减重手术前进行处理，包括治疗 2 型糖尿病以及进一步明确有无贫血和肝纤维化。患者的心率控制欠佳，需要考虑增加 β 受体阻滞剂的剂量，这可能也会改善血压，但仍有可能需要额外的降压治疗以达到目标血压。重要的是要确保患者的心脏疾病是稳定的，必要时需要与心内科医生在手术前后充分沟通。潜在的并发症筛查可能也会发现未诊断的疾病，如睡眠呼吸暂停、消化性溃疡等，这些疾病都需要在减重手术前进行治疗。最后，需要在手术前的适当时间暂停抗凝治疗。

拓展阅读

代表性研究

[1] Decousus, H., Leizorovicz, A., Parent, F. et al. (1998). A clinical trial of vena caval filters in the prevention of pulmonary embolism in patients

with proximal deep-vein thrombosis. *NEJM* 338: 409–416.

[2] Felker, G.M. (2011). Diuretic strategies in patients with acute decompensated heart failure. *NEJM* 364: 797–805.

[3] Fleischer, J., Stein, E.M., Bessler, M. et al. (2008). The decline in hip bone density after gastric bypass surgery is associated with extent of weight loss. *J. Clin. Endocrinol. Metab.* 93 (10): 3735–3740.

[4] Flum, D.R., Belle, S.H., King, W.C. et al. (2009). Perioperative safety in the longitudinal assessment of bariatric surgery. *N. Engl. J. Med.* 361: 445–454.

[5] Holman, R.R., Paul, S.K., Bethel, M.A. et al. (2008). 10-year follow-up of intensive glucose control in type 2 diabetes. *N. Engl. J. Med.* 359: 1577–1589.

[6] Law, M.R., Morris, J.K., and Wald, N.J. (2009). Use of blood pressure lowering drugs in the prevention of cardiovascular disease: meta-analysis of 147 randomised trials in the context of expectations from prospective epidemiological studies. *BMJ* 338.

[7] Ray, K.K., SRK, S., Wijesuriya, S. et al. (2009). Effect of intensive control of glucose on cardiovascular outcomes and death in patients with diabetes mellitus: a meta-analysis of randomised controlled trials. *Lancet* 373: 1765–1772.

[8] RD, M.E., Antic, N.A., Heeley, E. et al. (2016). CPAP for prevention of cardiovascular events in obstructive sleep apnoe. *NEJM* 375: 919–931.

[9] The ACCORD study group (2008). Effects of intensive glucose lowering in type 2 diabetes. *N. Engl. J. Med.* 358: 2545–2559.

[10] The Atrial Fibrillation Follow-up Investigation of Rhythm Management (AFFIRM) Investigators (2002). A Comparison of Rate Control and Rhythm Control in Patients with Atrial Fibrillation. *N. Engl. J. Med.* 347: 1825–1833.

[11] The NICE-SUGAR Study Investigators (2009). Intensive versus conventional glucose control in critically ill patients. *N. Engl. J. Med.* 360: 1283–1297.

[12] The SPRINT research group (2015). A randomized trial of intensive versus standard blood-pressure control. *NEJM* 373: 2103–2116.

[13] Vyas, V. and Lambiase, P. (2019). Obesity and atrial fibrillation: Epidemiology, pathophysiology and novel therapeutic opportunities. *Arrhythm. Electrophysiol. Rev.* 8 (1): 28–36.

推荐阅读

[1] Davies, M.J. and Diabetes Care Consensus statement from the American Diabetes Association (ADA) and the European Association for the Study of Diabetes (EASD) (2018). *Diabetes* 41 (12): 2669–2701.

[2] Glen, J., Floros, L., Day, C., and Pryke, R. (2016). Non-alcoholic fatty liver disease (NAFLD): summary of NICE guidance. *BMJ* 354: i4428.

[3] Rubino, F., Nathan, D.M., Eckel, R.H. et al. (2016). Metabolic surgery in the treatment algorithm for type 2 diabetes: a joint statement by international diabetes organizations. *Diabetes Care* 39: 861–877.

[4] Stein, E.M. and Silverberg, S.J. (2014). Bone loss after bariatric surgery: causes, consequences and management. *Lancet Diabetes Endocrinol.* 2: 165–174.

第 10 章

患者的术前管理（营养）

Pre-Operative Management of a Bariatric Patient (Nutritional)

Lindsay Parry

随着肥胖及其相关并发症患病率和复杂性的增加，目前广泛公认减重手术是临床上最有效、性价比最高的治疗方法。然而它并非没有风险。营养风险是需要考虑的一个主要方面。本章主要关注对于准备接受减重手术的患者的营养管理工作。值得注意的是减重手术的术前准备是由"3 级肥胖诊疗服务"管理的。

在为患者进行减重手术的术前准备时，营养管理有三大主要作用：评估、教育与治疗（图 10.1）。

评 估

所有考虑行减重手术的患者都应全面评估术前营养状态。深入地采集病史，包括关于先前的减重尝试、社交状况、烹饪能力、支持网络、工作境况和牙列状态的信息，能帮助把握患者的总体情况并凸显可能需要支持的方面；或者乃至减重手术是否合适。减重手术要求进行终身的随访并遵循特定的进食行为。得到广泛认可的是，相较于具有支持的患者，单独达成这些的患者转归较差。因此在这一早期阶段应该鼓励患者获取家庭和 / 或朋友的密切支持。减重手术后有特定的饮食要求，所以基本的营养知识与烹饪能力对减重成功是不可或缺的。因此在接受减重手术前掌握这些情况以便能够将在技能或知识上存在欠缺的患者引导去接受相关的教育是必要的。如本章后文所述，某些行为对

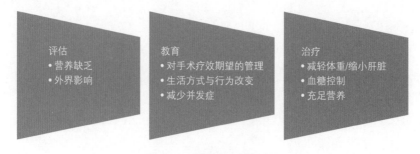

图 10.1　营养管理的作用。

于减重手术的成功是极为重要的，所以评估生活方式与进行改变的意愿会对筛选出已准备好进行手术的患者有所帮助。

在肥胖人群中报道了更高的营养缺乏患病率，这一点被认为主要是不平衡膳食造成的结果。目前认识到术前的营养缺乏能造成更差的预后与更多的术后并发症，因此这些营养缺乏应该在任何手术干预前被检查明确并得到妥善的纠正。

一次详细的口头膳食评估对了解患者的饮食习惯与行为以及宏量营养素缺乏，尤其是蛋白质缺乏，有一定作用。但是，为了筛查微量营养素缺乏，仍需进行血液检验（表 10.1）。

若考虑对患者行限制吸收型术式，比如胆胰分流术、十二指肠转位术或单吻合口十二指肠回肠旁路联合胃袖状切除术（SADI-S），由于术后营养缺乏的风险增加，额外的血液检验，比如检验脂溶性维生素和锌、铜与硒，可能有一定作用。这些术式并未在英国所有的减重手术中心都常规开展，而且它们需要富有经验的专家参与。

鉴于英国人群中总体上维生素 D 不足与缺乏的患病率，所有术前患者都应被建议日常服用每日至少 400 U（10 μg）的非处方维生素 D_3 补充剂。

表 10.1　术前营养评估

术前营养评估
推荐 • 所有患者在减重手术前应接受综合营养评估
血液学 • 检查全血细胞计数包括血红蛋白、铁蛋白、叶酸和维生素 B_{12} 水平
维生素 D、钙与甲状旁腺素 • 检查血清 25-羟基维生素 D 水平 • 检查血钙水平 • 检查血清 / 血浆甲状旁腺素水平 • 若怀疑患有原发性甲旁亢，则寻求具备原发性甲旁亢专业知识之专科医师的建议
维生素 A、锌、铜、硒与限制吸收型术式 • 对即将进行限制吸收型术式，如 BPD-DS 术或怀疑患有维生素 A 缺乏的患者，考虑检查血清维生素 A 水平 • 对即将进行限制吸收型术式，如 BPD-DS 术或怀疑患有相关营养素缺乏的患者，考虑检查血清锌、铜与硒的水平
维生素 B_1 • 目前支持对在手术前就患者维生素 B_1 水平进行筛查予以推荐的证据不足，但有些患者可能水平较低
镁 • 目前支持对在手术前就患者血镁水平进行筛查予以推荐的证据不足
糖化血红蛋白（HbA_{1c}）、血脂、肝肾功能 • 日常筛查 HbA_{1c}、血脂情况、肝肾功能并在必要时予以治疗
术前纠正营养缺乏 • 由于患者在术后出现营养缺乏的风险升高，术前需治疗并纠正患者的营养缺乏

此外，评估应当考虑所有可能在未来进一步影响营养状态的已有病史或饮食禁忌，比如乳糜泻、肾脏疾病、肝脏疾病、素食 / 纯素饮食或乳糖不耐受。

教　育

在进行减重手术前，令患者理解某些饮食行为的重要性以防术后并发症是必不可少的。

饮食评估应该考虑患者当前的营养知识与对减重手术的了解情况。饮食结构、习惯与行为应被考察清楚以明确各顿餐食的类型、频率与膳食平衡状态，还有液体摄入与进食点心的行为。理想情况下，这些工作应当与心理评估一同进行以了解患者做出相关改变的动机、意愿与能力，并排除进食障碍。建立对于术后减重的预期和其他期望，并向患者提供真实的数据是妥当的做法，如每种所提供术式的预期过重体重减少，手术将会改变与不会改变的方面（如胃肠道手术影响解剖结构、胃肠道激素与食欲，而不会改变思维方式）还有残留下大量多余皮肤导致皮肤松弛的风险。这些应该有助于管理以患者为中心的手术目标设定并明确真实的手术预期疗效。

需要考虑的主要方面如下。

规律进餐

有关规律进餐的教育对确保术后营养足够是较为重要的。尽管最常用减重术式的全部机制是复杂而多因素的，我们仍然认为手术在根本上是减少了胃囊的大小并引发了激素状态、胆汁酸与肠道微生物的生化改变。这些改变造成饥饿信号减少，并对味觉变化产生影响，令某些食物不再吸引人。总体摄入量因此减少，所进食食物的热量密度同样下降。饱腹感得以更早达成并持续更久。

因此在手术前建立起规律进餐的行为方式，并解决任何阻碍这一点达成的障碍，以预防术后营养不良与营养失调是很重要的。

进食量

过度进食在参加体重管理项目的患者中常被报道，并且往往与进食量控制和对于"正常"进食量的感知有关。虽然这一点通过鼓励规律进餐可能得到改善，但往往有其他影响因素。

常有报道称这些患者在受抚养长大的过程中被教育进行"光盘行动"，因此会不顾饱腹感吃完所有摆在他们面前的食物。这些患者也常常进食得比所需要的更多，如果他们处于享受食物或并未专注于进食——即无意识进食的状态下。

凭借对于减重术式影响食欲的机制，以及人体极佳适应能力的知识，术前关注管理这些行为的策略并处理好它们以减少术后复胖的风险有重要的意义。

帮助患者减慢进食的策略，如 20：20：20（将食物切成 20 分硬币大小，咀嚼每口食物 20 次，进食 20 分钟后丢弃所有余下的食物）、在前后两口进食之间放下餐具以鼓励更有意识地进食，以及坐在一个远离让人分心之事务的桌子边进食通常是有帮助的办法。

练习更慢且更有意识地进食也有助于减少术后并发症，比如食物堵塞、反流与反胃。

膳食平衡

膳食平衡同样重要。如果进食的食物

热量密度较高，那减少总体进食量的效果可能变差。对某种宏量营养素占总体摄入量的百分率进行估计是一个有用的起始点。为促进术前的减重，调整膳食结构的目标在于增加低热量密度食物，如色拉与蔬菜，而减少高热量密度食物，如碳水化合物与脂肪。还应重点关注蛋白质摄入，以保证进食多种蛋白质且摄入量足够大，以至于在术后能保持充足。尝试并帮助患者具象化他们的目标是有用的做法，比如半盘色拉与蔬菜，1/4 盘蛋白质类食物与 1/4 盘复杂碳水化合物（图10.2）。

通过减少总能量摄入并确保复杂碳水化合物与更多色拉和蔬菜的摄取，平衡膳食的目标在于以更少的总热量改善饱腹感，进而创造产生减重及改善血糖控制的能量消耗。

这也能对手术后可能发生的潜在问题如倾倒综合征或食物过快通过消化道起到先期预防的作用。倾倒综合征，食物过快进入肠道以及反跳性低血糖都是减重术后的常见并发症，尤其是在胃转流手术后（但也可在胃袖状切除术后出现症状）。多个用于描述相关症状的术语通常被互换使用。

倾倒综合征包括发生在一餐之后，特别是富含碳水化合物的餐食之后的胃肠道与血管舒缩症状。发生在餐后 15 分钟至 1 小时的症状被认为是"早期倾倒综合征"，并且主要是胃肠道的症状（腹泻、恶心和腹部绞痛症状）。病因被认为是由于超过正常体积的未消化食物过快地到达小肠而引发的渗透压效应。发生在餐后 1～3 小时的症状被认为是"晚期倾倒综合征"且被认为是血管舒缩性的（出汗、嗜睡、颤抖、饥饿感、低血压与低血糖）。它们是由过度代偿了所摄取碳水化合物负荷的过强胰岛素反应诱发的反应性低血糖导致的。

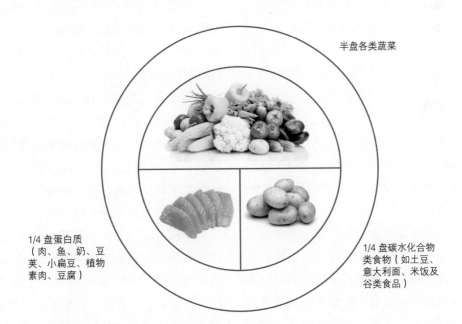

半盘各类蔬菜

1/4 盘蛋白质
（肉、鱼、奶、豆荚、小扁豆、植物素肉、豆腐）

1/4 盘碳水化合物类食物（如土豆、意大利面、米饭及谷类食品）

图 10.2 **膳食平衡**（引自 Africa Studio / Adobe Stock; mates / Adobe Stock; smokedsalmon / Adobe Stock）。

在多数病例中，调整饮食结构能预防这些症状。饮食建议应包括如下方面：

- 少食多餐（至多可达每日 6 顿进食量较小的餐食）。
- 将液体与食物分开（餐前及餐后 20～30 分钟内不饮用液体）。
- 避免进食简单碳水化合物与高含糖量食物（如饼干与糖果）。
- 选择更多复杂碳水化合物与高纤维食物（如全麦和全谷物制品）以及低升糖指数食物。
- 增加饮食结构中蛋白质与脂肪 * 的含量以弥补碳水化合物供给热量的减少并帮助延缓消化。

* 谨慎增加饮食结构中的脂肪含量以免发生吸收不良症状。

如果患者出现了倾倒综合征的症状，除了等待症状结束并无即刻的治疗。随着时间的推移，症状会自行缓解。症状可以较为严重以至于有认为自己心脏病正发作的患者前往急诊科就诊。因此能凭借术前教育达成预防更为可取；有关倾倒综合征更为详细的讨论见第 24 章。

食用零食

减重手术会造成生物学改变，这将降低食欲，并限制患者在一餐中的进食量。它不会改善患者所选择食物的营养质量，也无法控制患者进食的频率与原因。

有一致的证据可表明多次食用零食而不用正餐或是在正餐间进食零食的行为可在术后造成总体能量摄入增加及复胖或减重效果不佳。零食往往在成分上高脂高糖但营养价值较低，如饼干、蛋糕、薯片和糖果。这些零食常常是由于饥饿以外的原因而食用。无

聊、情绪、习惯与舒适是有食用零食行为的患者常常提到的理由。

也有证据表明，健康、有计划地食用零食是有所帮助的，如在工作安排或其他职责要求两餐之间间隔时间较长的时候。在这些情况下有计划有节制地进食零食有助于管理计划中下一餐时的食欲、进食速度、未来食物选择与进食量。

但无节制地食用零食并无益处，而且会导致手术后复胖。心理学与营养学支持都有助于管理这种行为。

液体摄入

管理减重手术后的液体摄入具有一定挑战性，这既是因为每餐的液体摄入量有所减少，也是因为推荐将液体与食物摄入间隔开 20～30 分钟。

减重手术后大口喝下液体可导致腹部不适与反流。

将液体与食物摄入间隔开意在防止没有营养价值的液体造成的过度饱胀导致潜在的营养不良以及预防并发症，如倾倒综合征（后文中将讨论）。

如果没有造成影响的医疗状况，患者一般被鼓励每日摄入约 2 升液体。

液体摄入不足会负面影响患者的肠道与肾脏功能，因此术前学习在两餐之间规律、频繁地少量饮用液体对于使他们能够在术后摄取足量的液体是必不可少的。

所摄入液体的类型应被虑及。气泡饮品可造成饱胀，这在术后可能减少营养摄入，故最好避免饮用。高热量饮品，如含糖果汁、含糖奶昔 / 拿铁，也要避免饮用。这些类型的液体会给每日的饮食摄入带来大量的"无意义"热量，却提供了极少的营养价值，

影响复胖或令减重效果不佳并很可能在胃转流手术后诱发倾倒综合征。

酒精，另一类高热量饮品，由于这个原因同样应避免饮用。越来越多的证据表明减重术后可发生与酒精依赖相关的问题。虽然目前认为在这一方面需要更多的研究，但术前酒精依赖与规律饮酒被视为预测因素并因此应在术前予以评估和记录。此外，减重术后的解剖学改变加上酒精可造成胃肠黏膜炎症并可潜在地诱发溃疡。因此应当推荐术前尽量减少或完全停止饮酒以减少术后并发症的风险。

这些信息可以总结给患者。在他们可能需要更多支持的方面应予以特别关注。

主要的饮食行为总结如下（表 10.2）。

表 10.2　减重手术获得成功的饮食目标

行　为	建　议	原　因
规律进餐	• 事先计划 / 准备包括至少 3 顿规律的餐食	• 控制食欲、控制进食量、控制血糖、支持对进餐予以计划 • 鼓励患者术后规律地摄取足量营养 • 如果术后发生倾倒综合征，规律进餐可以帮助控制相关症状
控制进食量 / 减缓进食速度	• 使用 20 : 20 : 20 原则（将食物切成 20 分硬币大小，咀嚼 20 次，进食 20 分钟后丢弃所有余下的食物） • 使用更小的容器与餐具 • 在前后两口进食之间放下餐具或食物	• 鼓励患者认知饱腹感并支持养成减少进食量的能力 • 支持有意识地进食 • 防止由于食物容易获取而过度进食 • 预防术后出现食物堵塞与反流 • 如果术后发生倾倒综合征，控制进食量与进食速度可以帮助控制相关症状
食用零食	• 如果该行为是由饥饿或习惯驱使的，则设法戒除	• 鼓励患者对食用零食是否受饥饿或习惯驱使提出疑问；无意识地食用零食会导致额外的热量摄入 • 以有节制的方式有计划地食用零食可能有助于控制饥饿，并支持在下一餐时达成更好的食物选择与进食量控制 • 术后无意识地食用零食会导致复胖
膳食平衡	• 以半盘色拉 / 蔬菜、1/4 盘蛋白质类食物与 1/4 盘碳水化合物类食物为目标	• 宏量营养素的平衡与控制进食量同样重要；如果总进食量中有大量由高碳水化合物和高脂食物组成的部分，那么总热量摄入将高得多 • 如果术后发生倾倒综合征，正确的宏量营养素平衡将有助于控制相关症状 • 血糖控制将有所改善
液体	• 选择无气泡且无糖的饮品，以每日 2 L 液体为目标 • 以餐前或餐后 20～30 分钟饮用液体为目标 • 避免高热量饮品 • 避免碳酸饮品	• 液体，作为总热量摄入的来源之一，往往被忽略，但奶昔、含糖饮料、果汁与酒精都能大大增加摄入的总热量 • 术后饮用液体的时机也是重要的，要避免在进餐时饮用饮品以防过度饱腹与食物过快进入肠道

饮食治疗

肝脏肥大与腹部脂肪堆积在病态肥胖的患者中较为常见。有报道指出这些因素增加了减重手术技术上的困难程度、发生术中并发症的潜在风险以及需要改为开放手术乃至停止手术的可能性，现阶段缺乏关于如何管理这些问题的共识。目前，有多种方法得到使用，其目标为在接受减重手术前减轻患者的体重并优化患者的体型。

极低热量饮食（VLCD）

VLCD 已展现出减重手术前的获益，包括总体重下降与改善血糖控制，因此将其引入"3 级肥胖诊疗服务"的临床路径中作为一种早期治疗措施可能有一定益处。DROPLET 试验在第 1 年达成了平均达 10.7kg 的减重，而 DiRECT 研究也展示了富有前景的结果，近 50% 的接受 VLCD 的参与者 1 年后达到 2 型糖尿病缓解且其中多于 33% 的参与者 2 年后保持了糖尿病缓解的状态并维持了减重效果。需要着重认识到的一点是，与 NICE 指南一致，这些试验使用了规格明确的代餐奶昔并受到健康专家的严密监管。这些限制性饮食每次使用不能持续超过 12 周。

在"3 级肥胖诊疗服务"中运用这套饮食可为将进行减重手术的患者提供优化健康状况的机会。重要的是，须仔细选择接受 VLCD 饮食的患者，并且这不是一项常规治疗。某些患者不应尝试 VLCD 饮食，这些患者包括孕妇、患有严重心脏、肾脏或脑血管疾病者以及患有严重精神疾患，包括进食障碍或被认为不能完全理解这套饮食的要求

与后果者，如患有学习障碍时。对于 VLCD 饮食治疗的监管和疗程应一贯地遵循 NICE 指南。一项再度引入普通食物的计划也应作为 VLCD 饮食治疗的一部分予以制定。

目前市场上有许多代餐制品，都承诺有着不同的效果——增肌塑形、快速减重、适用于素食主义者、便利、改善总体健康状况等。如果启用 VLCD 治疗，选择一种符合营养与减重需求的代餐制品对患者而言是不可或缺的。这意味着选择一种具有适当的宏量营养素均衡配比、一些膳食纤维（便秘在接受流质饮食时是很常见的）并加入维生素与矿物质的制品。

VLCD 饮食的代餐奶昔应具有足够的营养价值（表 10.3）。

表 10.3　用于 VLCD 饮食之代餐的推荐营养成分

能量	每份 200～250 kcal
蛋白质	每份 15～20 g
碳水化合物	每份 30～40 g（但没有加糖）
脂肪	每份约 3 g
膳食纤维	每份 3～10 g
维生素与矿物质	多种水溶性和脂溶性维生素与矿物质

但患者可能对以固态食物开展的 VLCD 饮食有着更好的反应。有些中心设计了一类在医疗机构内部开展的 VLCD 饮食（每日 600～800 kcal）。这些 VLCD 饮食通常基于包含大量蔬菜与色拉摄入、足量蛋白质与减量碳水化合物食物的均衡膳食。它们依靠维生素与矿物质补充但仍然不可能完全在营养上达到完整，因此不推荐疗程长于 12 周。众所周知，患者在一段更长的时间内对一套

限制较多之饮食的依从性较差，所以提供不同的选择，如代餐和固态食物，可能改善依从性并因此提高疗效。但这方面的研究较为匮乏，因此也缺少相关证据以能够对两种方式的优劣进行推荐。

低热量饮食（LCD，每日 800～1 600 kcal）是一种限制性较小的选择，它通过给患者造成每日 600 kcal 的能量缺口来发挥效果。这类饮食的餐食计划在网上传播广泛。英国国家医疗服务体系（National Health Service）、英国糖尿病协会与英国心脏基金会的网站都有这类饮食的相关内容。

低碳水化合物饮食

低碳水化合物饮食已出现多年。这类饮食推荐将碳水化合物摄入限制在每日 130 g 以下。英国糖尿病协会在 2021 年 5 月发布了一份立场声明，指出这类饮食对 2 型糖尿病患者的减重与血糖管理有一定益处，但没有一致的证据表明低碳水化合物饮食在长期较其他体重管理措施更有效。但他们确实着重警告没有证据表明低碳水化合物饮食对 1 型糖尿病患者安全，且不推荐在这些患者中使用。

生酮饮食是极低碳水化合物饮食（低于每日 30 g）的一种形式，近来受到大众的欢迎。在减少碳水化合物摄入的同时，这类饮食鼓励增加蛋白质与脂肪的摄入。虽然确实造成了短期内的减重与血糖控制改善，但对于接受此类饮食的短期与长期转归，包括疗效维持、微量营养素缺乏与对低密度脂蛋白（low-density lipoprotein, LDL）胆固醇和心血管健康的影响，仍有许多需要关注之处。

因此对于生酮饮食的总体影响，证据尚不明确。虽然减重效果与其他限制性饮食相近，但一些不甚有利的副作用也有所报道，涉及血脂谱和血糖控制。基于这一点，尽管负责体重管理的诊疗机构常常会建议减少总碳水化合物摄入，但并不提倡将极低碳水化合物饮食用于常规的治疗中。

肝脏缩小饮食（LRD）

一次短期的术前能量限制饮食，或者称为肝脏缩小饮食（LRD）在术前最临近手术的一段时间被广泛采用，以确保手术得以进行。这类饮食可减小肝脏大小并改善肝脏弹性，从而令外科医师在腹腔镜操作过程中能获得更清晰的入路与视野。

基于 VLCD 饮食进行一些改变可能是最广泛地用于实施 LRD 饮食的做法，可以使用代餐或称重定量的食物提供每日 600～800 kcal 的热量与每日低于 130 g 的碳水化合物。

上述限制性饮食在放射性成像中已体现出减小肝脏大小的效果，所观察到的肝脏缩小有 80% 发生在前 2 周内。这类缺少热量的饮食可潜在地诱发一种分解代谢活跃的状态，这对于接受任何类型手术的患者可能都是不利的，会增加肌肉萎缩并损害创伤愈合能力。如果患者此前已接受长期的 VLCD 饮食，那对于使用 LRD 饮食应当审慎。瘦体重的损失对术后恢复可造成一定风险，尤其是如果发生了并发症。此外，正如前文提到的，患者接受限制性饮食越久，其依从性也可能降低。对于术前进行限制性饮食的疗程，文献并无明确的结论；但鉴于大部分的肝脏变化出现在接受饮食的前 2 周，建议最有效的热量限制被安排在术前最临近手术的 2 周内（图 10.3）。

900 kcal 食物计划举例

早餐
30 g 谷物与来自奶制品限定量的牛奶，或
1 片涂有 1 水平茶匙低脂酱料的烤面包，加上
多维生素片
上午 10 时：1 个苹果（中等大小）
午餐
75 g 瘦肉火腿与 1 小碗混合色拉及
100 g 新鲜土豆（未烹煮重量）
下午 3 时：1 份低脂酸奶（1 壶 125 g）
晚餐
100 g 烤鸡（去皮）与 100 g 熟的蔬菜，以及
30 g 米饭（未烹煮重量）
夜宵：150 g 草莓或 2 个小的李子

900 kcal 代餐计划举例
早餐
1 份代餐奶昔
午餐
1 份代餐奶昔
晚餐
1 份代餐奶昔
每日零食限定量：2 份水果

图 10.3　肝脏缩小饮食餐食计划举例。

商业减重项目

有些患者倾向于以限制性更小的方式管理其体重。许多人也乐于受到来自他们同辈的支持。商业体重管理项目，比如瘦身世界、慧俪轻体、Noom 减肥教练与第二天性，以不同的方式进行体重管理。它们通常包括营养教育、热量计算、正念疗法、行为感知与小组支持。最近，它们还纳入了互联网服务，这使得它们更容易令患者参与，因此也更具包容性。这些体重管理项目可在"3 级肥胖诊疗服务"的支持之外提供帮助；但应告知患者注意有些建议可能存在冲突。一些商业体重管理项目可能不会推荐同样的进食量控制措施或是同样的均衡膳食。有意接受减重手术的患者应

完全意识到"3 级肥胖诊疗服务"所推荐行为之所以重要的原因。

预防营养缺乏

在减重手术后，许多患者会经历味觉的改变、出现食物粘连的感觉以及对于某些食物材质无法耐受，所有这些情况都会影响食物选择。食物选择受到影响再加上食欲下降以及限制吸收型术式的潜在效果造成了营养缺乏的风险，这是推荐进行长期营养补充的原因（表 10.4）。

蛋白质、铁和钙缺乏是最常见的，而且通过术前的饮食建议可能得到预防。

在手术前采集患者的饮食史是必不可少的。其目的不仅在于如前所述令医师思考患者的饮食习惯与行为，也在于让医师了解患者现有的营养均衡状态及患者的有关知识。

蛋白质

蛋白质缺乏会造成瘦体重减少及肌肉萎缩增加。术后出现的快速减重也会造成瘦体重减少，这导致活动能力下降、创伤愈合延迟以及更差的生活质量。在年龄较大的人群中应特别注意这一点，因为他们的瘦体重随年龄增长出现自然减少。

动物源性的蛋白质对人类的生物利用度最高，如肉类和鱼类。不幸的是，这些食物的材质往往是许多患者术后难以消化吸收的。重要的是，术前要鼓励患者在饮食中纳入广泛的蛋白质来源以预防术后的肌肉萎缩及瘦体重减少。对于接受素食或全素饮食的患者应予以特别的关注，蛋白质能量营养不良的潜在后果应得到讨论，而且所提供术式的类型应受到仔细斟酌。减重手术后推荐的

表 10.4　术后维生素与矿物质补充

术后维生素与矿物质补充

推荐
- 维生素与矿物质的补充情况应受到定期评估并做出相应的调整
- 在所有术式的减重手术后都推荐使用一种完整的多维生素与矿物质补充剂（含有维生素 B_1、铁、硒、锌与铜）

铁
- 在 AGB 手术后，考虑将一种含铁多维生素与矿物质补充剂推荐给患者服用，尤其是青少年，由于铁的经口膳食摄入可能较低
- 在 SG、RYGB 或限制吸收型术式如 BPD-DS 后，推荐患者服用额外的元素铁
- 考虑以每日 1 次 200 mg 硫酸亚铁、210 mg 富马酸亚铁或 300 mg 葡萄糖酸亚铁，经期女性每日 2 次起始补铁并根据血液检查结果调整剂量
- 考虑建议患者随柑橘类水果 / 饮品或维生素 C 一同服用铁补充剂
- 考虑建议患者相隔 2 小时服用铁剂与钙剂，因为其中一种元素可能抑制另一种的吸收
- 叶酸
- 建议患者服用一种每日供应 400～800 μg 叶酸的复合多维生素与矿物质补充剂

维生素 B_{12}
- 在 SG、RYGB 或限制吸收型术式如 BPD-DS 后，推荐以肌内注射常规补充维生素 B_{12}
- 在 SG、RYGB 或限制吸收型术式如 BPD-DS 后，推荐以每 3 个月 1 次的频率肌内注射维生素 B_{12}

钙与维生素 D
维生素 D
- 调整维生素 D_3 补充剂的剂量以将血清 25-羟基维生素 D 维持在 ≥ 75 nmol/L 水平
- 在 SG 和 RYGB 术后，每日需维持 2 000～4 000 U 的口服维生素 D_3，而在限制吸收型术式如 BPD/DS 后需要更高的剂量

钙
- 确保自膳食中摄入足够的钙元素，要意识到钙元素的需要量在接受 SG、RYGB 或限制吸收型术式如 BPD-DS 术的患者中可能更高。如果 PTH 升高，即便血清 25-羟基维生素 D 水平足够且血钙正常也应考虑进行维生素 D 与钙的联合补充。
- 为促进钙吸收，建议将钙剂分为数个等分服用；碳酸钙与食物同服；柠檬酸钙与或不与食物同服
- 对于有形成肾脏结石风险的患者，柠檬酸钙可能是更合适的补充剂

维生素 A、E 与 K
维生素 A
- 在减重手术后，推荐患者服用一种维生素 A 含量达到国家推荐膳食标准的完整多维生素与矿物质补充剂
- 对于接受 RYGB 手术的患者，特别要虑及有些患者可能需要额外的日常口服维生素 A 补充，尤其是如果出现相关症状如夜间视力减退及干眼
- 限制吸收型术式如 BPD-DS 术后，推荐每日口服补充额外的维生素 A
- 限制吸收型术式如 BPD-DS 术后，建议自每日 10 000 U（3 000 μg）起始口服补充维生素 A 并在必要时予以调整

维生素 E
- 限制吸收型术式如 BPD-DS 术后，推荐每日口服补充额外的维生素 E
- 限制吸收型术式如 BPD-DS 术后，建议自每日 100 U 起始口服补充维生素 E 并在必要时予以调整

续　表

术后维生素与矿物质补充

维生素 K
- 限制吸收型术式如 BPD-DS 术后，推荐每日口服补充额外的维生素 K
- 限制吸收型术式如 BPD-DS 术后，建议自每日 300 μg 起口服维生素 K
- 脂溶性维生素的水溶性制剂
- 脂溶性维生素的水溶性制剂可在限制吸收型术式后格外改善维生素吸收

锌和铜
- 推荐患者服用一种锌元素含量至少达到国家推荐每日摄入量的多维生素与矿物质补充剂
- 在 RYGB 与 SG 术后，理想的锌元素补充剂量并不明确；但我们推荐每日口服 15 mg 锌，应被包含在多维生素与矿物质补充剂之中
- 限制吸收型术式如 BPD-DS 术后，理想的锌元素补充剂量并不明确但将高于 RYGB 或 SG 术后。我们推荐以每日口服至少 30 mg 锌作为起始剂量，应被包含在多维生素与矿物质补充剂之中
- 在 RYGB、SG 与 BPD-DS 术后，推荐服用一种含有 2 mg 铜的完整多维生素与矿物质口服补充剂

硒
- 推荐服用一种含硒的完整多维生素与矿物质补充剂
- 限制吸收型术式如 BPD-DS 术后，可能需要常规口服补充额外的硒元素以防缺乏

维生素 B₁
- 推荐患者服用一种维生素 B_1 含量至少达到国家推荐每日摄入量的完整多维生素与矿物质补充剂
- 考虑推荐患者在手术后最初的 3～4 个月口服维生素 B_1 或 B 族维生素复方片剂
- 对出现相关症状如吞咽困难、呕吐、饮食摄入不佳或体重快速下降的患者，可开具每日 200～300 mg 维生素 B_1 口服，每日 3 次每次 1 片或 2 片 B 族维生素复方片剂口服的处方
- 应当对医师进行相关教育，以明确维生素 B_1 缺乏的易患因素与立刻开始治疗的重要性
- 应当对患者进行相关教育，以令其了解维生素 B_1 缺乏的潜在风险，并要求他们若出现长期呕吐或饮食摄入不佳则应及早就诊

注：引自 O'Kane and Parretti et al. (2020) /John Wiley & Sons/Licensed under CC BY 4.0。

蛋白质摄入量（每日 60～120 g）较术前高得多，而由于植物来源的蛋白质生物利用度较动物蛋白有所降低，所需的进食量较高且术后胃部容量缩小，故并不可能完全依靠植物蛋白达到推荐的摄入量。

铁与钙

鉴于限制吸收型术式所旷置的肠道部位与长度，接受此类术式，如胃转流、胆胰转流-十二指肠转位或 SADI-S 的患者中出现铁与钙缺乏的风险更高。Roux 襻长度越长，吸收不良症状发生的可能性越高。

铁

铁缺乏会造成严重的嗜睡与潜在更低的免疫力，并且会显著损害术后恢复与生活质量。血红蛋白铁对人类有着最高的生物利用度，它大多出现在动物性食物如红肉、富含脂肪的鱼肉与禽类的肉中。这些都是患者在术后会发现难以吃下的食物。非血红蛋白铁出现于深绿色带叶蔬菜、强化谷物、坚果、豆科植物及其种子中；但这不能被容易地吸收且需要大量进食才能满足需求，特别是在吸收不良时。在术前早期确保患者注意

到这一点，并鼓励他们在膳食中纳入多种富含铁的食物，将有助于减少膳食相关的缺铁风险。

应当特别关注接受素食及全素饮食的患者，由于他们更难以通过膳食达到铁的推荐摄入量。

钙

钙缺乏将对骨骼健康造成更为长期的影响，导致骨质变脆，并使得骨质疏松与软骨病的患病风险更高。自乳制品，如牛奶、乳酪与酸奶中吸收钙的效果最好。但对一些接受限制吸收型术式的患者，由于暂时性的，或者有时甚至是长期性的乳糖酶合成减少，他们会出现对乳制品的不耐受。钙还有其他来源，包括强化产品，如大豆和其他植物替代牛奶和酸奶，以及一些蔬菜来源。

维生素 D 促进肠道对钙的吸收，因此保证体内维生素 D 含量充足是必不可少的。即便钙元素摄入足够，维生素 D 缺乏仍会影响钙的水平，因为吸收效率下降且 PTH 升高促使钙元素自骨骼丢失。这是自术前起便推荐所有患者补充维生素 D 的原因。

总　结

上文所述的减重手术患者术前营养管理工作主要是由"3 级肥胖诊疗服务"中的多学科医师团队负责的。

就饮食而言，管理的目标在于减少膳食中的总体热量摄入，使得在术前产生减重并改善营养平衡，进而预防未来的并发症与营养素缺乏。

体重是一项患者与医师都能监测的客观指标。更低的体重与更小的体型无疑会使手术更为安全并在技术上更具可操作性。但在营养准备工作中应强调行为改变，可造成术前减重的行为改变能帮助预防复胖并减少营养素缺乏与术后并发症的风险。

如果患者无法在术前落实这些改变，他们在术后可能会遇到更多的困难，并发症的风险会增加且营养上的结局也会更差。

体重管理因人而异，因此需要一套有弹性的措施。重要的是，要通过提供足够的信息，并在开始时设立对于手术效果的合理期望，进而令有意接受减重手术的患者学会自主管理。

病例与分析

病例介绍

人体测量		相关病史		膳食评估	
	• A 先生 • 52 岁男性 • 有全职工作：作为区域经理，工作压力大，常不归家 • 与妻子和 2 个年幼的孩子同住 • 体重 160 kg • 身高 1.7 m • BMI 55.4		• 2 型糖尿病（HbA_{1c} 123 mmol/L） • 高血压 • 双膝与双髋关节炎 • 高脂血症 • 生化 • 肾功能与电解质：正常范围 • 肝功能：AST 与 ALT 轻度升高，提示早期 NASH		• 工作原因导致进餐不规律 • 安慰性进食 • 进食量大 • 有关营养的知识：主要接受素食饮食但包括鱼类

在"3 级肥胖诊疗服务"中的 6 个月

人体测量	相关病史	膳食状态
• 155 kg • BMI 53.6	• HbA$_{1c}$ 94 mmol/L	• 未出现微量营养素缺乏 • 规律进食三餐 • 仍有安慰性进食但能尽力将心理状态处理好 • 膳食平衡良好 – 保持素食饮食并包含些鱼类 • 进食量已减少 • 每日服用多维生素与矿物质制剂

在"3 级肥胖诊疗服务"中的 12 个月

人体测量	相关病史	膳食状态
• 148 kg • BMI 51.2	• HbA$_{1c}$ 60 mmol/L	• 保持规律进食 • 能更好地控制安慰性进食 • 每日服用多维生素与矿物质制剂

胃转流手术后

3 周后
- 无不适主诉
- 轻微便秘

6 周后
- 体重 140 kg：22.8% 过多体重减少
- 患者表示一般情况良好
- 根据推荐服用了所有的术后营养补充剂
- 对于食物材质的适应进展良好
- 患者决定接受全素饮食
- 根据胃转流术后的其他风险给出建议与注意事项

3 个月后
- 体重 120 kg：45.6% 过多体重减少
- 一般情况保持良好
- 饮食中包含多种植物性蛋白质与铁元素来源
- 进食量较小
- 有腹泻主诉

6 个月后

- 体重 99 kg：69.6% 过多体重减少
- 生化提示铁蛋白与血红蛋白水平显著减少
- 白蛋白处于正常范围低限
- 腹泻加重－开具粪弹性蛋白酶检查
- 患者主诉上肢与大腿出现肌肉萎缩
- 保持较小的进食量
- 启用口服补充蛋白质（来自大豆）
- 继续接受全素饮食，尽管已鼓励他在膳食中包括鸡蛋与乳制品
- 继续根据处方服用微量营养素补充剂并增加额外的铁元素与维生素 D

9 个月后

- 确诊为胰酶分泌不足并同意开始服用消化酶，尽管该药成分并非完全源于植物
- 出现进一步肌肉萎缩、脱发
- 体重 89 kg：81% 过多体重减少
- 白蛋白与总蛋白持续下降
- 出现下肢水肿
- 强烈建议在膳食中重新加入一些动物蛋白－患者仍然不太愿意
- 继续口服补充蛋白质（来自大豆）
- 建议更为频繁地进食，优先食用富含蛋白质的食物
- 继续常规补充微量营养素并服用额外的营养补充制剂
- 经患者同意后加用并不符合严格素食要求的口服营养补充剂

12 个月后

- 体重 70 kg：102.6% 过多体重减少
- BMI 24.2
- 由于无法处理的较差健康状况而不得不辞去工作
- 继续服用消化酶
- 在少食多餐并服用口服营养补充剂的同时，继续使用口服蛋白质补充剂
- 考虑增加经导管喂养以补充营养
- 评估生活质量?

18 个月后

- 体重 68 kg：104.9% 过多体重减少
- BMI 23.5
- 开始在夜间额外进行经导管喂养
- 总蛋白与白蛋白水平稳定
- 继续服用消化酶
- 继续接受全素饮食

24 个月后

- 体重稳定于 70 kg
- 开始改善生活质量
- 行走能力得到改善
- 继续接受全素饮食
- 继续服用消化酶
- 继续行夜间经导管喂养
- 继续行终身微量营养素补充

| 持续随访 | • 具有来自家庭肠内营养团队的长期支持 |

病例分析

　　这位患者在术前有着较强的手术意愿并对膳食与手术有较好的了解，他的营养状态较好，无先前患有营养素缺乏的征象。他需要进行一些行为改变，包括约定三餐时间、控制进食量与管理安慰性进食。但患者能较好地配合心理与膳食上的支持治疗，并在 12 个月内始终坚持进行这些改变。

　　在为期 12 个月的治疗后，负责管理的多学科团队在医疗、膳食或心理方面均认为这位患者并无令人担忧之处，而且团队会议同意这名患者适合进行他们所倾向于选用的胃转流手术。

　　众所周知，胃转流手术是一种限制吸收型术式，因此进食量由于食欲降低与饱腹感较早出现而有所减少，并且由于解剖学改变，吸收也有所下降。不幸的是，在这个病例中，患者术后出现了胰酶分泌不足（pancreatic enzyme insufficiency, PEI），这一意料之外的术后并发症增强了手术的吸收不良效应。在 PEI 患者中，予以胰酶治疗是常规措施，剂量通常是根据进食量与餐食成分来调整的，因此在胃转流手术后，估算剂量的困难略有增加。这又受到 A 先生决定将所有动物源性蛋白质去除以更大程度限制饮食的进一步影响。这一决定的获益与风险经过了讨论，而 A 先生决定继续接受素食饮食。

　　白蛋白与总蛋白是急性期反应蛋白，因此在大多数情况下并非急性膳食 / 营养改变的较好标志物。但在这个病例中，相关改变是慢性且更为长期的，因而白蛋白与总蛋白的信息配合其他临床标志物，如术后 9 个月高于预期的过重体重减少、脱发、肌肉萎缩与全身无力，对更为清晰地把握他的总体营养状态有所帮助。截至术后 9 个月，情况已较为明确，尽管建议患者更为频繁地进食与补充蛋白质粉，但仅仅以膳食维持他的营养状态是不可能的，所以加入了以富含蛋白质的处方类口服营养补充制剂为形式的蛋白质补充剂。为了保障他的总体健康状况，A 先生接受了这些补充剂，尽管其并非全部符合严格素食的要求。

　　不幸的是，A 先生的体重继续下降，而且他的健康状况也越来越差，导致他不得不辞去工作。营养支持也变得更为积极，建议他增加经导管喂养。医疗团队与 A 先生同意在夜间额外加用经导管喂养以便摄入额外的营养，补充经口营养摄入。起初，额外的经导管喂养在被视为一种短期措施的情况下得到起用，因此使用了一条临时鼻空肠管，这项措施在数月内改善了他的营养状态，并且他的体重最终得以稳定。他对进行微量营养素补充、服用消化酶与使用额外蛋白质粉补充营养保持依从。他决定继续接受素食饮食。

　　最终他要求使用一根长期的喂养导管（空肠造瘘营养管）并以素食经口饮食与源自大豆的夜间额外餐食继续维持其营养状态。他对自己的经口营养摄入情况仍然有着很多的了解，而且他对使用微量营养素与蛋白质补充剂以及服用消化酶有着较好的依从性。

　　这个案例强调了充分的评估、足够的患者教育以及患者对建议之足够依从程度的重要性，它也强调了减重手术所能造成的严重营养风险。A 先生有关知识丰富并对治疗措施依从良好。如果他对治疗措施依从性不佳，结局可能远没有目前这样良好。患者们有权对他们的治疗做出自己的选择。关键在于我们要完全地评估他们的病情，以向他们提供足够的信息，从而确保患者的决定是在熟知病情的情况下做出的。

拓展阅读

[1] Baldry, E.L., Leeder, P.L., and Idris, I.R. (2014). Pre-operative dietary restriction for patients undergoing bariatric surgery in the UK: observational study of current practice and dietary effects. *Obes. Surg.* 24: 416–421 (2014), https://link.springer.com/article/10.1007/s11695-013-1125-6.

[2] Bettini, S., Belligoli, A., Fabris, R., and Busetto, L. (2020). Diet approach before and after bariatric surgery. *Rev. Endocr. Metab. Disorders* 21: 297–306. https://doi.org/10.1007/s11154-020-09571-8.

[3] (2018). Doctor Referral of Overweight People to Low Energy total diet replacement Treatment (DROPLET): pragmatic randomised controlled trial. *BMJ* 362. https://doi.org/10.1136/bmj.k3760 (Published 26 September 2018).

[4] Diabetes UK: low-carb diets position statement for professionals (May 2021) www.diabetes.org.uk/professionals/position-statements-reports/food-nutrition-lifestyle/low-carb-diets-for-people-with-diabetes.

[5] Lean, M.E.J., Leslie, W.S., and Barnes, A.C. (2018). Primary care-led weight management for remission of type 2 diabetes (DiRECT): an open-label, cluster-randomised trial. *Lancet* 391 (10120): 541–551. https://doi.org/10.1016/S0140-6736(17)33102-1.

[6] NICE (2014). Obesity: identification, assessment and management. Clinical guideline [CG189] Published: 27 November 2014 www.nice.org.uk/guidance/cg189/chapter/1-Recommendations#dietary.

[7] O'Kane, M., Parretti, H.M., Pinkney, J. et al. (2020). British Obesity and Metabolic Surgery Society Guidelines on perioperative and postoperative biochemical monitoring and micronutrient replacement for patients undergoing bariatric surgery – 2020 update. *Bariatric Surgery* 21 (11): e13087. https://doi.org/10.1111/obr.13087.

[8] Ratcliffe, D. (2018). *Living with Bariatric Surgery: Managing Your Mind and Your Weight*. Routledge.

第 11 章

术前管理：心理方面

Pre-Operative Management: Psychological Aspects

Chris Gillespie

肥胖是一种慢性、进行性、易复发的疾病，从流行病学角度看是环境因素作用于宿主产生的疾病。疾病的严重程度与环境因素的致病性和宿主的易感性有关。食物是导致肥胖的主要环境因素，其次是体力活动水平的下降。从另一个角度来说，我们的基因给手枪上膛（易感性），而环境（饮食和体育锻炼）扣动扳机。基于对肥胖的这种基本理解，只有持续的行为改变才能实现显著的减重效果。与所有慢性疾病一样，积极的健康结果（本例中为持续减重）取决于患者做出的行为选择。患者的有效自我管理和临床医生的支持是所有肥胖管理计划的重要基本要素。承受肥胖负担，寻求心理和手术疗法，进行心理评估和应对行为改变的挑战，引发了一系列心理问题。本章概述了肥胖和减重手术的关键心理方面内容。

本章首先描述了心理学对我们理解肥胖及其管理所带来的三个基本维度。接着，将描述肥胖负担及其对个人生活质量的影响，并回顾术前心理评估的文献和证据。最后，将概述术后心理支持，以及一些对术后患者来说普遍存在的问题。

心理学基本维度与肥胖：行为、情感和认知

行为与肥胖

行为改变被视为预防、管理和治疗肥胖的个体、群体和全社会人群的核心。扭转过去几十年肥胖率上升的趋势需要一种综合的循证方法，该方法认识到行为受生物学、心理学和社会因素的共同影响。然而，尽管个体行为改变非常重要，但干预措施需要从一个全面、连贯的框架中提取，并与行为的总体模型明确关联。改善循证实践的设计和实施取决于成功的行为改变干预，这需要一种适当的方法来定义干预措施，并将它们与目标行为的分析相联系。Michie 等分析了五项研究，包括共识方法、随机对照试验和定性数据分析。该项目为期 3 年，涉及来自多个国家的 400 名研究人员、从业者和政策制定者，他们制定了一个包含 93 种行为改变技术的"分类法"，并提供了清晰的标签、定义和示例。在这个新框架的中心是

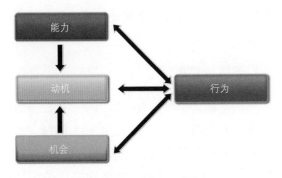

图 11.1　COM-B 系统。

一个涉及 3 个基本条件的"行为系统"：能力（capability）、机会（opportunity）和动机（motivation）（称为"COM-B 系统"，图 11.1）。

这构成了一个"行为改变轮"（behaviour change wheel, BCW）的中心，围绕着这个中心是 9 个干预功能，用来解决某些情况下会出现的问题；在这些功能周围，是 7 个政策类别，它们可以使这些干预得以实施。干

预措施的详细规范对基础和应用行为科学至关重要。英国医学研究委员会（The UK Medical Research Council, MRC）为制定和评估复杂干预提供的指南就倡导这种方法。此外，英国国家卫生与临床优化研究所（The United Kingdom National Institute of Health and Clinical Excellence, NICE）发布的指南在改善肥胖方面也采用了"行为改变轮"（图 11.2）。

基于这些研究，英国公共卫生部门发布了"成人体重临床管理"指南（2017），提供具有循证支持的行为改变技巧，并建议将这些技巧纳入体重管理服务，以实现减重和维持减重。行为改变的干预措施（可供接受过培训的社区队伍用于体重管理）包括自我监控、设定目标、解决问题、行为指导、社会支持和行为反馈。专业的体重评估和管理服务采用特定的行为改变干预策略，包括行为和进步的自我监督、激励控

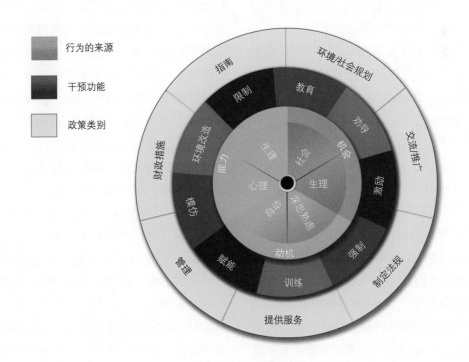

图 11.2　行为改变轮。

制、目标设定、放慢进食速度、自信、认知
重建、强化改变和防止复发。这些具有循证
依据的行为改变干预方法在心理学界被广泛
使用。在心理学方面，关键的因素是个体对
体重管理的心理准备（readiness for weight
management）。作为一种非常适用于体重管
理的实用模型，动机访谈已被广泛采用。这
种心理学模型能够快速、可靠地评估自我效
能和任何健康行为的重要性。这结合了关于
自我效能和动机访谈的广泛心理学文献，两
者共同构成了塑造行为的核心预测模型。

经验丰富的专业体重管理社区团队能够
从多维度提供全面的、结合有循证依据的行
为成分的认知行为方案（自我监控、认知重
建和防止复发），以及体育锻炼和营养信息。
Skea 等发表了一篇系统综述，回顾了 33 项
针对严重肥胖成人的体重管理研究。在这些
研究中，采用了非常广泛的行为改变工具和
理论，研究了参与者所重视的生活方式项目
的组成部分。他们得出的结论是，参与者会
重视那些被认为是新颖或有趣的项目，也会
重视那些能够帮助他们持续参与的面对面的
小组项目。Alkharaiji 等对英国专业体重管
理项目的回顾发现，在干预初期，5% 的体
重减少是可以实现的，这将带来显著的临床
益处。在庞大的英国苏格兰国家卫生服务体
重管理服务中，关键的问题是脱落和流失，
以及缺乏数据来解释这些问题的原因。然
而，那些严重焦虑（HADS > 11）或抑郁
（HADS > 14）的患者，如果得到了额外的
心理干预，他们的减重效果和那些焦虑和抑
郁较轻的人相似。Teixeira 等发表了一篇关
于生活方式改变肥胖项目成功结果的心理中
介因素的系统综述。他们在 35 项研究中发
现了一些证据，表明更高的自主动机、自我

效能和自我调节技能是促进体重管理和体力
活动提升的最佳预测因素。

情绪与肥胖

情绪如何影响摄食行为的确切过程是情
绪性进食领域一个尚未解决的核心问题。情
绪调节的概念是指人们为影响自己情绪的体
验和表达所做的努力。情绪性进食被定义
为"在面对诸如焦虑或易怒等负面情绪时过
度进食的倾向"。这种行为引起人们的关注，
因为情绪性进食一直与超重和肥胖密切相
关，然而，它与压力之间存在矛盾的关系。
许多研究表明，压力对食欲的影响结果各
异。在许多样本中，一半受试者在压力下进
食增多，另一半则减少。压力与进食之间这
种矛盾的关系众所周知，被称为"压力 - 进
食悖论"。

进一步的研究澄清了这个问题，表明
负面情绪本身可能并不是导致暴饮暴食的原
因，真正的原因是缺乏适应性情绪调节策略
来调节负面情绪。Macht 提出的五维模型很
好地展示了强烈情绪如何影响进食。不适当
的情绪调节策略，例如压抑，会导致食物摄
入减少。节食者通过限制自己的饮食来减
肥，但这会损害他们对食物的认知控制，导
致他们经常因为压抑而暴饮暴食。另一个不
适应性策略，在模型中很明显，就是"情绪
性进食"，它被用来平复情绪，与摄入甜食
和高脂肪食物增加有关（图 11.3）。

针对体重管理中的这一普遍发现，最
常使用的心理学模型是认知行为疗法、人际
心理疗法和接受与承诺疗法（NICE 指南，
CG90）。对附加心理社会治疗的实用性进行
的实证概述表明，它们对饮食行为和心理社
会功能产生积极影响。一项关于辅助心理社

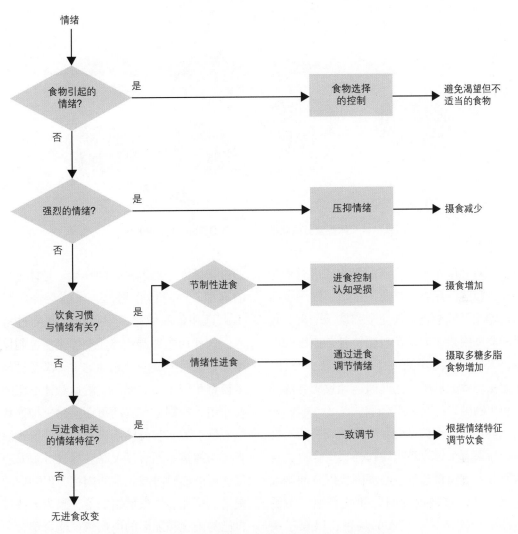

图 11.3 Macht 五维模型（引自 Macht, 2008, Elsevier）。

会治疗效果的实证概述表明，这种治疗对饮食行为和心理社会功能有积极的影响。

　　然而，心理困扰在体重歧视中有更普遍的来源，体重歧视与一系列负面结果相关，包括饮食紊乱。对超重和肥胖者的歧视、偏见和负面刻板印象似乎随着时间的推移有所增加。体重歧视的经历与一系列负面的行为和心理后果相关，如暴饮暴食、情绪性饮食和心理困扰。此外，许多研究表明，当体重偏见被内化时，人们倾向于接受负面刻板印象的自我责备。这种内化与心理困扰、抑郁、焦虑和饮食紊乱行为的增加有关。在一项大型对澳大利亚人的研究中，O'Brien 等发现了体重歧视对健康产生不利影响的有力证据，并建议社会政策制定者鼓励在学校、工作和健康环境中制定反歧视政策。指导该研究的概念模型如图 11.4 所示。

　　由于全球肥胖症患病率很高，体重歧视文化普遍严重，甚至比基于种族的歧视更为普遍。令人惊讶的是，它还出现在医疗环

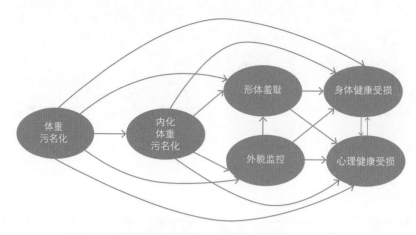

图 11.4　**体重偏见内化模型**（引自 O'Brien 等，2016）。

境中，对健康结果产生不利影响。这对于管理和治疗肥胖患者有严重的影响，因为负面刻板印象可能会将责任完全归咎于个人。歧视的驱动因素主要基于对肥胖复杂原因的误解，人们将体重增加完全归咎于个人责任，而无法理解驱动肥胖的基因、导致肥胖的环境和生物因素的复杂组合。

内化的体重偏见会导致体重歧视的不良心理后果。个体容易出现抑郁、低自尊、身体形象差、饮食紊乱、心理困扰以及回避人际关系。体重歧视的问题如此普遍，给受影响的个体造成了很大的伤害，以至于一份"结束肥胖污名化的国际共识声明"已经发表，提出了消除体重偏见的建议。声明旨在告知卫生专业人士、政策制定者和公众，以便根据现代科学知识为肥胖症制定新的公共叙事。在对体重歧视作用的审查中，发现它在医疗环境中尤为普遍，大量医生（n=2 284）显示出强烈的明确和隐性的反肥胖偏见，并得出结论，体重歧视可能会导致体重增加和健康状况恶化。

Marks 提出了一种更为新颖的肥胖理论模型，其中包括生物学、心理社会学和环境因素，表明高热量、低营养、低饱腹感食物

的过量摄入，加上紧张的环境，是体重增加的起源。一旦体重增加，个体会经历身体不满意和负面情感，导致长时间的过量摄入。这种功能失调状态使个体无法控制体重增加，随后形成一个恶性的"不满意循环"。该模型（图 11.5）强调了沿途身体形象的重要作用，特别是普遍的负面情感（抑郁和自尊心低）如何与身体不满意、消费模式以及直接与体重增加直接关联。尽管寻求安慰的进食可能会暂时减轻情绪困扰，但随后的体重增加可能会导致情绪低落，因为无法控制自己的困扰和随后的内疚感可能会重新激活这个循环，从而导致持续用食物来应对情绪的模式。

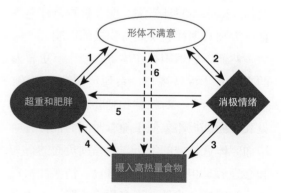

图 11.5　**Marks 的肥胖稳态模型**（引自 Marks, 2015, SAGE Publications）。

认知与肥胖

近期研究发现超重和肥胖与较差的认知功能有关，随着体重指数（BMI）的增加，个体的认知表现会下降。在一项荟萃分析中，证据支持肥胖个体存在广泛的执行功能缺陷，而超重个体存在抑制和工作记忆方面的缺陷。执行功能是一个涵盖 3 个主要认知功能的术语：①工作记忆，维护和更新相关信息；② 抑制，控制先天冲动；③ 转换，快速有效地适应不同情境。执行功能有助于实现目标导向的行动，对于规划和监控行为、抑制不需要的反应、抵制诱惑和创造替代方案具有重要意义，这些方面都与参与和保持健康行为（如为了实现减肥而坚持合理饮食）息息相关。例如，工作记忆对于通过保持长期目标的活跃性和降低对即时欲望的渴望来调节食物摄入具有重要意义，而抑制有助于控制摄取美味高热量食物的冲动。

总之，基于证据的行为改变方法是预防和管理各种程度的肥胖的核心。与普遍存在的体重偏见相关的情感困扰及其内化对健康结局产生不利影响，可能是肥胖大流行的驱动因素之一。最后，肥胖个体在认知功能受损的情况下，不利于他们规划和监控行为、调节食物摄入或抑制美味的高热量食物的自动冲动。

生活在严重肥胖的负担下

严重肥胖，即 BMI（体重指数）＞ 40，是一种与病死率增加和约 200 种并发症相关的疾病，在过去的 20 年里在美国增加了 600%。约有 1/3 的减重手术候选者出现显著抑郁症状，约半数一生中有抑郁症史。这种高发病率可以归因于与体重相关的耻辱和歧视、生活质量受损或饮食紊乱的发生。由于早期的研究没有发现肥胖组和非肥胖组之间的一致性差异，因此研究者提出了一种研究肥胖人群心理状态的理论方法。该模型提出了肥胖人群内的危险因素，以解释为什么有些人会遭受心理影响，而有些人则不会。暴饮暴食和体重循环被认为是肥胖人群中心理病理学的行为危险因素，因为这些危险因素将导致肥胖者因其状况而遭受心理压力。

- 体重耻辱和偏见：肥胖者受到极大的污名化，因为他们的体重而面临多种形式的偏见和歧视。在就业、医疗和教育环境中，嘲笑肥胖和负面刻板印象是普遍存在的，而且在社会上是可以接受的，在各种媒体报道中歧视是普遍存在的。有证据表明，这种歧视可能会被肥胖者内化。通常，支持自我厌恶的内化评估量表项目会得到认可（"因为我的体重，我讨厌自己"）。体重耻辱、偏见及体重偏见内化的情感后果作为理解肥胖及其流行病驱动因素的三个基本心理维度之一，在前文中已有详细介绍。

- 情绪障碍：考虑到患者对体重耻辱和偏见的担忧，许多研究发现有 31% 的手术候选者被诊断为情绪障碍；40% 的手术候选者报告目前被诊断为抑郁症。Mitchell 等将 199 名准备接受手术的患者纳入长期减重手术评估（LABS）研究。中位年龄为 46.0 岁，中位 BMI 44.9；33.7% 的患者现在至少有一种 Axis I 障碍，68.8% 的患者一生中有过至少一种 Axis I 障碍。值得注意的是，38.7% 的患者有重度抑郁障碍的病史，33.2% 的患者有酒精滥用或依赖的病史，这些比例都远高于同年龄社会整体患病率。此外，13.1% 的患者既往有过暴饮暴食障碍（BED），而

10.1% 的患者目前仍有该病。这表明暴饮暴食是心理障碍的一个危险因素。这些人更可能感到苦恼并寻求减重手术。

· 饮食障碍：多达 50% 的减重手术候选者存在某种形式的饮食障碍。有研究使用结构化诊断访谈来评估心理障碍，结果显示，尽管减重手术候选者的心理障碍发病率明显较高，但未治疗肥胖组的心理障碍发病率与一般人群没有显著差异。暴食症是最常见的（占 5%～15% 的患者），其中外因驱动型进食或暴食更常见。在对文献的回顾中，有 13 项研究报道了暴饮暴食与减肥效果之间的关联，11 项研究表明，术后暴饮暴食与体重反弹有关（Sheets 等）。

· 物质使用障碍：约 10% 的候选者有酒精使用障碍的病史，尽管在手术候选者中正在酗酒的不到 2%。在一项大规模前瞻性队列研究中，2 458 名在美国 10 家医院接受减重手术的成年人接受了酒精使用障碍鉴定测试（AUDIT），这是由世界卫生组织开发的一个包含 10 项内容的测试，用于评估酒精使用情况。在手术前一年的酒精使用障碍（AUD）大大增加了术后头两年 AUD 的可能性，这与 AUD 的慢性和复发性相一致。体重减少的百分比与术后 AUD 无关。在回顾了 10 项研究以确定代谢手术对酒精滥用的影响后，我们发现接受胃旁路手术的患者中 AUD 的患病率增加，但胃束带术患者则没有。研究还发现，术后前两年 AUD 的风险没有显著增加，但在随后的时间 AUD 风险逐渐增加。

· 健康相关生活质量（HRQoL）：HRQoL 是一个多维的概念，它涵盖了 3 个领域，即身体、心理和社会功能，这些领域都会受到肥胖和 / 或其治疗的影响。它提供了一个全面的个人评估，反映了个体的健康相关生活质量。最近，FDA 引入了患者报告结果（patient reported outcomes, PRO）这个术语。FDA 定义的 PROs 关键在于由患者自己描述健康状况，而不是由临床医生或其他人对患者的转述。患者报告的结果测量（patient-reported outcome measures, PROM）这一术语已经在英国被广泛使用。HRQoL 是最常用的 PRO，它通过一个名为 IWQOL-Lite 的 31 项的自我报告工具来测量。该工具由 Kolotkin 开发，他发现由 IWQOL-Lite 测量的肥胖特异性 HRQoL，在寻求治疗的群体中比不寻求治疗的群体显著更低。图 11.6 显示了一个大型多样本（n=3 353）的结果；在治疗组内，HRQoL 因治疗强度而异。胃旁路手术患者受损最严重，其次是门诊减肥计划患者，然后是临床试验患者，最后是无治疗需求的社区人群。在许多研究中，BMI 与 HRQoL 之间存在负相关，BMI 的增加与 HRQoL 的减损相关。van Nunen 等进行了一项荟萃分析，包括了近 10 万名符合纳入标准（BMI > 30）的参与者，他们发现，寻求手术治疗的肥胖者在 IWQOL-Lite 测量的 HRQoL 方面降低最严重。由于 IWQOL-Lite 的广泛使用，为了响应 FDA 关于 PROs 的指导，研究者开发了一个 20 项的临床试验版本的测量工具，叫做 IQWOL-Lite CT。Mitchell 等进行了一项名为 LABS 的研究，使用 IWQOL 测量工具评估了肥胖患者的生活质量。他们发现，从 IWQOL-Lite 的总分和分量表上可以看出，这些患者的生活质量受到了明显的损害。数据还表明，在一些分量表和 IWQOL-Lite 的总分上，女性患者的肥胖相关损害更严重。

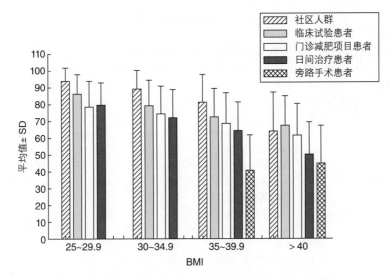

图 11.6　BMI 与 IWQOL（引自 John Wiley & Sons, from Kolotkin et al. 2002, Clearance Center, Inc.）。

术前心理评估

进行减重手术前的心理评估的主要目的是筛查和识别风险因素或潜在的术后挑战，这些因素或挑战可能导致术后效果不佳。除了减肥，患者还期待和重视其他的结果，包括代谢状况和并发症的改善、生活质量的提高和心理社会功能的改善。无论是美国还是英国，都制定了详细的指南，以确保在手术过程中进行适当的术前心理评估。但是，通过对美国 188 个诊所的调查发现，并不是所有项目都遵循这些最佳实践指南。相比之下，英国的专业外科实践受到了皇家学院的支持和推动。事实上，皇家外科学院 2014年发布了指南，明确要求由临床心理学家对减重手术进行术前筛查和评估。该指南还规定了手术的主要禁忌证。

在进行减重手术筛查时，临床心理学家应遵循以下指南：

- 识别可能不适合手术的患者（如严重学习障碍、活动性失控的精神病和严重人格障碍）。

- 识别目前不适合手术的个体（如未经治疗或心理健康状况不稳定、活跃的酒精或药物滥用、活跃的进食障碍、过去 12个月内自残、痴呆、目前不遵循治疗建议和最近的重大生活事件，如丧失亲人或感情破裂等），在重新评估手术前提供干预或接受治疗。

- 识别和管理与精神药物相关的体重增加。

- 识别手术后可能需要特别关注和支持的患者。

Stevens 等发表了一个清晰的 "红绿灯"图示，说明了适合进行减重手术的三个等级，以及由英国皇家外科学院 RCS（Eng）认可的风险因素（表 11.1）。

根据这些标准，筛查工具能够快速识别并筛选掉大部分不适合手术的患者。然而，筛查工具的设计还需要能够识别高危人群中仍然适合手术的那一部分。患者

表 11.1 适合减重手术的三个等级

红色（目前不适合手术）	橙色（可能适合，但被认为风险较高）	绿色（适合手术）
• 不稳定的精神病 • 活跃的药物滥用和酒精依赖 • 严重 / 中度学习障碍（智力障碍） • 痴呆 • 严重人格障碍 • 目前对治疗不依从	• 严重精神疾病：精神状态应在 12 个月内保持稳定，该期间内无住院或自残行为 • 酒精或药物滥用史 • 进食障碍史 • 轻度学习障碍（智力障碍） • 过去 12 个月内自残行为 • 活跃的暴食症 • 狂暴性进食障碍 • 对进食行为的认识不足 • 未参加治疗 • 对以前的建议和治疗依从度差	• 适当的动力 • 对手术程序和结果的良好理解 • 适当的期望 • 规律的均衡饮食 • 对进食和体重增加原因的了解 • 已证明的治疗依从性 • 动力不足 • 不切实际的期望

注：引自 Cambridge University Press, from Stevens et al. (2012), Copyright Clearance Center, Inc。

可以通过自我报告评估抑郁症（PHQ9）、焦虑症（GAD7）、饮食问题和酒精滥用（AUDIT-C，WHO）进行筛查，然后寻求临床咨询。RCS（Eng）标准可以迅速帮助医生确定哪些患者适合手术，并可识别出较高风险类别患者，提供术前和术后进一步的心理支持。研究者通过调查 65 名在英国从事肥胖症手术的心理学家开发出了一个筛查工具，用来评估 8 种可能的肥胖症手术心理禁忌证。评分最高的 3 个问题是自杀倾向、酒精依赖和药物依赖。该筛查工具在一个大型减肥服务中进行了 2 年试点（$n=484$），其中近 1/5 的患者（$n=85$，17.5%）随后接受了减肥心理学家的面谈。其中，只有 7 人（1.4%）被转介至其全科医生寻求进一步的心理支持，并从手术计划中移除。由于研究的重点是使用分流工具对医疗资源的影响，因此英国皇家外科医师学会（RCS）已经明确的不适宜手术的风险因素没有被纳入研究。有很多心理评估工具可以在筛查后对需要的患者进行全面评估，在这个阶段发现的常见问题：进食障碍、过度饮食、缺乏不涉及食物的情绪调节策略以及与食物功能相关的问题。患者在术前流程中出现困难是很常见的，这很可能是进一步评估患者动机和自控能力的信号，我们需要对其提供合适的支持。学界已经为这些在评估时发现的常见问题制定了术前心理支持指南。鉴于这个脆弱人群的需求，复杂和严重肥胖的体重管理服务还需要与其他服务（心理健康、进食障碍、糖尿病、疼痛管理和酒精依赖诊所）建立联系。

总 结

在整个减重手术的过程中，心理因素是不可或缺的。从一开始，复杂的心理历程和严重肥胖的负担降低了生活质量，并促使患者寻求手术解决方案。行为变化、情绪调节和认知功能的基本心理维度将对最终的手术结果产生影响。尽管可能存在高危因素，例如紊乱的饮食史、不切实际的期望、动机不足和依从性较低等，大多数患者仍然适合接受手术。手术后，情绪调节策略不当会导致饮食障碍和过量饮食。术后已经研究了行为变化、监测和限制食物摄入、理解食物功能、身体形象调整以及潜在的心理健康问题等方面的情感和认知需求。因此，英国认可了一种术前和术后的逐步护理模式的心理支持。未来的减肥团队将需要采用自我管理教育模型，使患者能够对日常自我管理决策负责，以达到他们的减重目标和应对减重手术后的心理社会挑战。

病例与分析

病例介绍

34 岁的单身男子 Frank 由于体重超过了家庭电子秤的上限（> 300 kg），且有抑郁症状（PHQ9 > 15）、行动受限且关节疼痛，其在家中待了 4 年。有证据表明他有进食失调，主要问题是食量过大。幸运的是，Frank 不吸烟也不喝酒。他的肥胖进一步造成了难以控制的 T2DM。他的场所恐惧症使他无法离开公寓或访问附近的商店。他同意全科医生的建议，认为减重手术是改变的唯一途径。由于他的肥胖症十分严重和复杂，因此需要长期的心理和营养支持。通过制定合理的目标、定期进行体育锻炼和逐步暴露于公寓外的当地区域，我们和 Frank 达成了一个减重计划。经过 24 次干预后效果显著。在为期 6 个月的计划中，他减轻了近 30 kg，健康状况有了显著改善，恐惧和抑郁症状减轻了。同时他还在家中完成了内科及手术评估。我们认为他需要在医院的监督下接受低碳、低脂肪、中等蛋白质饮食以缩小肝脏，为腹腔镜胃袖状切除术进行准备。他欣然同意，在住院 4 周后成功进行了 LSG。1 周后，Frank 出院回家并继续减了 25 kg，他的糖尿病已完全缓解，无需药物控制，他在家继续接受心理支持，直到能够像普通人一样去门诊看病。他每天在当地的健身房锻炼肌肉和控制体重。大约在这个时候，Frank 开始和 Christine 交往。Christine 是一名护士，一直在社交媒体上关注他的手术成功。不幸的是，多余的皮肤问题变得非常严重，他开始感到羞耻和不适，不敢看镜子。由于他被发现血小板减少，被英格兰的许多诊所评估为高出血风险，因此不能接受身体轮廓塑形手术。然而，Frank 始终能够很好地讲述他的减肥之旅。他成了圈子里的名人，而且许多赞助减重手术会议的公司之一组织并资助他在格罗宁根进行了皮肤去除手术（360° 腹部整形术）。他的体重现在已经减少到 110 kg。这极大地改善了他的身体形象，他开始在他接受手术的医院工作，当起了搬运工。他从闭门不出到现在已经 5 年了。

病例分析

因为无法像一个普通人那样走到门诊看病，为了给这个超级肥胖的患者成功进行手术，需要医疗人员上门进行评估。他挣扎和痛苦，生活质量进一步降低，害怕离开他的公寓。他的决心和承诺对他的成功至关重要。他也对病房工作人员产生了积极影响，他们成了他的家人的一部分。虽然很有挑战，但是成功实施腹腔镜手术是可能的。重量减轻的同时，生活质量（通过 IWQOL-Lite 测量）也得到了显著提高。他的糖尿病得到了逆转，他日益增长的自信心在新的稳定关系中得到了体现。然而，他的身体形象受到了手术后剩余的多余皮肤的影响。虽然他每天在当地健身房锻炼，但多余的皮肤曾对他的人际交往产生影响。两年后，这个问题在荷兰得到了解决，他开始工作并计划结婚。在 5 年的随访中，Frank 很快乐，并期待着疫情之后的生活。

拓展阅读

代表性研究

[1] Alkharaiji, M., Anyanwagu, U., Donnelly, R., and Idris, I. (2018). Tier 3 specialist weight management service and pre-bariatric multicomponent weight management programmes for adults with obesity living in the UK: a systematic review. *Endocrinol. Diabetes Metab.* 2 (1): –e00042.

[2] Bauchowitz, A.U., Gonder-Frederick, L.A., Olbrisch, M.E. et al. (2005). Psychosocial evaluation of bariatric surgery candidates: a survey of present practices. *Psychosom. Med.* 67 (5): 825–832.

[3] Karlsson, J., Sjöström, L., and Sullivan, M. (1998). Swedish obese subjects (SOS) – an intervention study of obesity. Two- year follow-up of health-related quality of life (HRQL) and eating behaviour after gastric surgery for severe obesity. *Int. J. Obes. Relat. Metab. Disord.* 22 (2): 113–126.

[4] King, W.C., Chen, J.Y., Mitchell, J.E. et al. (2012). Prevalence of alcohol use disorders before and after bariatric surgery. *JAMA* 307 (23): 2516–2525.

[5] Kolotkin, R.L., Crosby, R.D., and Williams, G.R. (2002). Health-related quality of life varies among obese subgroups. *Obes. Res.* 10 (8): 748–756.

[6] Kolotkin, R.L., Williams, V.S.L., Ervin, C.M. et al. (2019). Validation of a new measure of quality of life in obesity trials:impact of weight on quality of life-lite clinical trials version. *Clin. Obes.* 9 (3): e12310.

[7] Macht, M. (2008). How emotions affect eating: a five-way model. *Appetite* 50 (1): 1–11.

[8] Marks, D.F. (2015). Homeostatic theory of obesity. *Health Psychol. Open* 2 (1): 2055102915590692.

[9] Michie, S., Wood, C.E., Johnston, M. et al. (2015). Behaviour change techniques: the development and evaluation of a taxonomic method for reporting and describing behaviour change interventions (a suite of five studies involving consensus methods, randomised controlled trials and analysis of qualitative data). *Health Technol. Assess.* 19 (99): 1–188.

[10] Mitchell, J.E., Selzer, F., Kalarchian, M.A. et al. (2012). Psychopathology before surgery in the longitudinal assessment of bariatric surgery-3 (LABS-3) psychosocial study. *Surg. Obes. Relat. Dis.* 8 (5): 533–541.

[11] van Nunen, A.M., Wouters, E.J., Vingerhoets, A.J. et al. (2007). The health-related quality of life of obese persons seeking or not seeking surgical or non-surgical treatment: a meta-analysis. *Obes. Surg.* 17 (10): 1357–1366.

[12] O'Brien, K.S., Latner, J.D., Puhl, R.M. et al. (2016). The relationship between weight stigma and eating behavior is explained by weight bias internalization and psychological distress. *Appetite* 102: 70–76.

[13] O'Brien, P.E., Hindle, A., Brennan, L. et al. (2019). Long-term outcomes after bariatric surgery: a systematic review and meta-analysis of weight loss at 10 or more years for all bariatric procedures and a single- Centre review of 20-year outcomes after adjustable gastric banding. *Obes. Surg.* 29: 3–14.

[14] Pearl, R.L. and Puhl, R.M. (2018). Weight bias internalisation and health: a systematic review. *Obes. Rev.* 19 (8): 1141–1163.

[15] Peterhänsel, C., Petroff, D., Klinitzke, G. et al. (2013). Risk of completed suicide after bariatric surgery: a systematic review. *Obes. Rev.* 14 (5): 369–382.

[16] Royal College of Surgeons. (2014). Commissioning Guide. Weight Assessment and Management Tier Services.

[17] Sheets, C.S., Peat, C.M., Berg, K.C. et al. (2015). Post-operative psychosocial predictors of outcome

in bariatric surgery. *Obes. Surg.* 25 (2): 330–345. https://doi.org/10.1007/s11695-014-1490-9.r.

[18] Skea, Z.C., Aceves-Martins, M., Robertson, C. et al. (2019). Acceptability and feasibility of weight management programmes for adults with severe obesity: a qualitative systematic review. *BMJ Open* 9 (9): e029473.

[19] Sogg, S., Atwood, M.E., and Cassin, S.E. (2018). The role of psychosocial interventions in supporting medical and surgical treatments for severe obesity. In: *Psychological Care in Severe Obesity* (ed. Cassin, Hawa and Sockalingam). Cambridge University Press.

[20] Stevens, T., Spavin, S., Scholtz, S., and McClelland, L. (2012). Your patient and weight-loss surgery. *Adv. Psychiatr. Treat.* 18: 418–425.

[21] Teixeira, P.J., Carraça, E.V., Marques, M.M. et al. (2015). Successful behavior change in obesity interventions in adults: a systematic review of self-regulation mediators. *BMC Med.* 13: 84.

参考网址

[1] https://www.england.nhs.uk/wp-content/uploads/2016/05/appndx-6-policy-sev-comp-obesity-pdf.pdf.

[2] www.nice.org.uk/guidance/cg.

[3] https://assets.publishing.service.gov.uk/government/uploads/system/uploads/attachment_data/file/744672/Improving_Peoples_Health_Behavioural_Strategy.pdf.

[4] www.rcseng.ac.uk/library-and-publications/rcs-publications/docs/weight-assessment-guide.

[5] https://www.worldobesity.org/news/statement-coronavirus-covid-19-obesity.

[6] https://onlinelibrary.wiley.com/doi/abs/10.1111/cob.12339.

第 12 章

术前管理：麻醉

Pre-Operative Management: Anaesthetic

Nick Reynolds

术前评估的目标

从概念上讲，术前评估的目的是确定合并症和病理性疾病，评估这些疾病构成的绝对和相对风险，并解决这些问题。最理想的解决办法是优化管理，最大程度降低总体风险，将这些风险尽可能地与患者和相关的多专业团队进行个性化沟通。

更宽泛地说，术前准备应该是一个收集信息的过程，用于优化病患的日程安排，并明确可能导致更长的手术时间和不良结局的相关因素。收集的数据还用于校准预测模型和／或提高服务评价。

据报道，对于普通人而言，很多身体因素与不良的手术结果密切相关。这些风险同样见于减重患者，例如糖尿病、肝脏疾病、睡眠呼吸暂停等，并且减重人群中的患病率可能更高。

减重患者术前可能需要大量专家团队进行评估，术前评估的作用是寻求、整理和平衡这些专家建议。在英国，术前通常有医疗体重管理服务，因此患者术前有机会进行更优化和系统的评估（参见第 8～10 章，与医疗、饮食、生活方式和心理方面相关的术前管理）。

然而，手术并不仅仅是静态的风险，而是一个动态的过程，因为涉及生理负荷增加、身体上的直接负担以及患者遭受"瀑布"效应的潜在风险，合并症的不良影响，以及多个风险的复合作用。

考虑到这一点，重要的是从"适合麻醉"的思维方式转为"为预期手术和潜在并发症减少风险"。

体重指数（BMI）、表型和质量

BMI 与手术风险增加有关。然而在制订护理计划时，还必须考虑绝对质量和体重分布情况。腹型肥胖不仅与代谢紊乱状态的风险增加有关，而且还预示着手术操作困难和呼吸功能差。

一般来说，颈椎和上胸椎棘突的深度增加会导致气道管理困难和臂丛损伤的风险增加。手术定位时应该更加谨慎。

图 12.1 和图 12.2 说明了仰卧位颈部伸展、前后脂肪层的深度增加和呼吸道脂肪

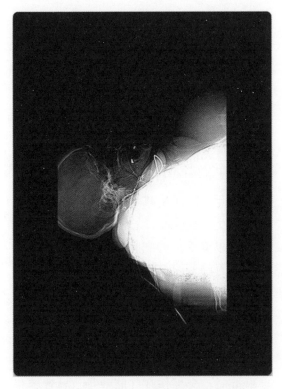

图 12.1 一名 BMI 为 63 的患者的影像图。

种情况下，可以推断该患者的呼吸困难增加了 16 倍。乳房在胸部的聚集减少了肺容量，这意味着正常的气道通道受到阻碍（结果使得这些患者的仰卧位也总是看起来头部直朝下）。

BMI 升高意味着腹部和下肢淋巴的水肿。应考虑特定手术操作环境（包括手术台宽度）的需求。大腹围可能会产生下垂效果，需要适当的捆扎带固定。在大块的支撑区域，也可能有营养性皮肤变化，潜在的大片浅表静脉曲张，因此仔细的皮肤护理至关重要。

患者绝对质量和体积尺寸对整个手术期间设备都提出要求。诊所和病房应该有合适的椅子和厕所。转移患者的装置也需要准备好，包括匹配质量的床架、床垫、助行器和转移辅助设备（如气动转移垫和千斤顶）。手术台和其他机械设备除了基本的静态重量限制外，还要有基于电机或传动装置的安全运动限制。影像医技科室的工作台和扫描孔径的成像方式也要注意是否能满足患者的需求。

沉积（正常气道最窄处约为 25 mm；这是一个 10 mm 的外径，带有气管内插管）。由于呼吸道阻力与半径的四次方有关，在这

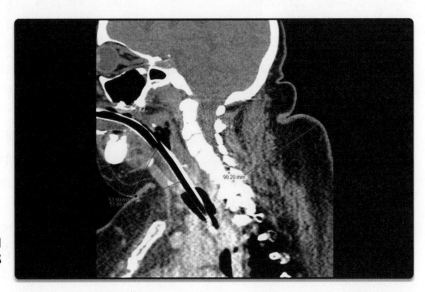

图 12.2 与图 12.1 中相同患者的头部及颈部截面。

功能限制：明确原因和风险

大多数主要的风险评估工具都采用了对功能能力和 / 或呼吸困难的评估。这些可能会在主观分类方面带来困难，但确实也反映了风险是由多样化和多因素领域共同组成的。最主要的问题是试图将导致并发症和死亡风险的高风险因素，如主要心血管事件和呼吸系统疾病从其他原因（肌肉骨骼运动限制等）中分离出来。运动限制虽然是一个独立的危险因素，但并不会带来如此大的风险负担。相反，严重运动受限相关的久坐行为可能掩盖了共存的严重疾病状态。

通常表现为功能受限［例如纽约心脏协会（NYHA）量表］的衰竭状态可能由于同时存在活动受限和常见疾病（如淋巴水肿）而难以发现。

心肌病可能继发于缺血（与高血压、高脂血症和糖尿病等危险因素的患病率增加有关）或与肥胖相关的肥厚性扩张性，或两者兼而有之。心血管衰竭的不良结局因潜在的缺血性疾病而变得更加复杂。

当成像质量显著降低时，诊断难度可能进一步加大。NT-BNP 检测可以是一种有用的筛查试验，超声成像的实用性可以根据具体情况考虑。大多数动态 CVRS 储备的测试手段需要受试者有良好的运动功能，运动能力和疼痛限制导致难以获得准确测试结果。在这种情况下，有必要与影像学和心内科密切联系，根据具体情况指导适当的"静息"检查，例如同位素扫描和多巴酚丁胺应激超声心动图（参阅第 8 章）。

呼吸困难是一种普遍存在的症状，大约 80% 的患者存在喘息。固定性喘息可能继发于非病理性低静息肺容量和相关气道狭窄或固定性炎症或水肿。炎症会导致更高程度的气道反应性，据报道，真实的哮喘发病率在高 BMI 人群中要高得多；因此，所有存在呼吸困难的患者应考虑进行包括评估气道顺应性在内的肺功能检查（PFT）。

肥胖人群的正常呼吸模式是肺活量相对正常，但潮气量较低，呼吸频率较快。即便如此，肺活量减少的肥胖患者仍存在术后并发症的风险。先前的一项研究表明，在接受减重手术的肥胖患者中，肺活量降低、用力肺活量降低、1 秒用力呼气量减少（FEV_1）和总肺容积减少的患者术后呼吸系统并发症发生风险增加，其中肺活量降低和年龄是术后并发症的独立预测因素。潮气量通气发生在功能性容量降低（FRC）点附近时，会损伤呼气储备量，导致容量分流关闭，并随卧位增加而恶化。提高术中氧合以及确保最佳的术后评估和管理的策略对于确保高危患者满意的术后结果至关重要（图 12.3 和图 12.4）。

在体型较大的患者中，主观的呼吸困难感也可能更高，或与肢体和身体质量运动相关的高于正常的氧气消耗有关。心肺运动试验（CPET）研究表明，静息状态下大体型患者的基础氧消耗增加了 10%，但在 3 个代谢当量活动下可较预测值增加了 50% 以上。

患有阻塞性睡眠呼吸暂停和 / 或肥胖低通气综合征（OSA/OHS）的患者出现围手术期和术后并发症的风险特别高。通过对这些患者的研究表明，由于中枢通气动力减弱，神经肌肉对高碳酸血症和低氧血症的反应减弱。这种动力减弱的原因尚不清楚，但上呼吸道阻塞和流量减少在肥胖 OSA/OHS

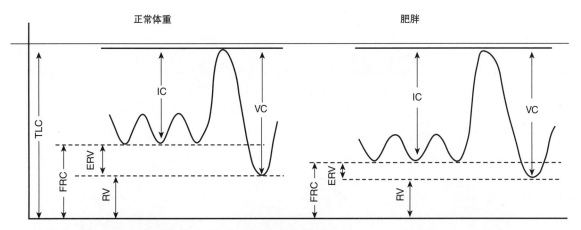

图 12.3 肥胖对肺容量组成的影响示意图。注意肥胖个体中 FRC 和 ERV 的减少。VC：肺活量；TLC：肺总量；IC：深吸气量；FRC：功能性剩余容量；ERV：呼气储备量；RV：残气量，即相对保留的肺活量（引自 Lorenzo 等，2013）。

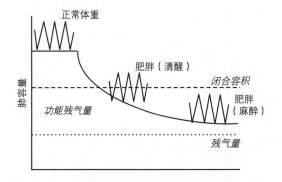

图 12.4 麻醉对肥胖者功能残气量的影响（引自 Adams and Murphy, 2000, Elsevier）。

的发展中起着重要作用。因此，确定高危患者并确保患者接受最佳的持续气道正压通气治疗（CPAP）从而进行减重手术是至关重要的。对于未经治疗或不符合 CPAP 治疗的患者，OSA/OHS 严重程度的评估是重要的。应对于这些患者需要充分解释不使用 CPAP 的风险，并解释术前 4~6 周和术中、术后评估使用 CPAP 以减少并发症和死亡风险的重要性。

可在以下情况中发现中度至重度 OSA/OHS：

- 呼吸暂停–低通气指数为＞30。
- 清醒且直立血氧饱和度为＜94%。
- 高碳酸氢盐含量＞27。

对于这些患者，需要采取的措施包括：优化并发症的治疗，最大限度地减少阿片类药物的使用，监测术后血氧饱和度下降情况，调整睡眠姿势给予气道支持（避免仰卧位），并在出现呼吸损害的早期迹象时将这些患者常规送入高依赖病房（HDU）进行监测和早期使用持续气道正压通气治疗（CPAP）或双水平通气装置进行干预。

功能状态是术后加速康复（ERAS）（图 12.5）途径的一个要素，也是此类计划带来的益处。引入正式的"预适应训练"可能有助于客观地确定范围和提高预后。同样重要的是，精神状态是依从性的重要组成部分。心理健康通常位于手术的物理过程之外，但谨慎的管理应包括在围手术期确保稳定的积极心态（参阅第 10 章）。焦虑加剧疼痛和负面症状感知，因此应该设定一个现实的术后体验预期。标准的一致性有助于人们恢复正常和产生信任的感觉。详细解释说明有助于优化术后管理，例如解释静态和动态

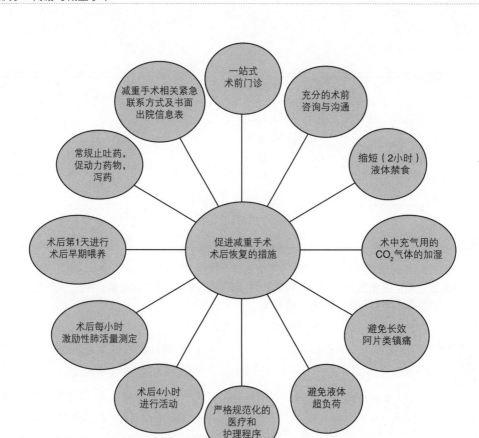

图 12.5　促进减重手术后恢复的措施（引自 Awad 等，2013）。

疼痛、可能违反直觉的症状（例如腹腔镜下通气引起的肩部疼痛）以及警告阿片类止痛药可能产生例如恶心、幻觉和头晕等感觉。

以口头、书面和多媒体形式提供此类信息，可作为新兴的康复前治疗路径的组成部分，也有助于患者为手术和术后恢复做好充分准备。

手术风险评估

随着手术更多地转向结果导向，同时患者需要（作为服务的最终个体）尽可能多的信息以做出完全知情的同意，通常使用经过验证的风险计算模型进行估计术后并发症或死亡的风险。风险校正预测模型的使用也已成为临床治疗回顾和个人咨询外科医生评估过程的基本工具。使用风险计算同样将有助于预测和促进决策，为高风险患者适当分配高依赖的护理。

三种常用的风险计算模型如下。

美国大学外科（ACS）国家手术质量改进计划（NSQIP）手术风险计算器，用于估计术后出现不良结果（如并发症或死亡）的风险。估算数据来源于患者向医疗服务方提供的既往病史。这些估计值是根据大量接受过类似手术的患者的数据计算出来的。该计算模型源于美国的退伍军人事务医院，被认为是最大的"预测"数据集。现在有一个更广大的数据来源包括数百万患者信息。它具有准确性好的优点，但是基于美国卫生系统。

国家机密调查患者结果和死亡（NCEPOD）手术结果风险工具（SORT）v2 是英国版本，使用英国数据进行校准，但使用更宽的波段预测和更小的数据字段集。它使用一些关于患者健康和手术计划的信息来评估手术后 30 天内的死亡风险。SORT 提供的风险百分比只是依据手术的一般风险和有关患者信息的估计值，不应与个别病例中特定情况混用。

用于病死率和发病率计数的生理和手术严重度评分（POSSUM 评分），由 Copeland 等于 1991 年开发，并且已经应用于许多手术团队，并有减重人群的验证数据。它使用指数分析，但 1998 年的一份报告声称，POSSUM 在低风险患者中高估了患者的病死率。为了抵消这种影响，使用相同的生理和手术变量将原始的 POSSUM 方程修改为朴次茅斯病死率预测方程（P-POSSUM）。该方法采用线性分析法。此后的进一步研究表明，使用 POSSUM 和 P-POSSUM 预测病死率的效果相同。目的是为外科医生提供在线计算进行普外科患者 P-POSSUM 评分，使他们能够就发病率和病死率方面提供进一步的风险信息。

拓展阅读

[1] Adams, P. and Murphy, P.G. (2000). Obesity in anaesthesia and intensive care. *Br. J. Anaesth.* 85 (1): 91–108.

[2] Association of Anaesthetists https://anaesthetists.org.

[3] Awad, S., Carter, S., Purkayastha, S. et al. (2014). Enhanced Recovery After Bariatric Surgery (ERABS): Clinical Outcomes from a Tertiary Referral Bariatric Centre. *OBES SURG* 24: 753–758.

[4] British Obesity and Metabolic Surgery Society https://bomss.org.

[5] Lorenzo, S. and Babb, T.G. (2013). Exercise physiology in obese subjects: respiratory function. In: *Exercise Therapy in Adult Individuals with Obesity.* Nova Science Publishers, Inc.

[6] Society for Bariatric Anaesthesia http://www.sobauk.co.uk.

[7] The Preoperative Association https://www.pre-op.org.

第 13 章

术前管理：手术注意事项

Pre-Operative Management: Surgical Considerations

Sherif Awad

前 言

在过去近 30 年的努力下，代谢与减重手术的普及和需求量不断上升，解决了患者代谢和健康问题。代谢与减重手术的操作安全，术后并发症风险低，恢复期短。当然，手术成功和术后疗效都与患者的选择和评估有关，所以我们需要进行综合治疗，其中包括多学科诊疗模式（MDT）的评估，且在必要时与专家进行讨论。本章探讨的是评估患者进行代谢与减重手术的可能性。

多学科诊疗模式

重度肥胖是一种慢性疾病，其病因复杂，手术治疗肥胖通常不可逆，因此不可将减重手术视为减肥的捷径。而患者在术后彻底改变饮食习惯和生活方式，才可以长久地维持体重。因此所有患者都应该在术前由专业的 MDT 团队进行评估，MDT 团队应包括代谢与减重外科医生、肥胖内科医生、减重专科麻醉医生、胃肠道放射专科医生、营养师、临床心理医生、减重护理专家和理疗

师等。在入院前，他们需要对患者进行以下的 MDT 评估：

- 对代谢相关合并症的诊断和预处理。
- 对患者进行必要的术前检查［如血液检验、内镜检查、摄片检查、CT 扫描和夜间血氧测定（以排除睡眠呼吸暂停的可能）］。
- 进行术后饮食和生活方式改变的沟通，确保患者可以接受这些改变。
- 排除患者心理疾病相关禁忌证。
- 确保患者不吸烟、不酗酒或依赖其他药物。
- 在术前的治疗中降低体重（如减轻总体重的 5%），这代表着患者能够改变术后饮食习惯和生活方式，因为这些改变十分重要。

如果患者存在特殊情况，则需要与专家小组进行病例讨论（表 13.1）。

外科评估

在 MDT 的评估之后，我们需要评估患者是否适合代谢与减重手术，因此，在术前需询问患者既往史、手术室、药物使用史、过敏史、社交情况等术前情况，确保在手术

表 13.1　对即将进行代谢与减重手术（MBS）的患者进行专科医学会诊示例

专　科	会　诊　结　果
内分泌科	围手术期治疗糖尿病，对 1 型和 2 型糖尿病患者进行围手术期的胰岛素治疗
肾内科	安排围手术期的肾脏透析治疗，并优化用药，避免围手术期使用肾毒性药物
心内科	优化围手术期的心脏用药，合理使用起搏器
呼吸内科	围手术期治疗睡眠呼吸暂停和脆性哮喘
神经内科	围手术期施行脑室腹腔分流，治疗良性颅内高压
血液内科	围手术期管理抗凝药物、静脉血栓风险和血小板减少
风湿科	围手术期疾病治疗药物
淋巴水肿专科	围手术期压迫绑带治疗
麻醉科	评估患者麻醉风险，并确认术后需要高级护理的患者

评估中没有遗漏。

患者的吸烟情况十分重要，因为吸烟会增加代谢与减重手术的围手术期风险。我会要求患者在术前戒烟 4 周，否则不允许手术。与此同时，为了能在术后保持健康，也建议患者术后不吸烟，如有需要可以将患者转到当地的戒烟机构进行戒烟。在术后 4～6 周内不吸烟尤为重要，因为正值吻合口愈合的最佳时机。

医生会记录患者的身高和体重，并计算出正确的体重指数（BMI），确定患者属于中心型肥胖，与此同时还应观察患者的腹部是否有手术切口、腹壁疝、造瘘口、腹部下垂程度（如果有）以及皮肤状况。对于 BMI 极高的患者（如 BMI ≥ 80），应在患者仰卧的情况下，对下肋缘/肋骨与腹部的连接处进行触诊，因为这会影响手术入路的选择（图 13.1）。其他的一些影响因素也应考虑，包括患者的活动能力及任何活动辅助工具的使用、压疮、下肢淋巴水肿（图 13.2）以及下肢静脉高压相关表现（含铁血

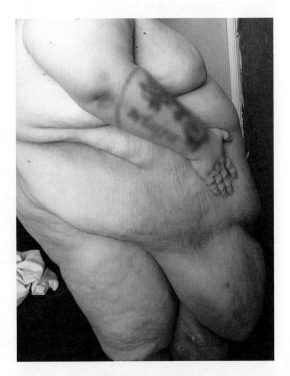

图 13.1　BMI 极高的患者（术前 BMI 115），在手术入路和体位选择方面存在挑战。

黄素沉着、静脉湿疹或溃疡）。

回顾患者病史和手术史有助于选择手术方法，如表 13.2 所示。

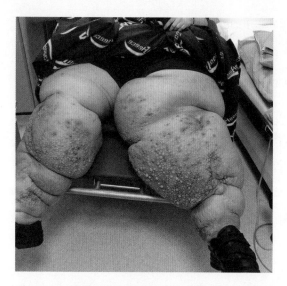

图 13.2　术前 BMI 极高的患者（BMI 85），下肢严重的广泛淋巴水肿，患者活动受限，在手术的体位选择上存在问题。

医生应就手术过程及细节与患者进行讨论，并使用视频动画来加以讲解，这有助于患者的理解，帮助患者感受到这是他们自己

的选择，同时还应该告知患者手术的益处、短期和长期疗效、手术风险和副作用，并以书面形式交给患者。医生还应该强调，这些手术基本上是不可逆转的，需要终生改变饮食习惯和生活方式，术后还需补充多种维生素和微量元素，并每年进行相关随访检查，这些也再次强调了 MDT 的结果。

术前减肝饮食

　　BMI > 35 患者的脂肪肝左叶通常都会覆盖在胃上（图 13.3），肥胖患者过多的腹部和皮下脂肪，这些都增加了手术的难度。因此，目前最常见的治疗方法是在术前开始减肝饮食（LRD），其目的是缩小肝脏左叶，减少腹部脂肪。这也有助于减少外科医生在对极高 BMI 的患者进行腹腔镜手术过程中的"扭矩"（通过手术端口对器械移动的阻力）。

表 13.2　选择常用代谢与减重手术（MBS）的关键点

手术方式	关 键 点
可调节胃绑带术	• 需坚持吃粗糙的食物并且咀嚼 20 次 • 需承诺每月就诊，以调整绑带 • 需患者活动自如，能锻炼身体 • 患者知晓长期的手术并发症，或再次手术的可能
胃袖状切除术	• 没有严重的 GERD 或 > 3 cm 的食道裂孔疝 • 术前没有发现巴雷特食管 • 患者接受不可逆的手术治疗
胃旁路术	• 无吸收不良情况（如乳糜泻和其他蛋白质丢失性肠病） • 无炎症性肠病（如克罗恩病或溃疡性结肠炎） • 既往没有肠道手术引起广泛粘连 • 腹部无造瘘口 • 无需长期服用 NSAID • 不吸烟 • 不需要进行胆道检查（如术后 ERCP） • 改变药物吸收不会成为问题 • 没有严重的微量营养素缺乏 • 患者坚持术后营养素补充，血液检验和随访

注：GERD，胃食管反流病；NSAID，非甾体抗炎药；ERCP，内镜逆行胆管造影。

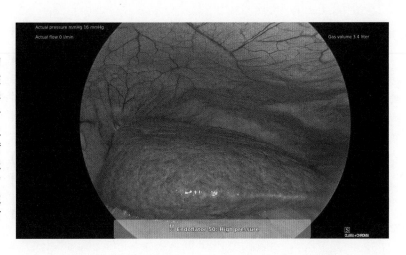

图 13.3 在腹腔镜胃袖状切除术中，患者的肝脏左叶沉重且大，并伴有脂肪变性，肝左叶阻碍了器械进入上腹部，因此手术暂停，患者接受了极低热量饮食，并注射了 GLP-1 激动剂，成功地缩小了肝脏，可再次进行手术。

在团队营养师的建议下，我们采用了不同的低脂饮食方案。作者的做法是根据患者的 BMI、是否存在中枢性肥胖和 / 或脂肪肝疾病来改变术前 LRD 的时间长短（表 13.3）。

表 13.3 在手术前使用 LRD 的时间表，从而推进代谢与减重手术

标 准	术前 LRD 时间长短
BMI 35～40	1 周
BMI 40～50	2 周
BMI 50～60	3 周
BMI 60～80	4 周
腹部明显肥胖，有 NAFLD 病史或男性	适当增加 1～2 周
体重指数超过 80，之前因肝左叶巨大而暂停手术	考虑 3 个月 VLCD ± 皮下注射 GLP-1 激动剂

注：LRD，减肝饮食；BMI，体重指数；NAFLD，非酒精性脂肪性肝病；VLCD，极低热量饮食；GLP-1，胰高血糖素样肽 1。

术前预期

外科治疗中值得关注的一个方面，就是设定患者对手术住院期间和出院之后会产生什么的期望。我们发现术前宣教良好、积极参与术后康复的患者（和他们的家人），更容易遵循术后康复指导，并从手术中获益。许多进行了减重手术的患者会为手术等待数月或数年，他们通常都是十分积极的人，并且热衷于接受这种手术方式给他们未来生活所带来的改变。

外科手术术后治疗方案的一个关键就是快速康复（ERAS）（参见术后管理和随访章）。医生应该在术后对患者进行教育和咨询，包括早期活动（手术 3 小时内）、激励性肺活量测定和术后物理性治疗呼吸训练（以减少呼吸道并发症的发生）以及早期摄入液体，让患者尽快接受手术后的预期疗效。患者也应在 MBS 后的 1～2 天内出院，社会和家庭都可以来支持患者。术前就这些问题与患者沟通，会有助于提高 ERAS 方案的依从性，从而加快恢复并减少术后并发症。

特殊的减重设施

成功实施减重手术的关键是要有专科病房，配备专业设备和专业培训的护理人员，也应配备有住院病床、床垫、椅子、

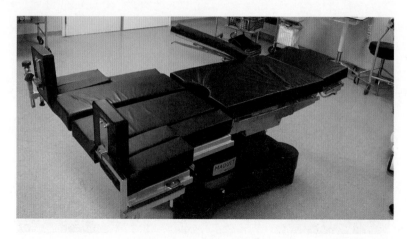

图 13.4　调整手术台，以方便对体重指数极高的患者进行手术。

行动辅助设备、适当间距和足够承重的厕所设施，以确保患者有一个安全和舒适的住院环境。

在手术室，也需要一个倾斜的减重手术台，配有适当的头部和侧部伸展，手臂和脚板及固定带（图 13.4）。对于 BMI 非常高的患者，如果难以触诊，便携式超声机可以用于定位肋缘，同时还可以辅助置入套管针。

大多数医院在手术结束时，会在手术台和病床之间使用 HoverMatt® 转移系统来转移患者。在进行复杂手术或对极高 BMI 的患者进行手术之前，确保医护人员的熟练操作是取得手术成功的关键。最后，复杂的二次手术或对 BMI 极高的患者进行手术可能导致外科医生倍感疲惫，因此建议由两位外科医生互相协同进行手术操作。

拓展阅读

[1] Ratcliffe, D. (2018). Living with Bariatric Surgery: Managing your mind and your weight. Routledge.

[2] Recommendations for facilities performing bariatric surgery. American College of Surgeons. https://www.facs.org/about-acs/statements/34-bariatric-recs. Accessed 29/01/2022.

[3] Thorell, A., MacCormick, A.D., Awad, S. et al. (2016). Guidelines for perioperative care in bariatric surgery: enhanced recovery after surgery (ERAS) society recommendations. *World J Surg* 40 (9): 2065–2083.

第 14 章

减重手术的作用机制

Mechanism of Action of Bariatric Procedures

Ahmad Bashir

背 景

减重手术的作用机制在过去 30 年中不断得到发展。自从减重手术问世，其作用方式被认为有限制摄入和减少吸收两种：限制一个人可以吃下的食物和热量，或者减少消化吸收的热量，或者两者皆有。这源于一种直觉性的观念，即肥胖是由于热量过度摄入而消耗得不够，导致多余的热量以脂肪的形式储存。然而令人惊讶的是，即便如今对于作用机制的理解已有了长足进步，这个观念依然存在。本章将分享围绕减重手术的研究如何推进了对肥胖的机制理解。最初的手术设计还是围绕着减少食物的摄入或减少消化吸收。早期手术达到了显著减少热量摄入和脂肪吸收不良的效果，但 Halmi 等在 1980 年即注意到了减重手术［胃旁路和空肠旁路（JIB）］在情绪方面的积极作用。他们观察到减重手术患者从之前混乱的饮食模式转为"正常化"的饮食模式，减少了零食摄入和暴饮暴食；同时与节食患者相比，自愿停止进食的能力增强。他们认为这些发现表明减重手术通过"肥胖者生物学的重大变化"来实现减重。他们并没有深究为什么同时造成了限制摄食和减少吸收的手术会产生同样的饱腹感，仅仅解释为空肠旁路从体液上作用，而胃旁路手术通过解剖学作用。当时已知的体液效应被归因于肠促胰素水平的增加，而肠促胰素被认为能增加饱腹感。更有趣的是，作者提出了这些程序可能影响下丘脑中体重调节的"设定点"的问题，这个概念早在 1966 年的动物研究中就已提出，1978 年 Keesey 的详细回顾性报道中也提出过。虽然 Halmi 等简要地提到解剖学效应是胃绕道术中出现饱腹感的原因，但 Greenstein 等在 1994 年报告说，强制的（限制饮食）行为调整是体重下降的原因，患者吃得少以避免在胃限制性手术后呕吐。他们记录了节食的患者与垂直带状胃成形术（VBG）之间的鲜明对比。手术患者的饥饿感明显降低，有更多的意志力来停止进食，记录的主要原因是饭后感到不适，害怕呕吐，这表明胃袋的限制是这种行为改变的机制。然而，随着时间的推移，大量的新机制被发现。

改变开始

肠道激素

虽然仍然立足于减少热量摄入量的观点，但在 1995 年 Pories 等在他们的里程碑著作《谁会想到这一点呢？》中报道了 608 例 Roux-en-Y 胃旁路手术（RYGB）的结果，并指出 298 例（49%）糖尿病或糖耐量受损（IGT）患者，在出现明显体重下降之前血糖水平即已经恢复正常，通常在手术后 1 周内即停止了所有降糖治疗。91% 的患者血糖继续维持在正常水平，只有 9% 的患者术后仍保持高血糖。高血糖未能缓解的原因中，37% 的患者归咎于胃袋缝线分解导致食物通道恢复至正常水平，而其余原因包括患者年龄较大，糖尿病病程较长。他们推测除热量和碳水化合物摄入的减少外，绕开激素活跃的胃窦、十二指肠和近端空肠，将未消化的食物送到空肠中段，食物从手术小袋（small pouch）转运到小肠的延迟，都可能在胃旁路手术使血糖恢复正常的作用机制中占有一席之地。

Hickey 等在 1998 年报道，将 6 例体重稳定至少两年的 RYGB 患者与 6 例匹配的对照组进行比较时，手术组总体上每单位脂肪量的瘦素（leptin）水平较低，胰岛素敏感性较高，与对照组相反，从而认识到体重减轻并非胃旁路术后血糖正常的原因，特别指出被绕过的前肠在血糖正常化中可能发挥重要作用，并将其与口服葡萄糖摄入后从远端（大肠和回肠）表达的胰高血糖素样肽 1（GLP-1）和从近端（十二指肠和空肠）表达的胃抑制多肽（GIP）释放

出来的增泌素激素联系起来，但未能实际测量这些激素水平。

Cummings 等在 2002 年对 RYGB 参与者、单纯饮食控制减重者、匹配的肥胖对照组和正常体重对照组进行了 24 小时胃促生长素（ghrelin）激素水平的测量。手术组比饮食控制组有着更好的体重减轻（多减轻 36% 体重，相比于饮食组的 17.4% 和肥胖对照组的 17%），手术组的胃促生长素水平显著降低（比肥胖对照组低 3.5 倍），而饮食诱导的体重减轻组在体重减轻后六个月，胃促生长素水平相比于基线升高。此外，与其他组相比，手术组的胃促生长素分泌模式不表现昼夜节律和餐后波动。这项研究证实了在限制饮食后胃促生长素将诱导进食，限制了通过饮食减轻体重的效果。另外，它提示了胃旁路手术后对体重和饱腹感的影响除了与胃囊体积受限有关，胃促生长素作用被抑制也可能是原因之一。

Le Roux 等在 2006 年选取了术后 6～36 个月 RYGB 患者和胃带（gastric banding）手术的患者，并与低体重和肥胖人群对照。受试者在餐前和餐后每隔 30 分钟测量了肽酪氨酸（PYY）、GLP-1、胰多肽（PP）和胃促生长素，同时评估了胰岛素和血糖变化曲线。RYGB 患者在餐后早期的胰岛素水平明显升高，GLP-1 和 PYY 水平同样早期快速上升，相比之下，低体重对照组的峰值水平较低，肥胖对照组和胃带手术患者的峰值水平更低。RYGB 中的胃促生长素水平最低，但与胃带组或肥胖对照组相比没有统计学意义，而且在瘦对照组中最高。作者还调查了 PYY 对大鼠食物摄入量的影响，发现用中和抗体阻断胃旁路模型大鼠中的 PYY 可导致食物摄入量增加，而将外源性 PYY 给予

假手术大鼠时可减少食物摄入量。这些发现表明，在 RYGB 术后，PYY 和 GLP-1 对体重减轻、饱腹感和血糖控制有最大的影响。所有组别中 PP 释放情况相似（图 14.1）。

以上发现引导着减重手术界转向新的研究方向，并意识到减重手术还有着比限制摄食和减少吸收更强大的机制。美国减重外科学会（ASBS）于 2007 年更名为美国代谢与减重外科学会（ASMBS），而国际肥胖外科联合会（IFSO）更名为"国际肥胖和代谢紊乱外科联合会"。

更多的研究继续将肠道激素的科学与饱腹感、减肥和新陈代谢的改善联系起来。但是限制热量摄入的作用是什么呢？Lips 等

的研究将受试者分为 5 组：进行极低热量饮食（VLCD）的糖尿病患者，进行 RYGB 手术的糖尿病患者，进行胃束带手术的糖耐量减低（IGT）患者，进行 RYGB 手术的糖耐量减低患者和正常体重对照组。所有组在干预前和干预后（手术或饮食）2～3 周接受口服葡萄糖耐量试验。在饮用高热量饮料后对 GIP、GLP-1、PYY、胃促生长素及胰岛素和血糖水平进行了多次抽血。令所有人惊讶的是，RYGB 手术在改善糖代谢方面并没有比 VLCD 饮食更有优势。RYGB 确实引起了以前观察到的胃肠激素变化：GIP、GLP-1 和 PYY 升高，胃促生长素降低，胰岛素反应增强（与 VLCD 或胃束带手术相

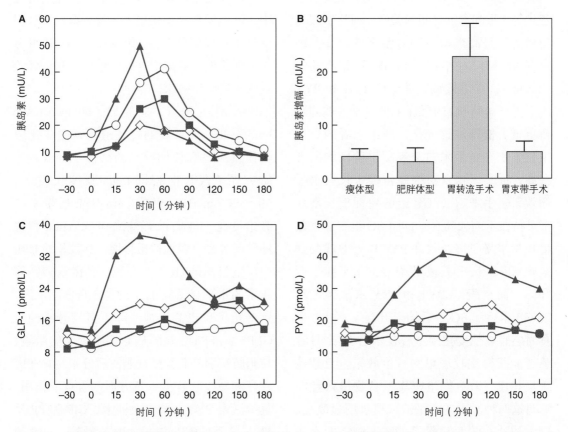

图 14.1 激素水平在不同人群中的比较。（A）瘦体型（◇）、（B）肥胖体型（○）、（C）RYGB 患者（▲）和（D）胃束带手术者（■）（引自 le Roux, et al. 2006, Wolters Kluwer Health, Inc.）。

比，餐后胰岛素显著增加），但空腹和餐后血糖水平的降低幅度与 VLCD 相当，这表明限制热量和减少热量是早期改善血糖稳态的原因。事实上在研究中，与 RYGB 相比，VLCD 患者的 HOMA-IR 降低幅度还要更显著，这引发了更多关于胃肠激素对葡萄糖稳态的影响的讨论（图 14.2）。

快进到今天。现在对各种减重手术后其他肠道激素的变化有了更多的了解。Neilson 等比较了接受 RYGB 或胃袖状切除术（SG）患者以及在手术之前强制减重 8% 的激素变化过程。他们研究了两种新发现的胃肠激素，Glicentin 和胃泌酸调节素，这两种激素和 GLP-1 一起由 L 细胞分泌，但半衰期比 GLP-1 长。他们研究了激素水平变化与体重和食欲之间的关联，对比空腹与餐后尤其是高热量食物对激素的改变。结果显示，与 SG 相比，RYGB 手术患者的 Glicentin、胃泌酸调节素、GLP-1 和 PYY 水平更高，而 SG 的胃促生长素水平被抑制得更低。值得注意的是，两组患者的胃促生长素水平在手术前强制减重阶段均出现升高，证实了饮食对提高胃促生长素水平的效果。手术后 RYGB 组的胃促生长素水平维持在术前较高水平，而 SG 组术后胃促生长素水平下降。仅在 RYGB 组中观察到空腹 Glicentin 和胃泌酸调节素水平在术后升高，而空腹 GLP-1 和 PYY 水平无论在 RYGB 术后和 SG 术后均未升高。术后 6 个月时空腹数值变化预示着在术后 18 个月时患者能获得比较理想的减重效果。与其他激素相比，减少能量密集型食物摄入量能够对这两种激素的水平造成更加明显改变。作者估计，两者发挥了 62%～64% 的直接减肥作用，余下 36%～38% 的减肥作用来

自于激素减少了高能量食物的摄入量。餐后情况下，仅 GLP-1 在 RYGB 组和 SG 组升高，RYGB 组升高幅度更大。同时 PYY、Glicentin 和胃泌酸调节素在 RYGB 组在餐后有所增加，而在 SG 组则餐前餐后无变化。胃促生长素在两种情况下都保持被抑制的低水平，在 SG 中更明显。结合对 3 个月和 6 个月时所有 5 种激素的分析，作者能够预测 18 个月时减肥模式的 60% 的变异性。他们确定了这些激素对减肥的协同作用，并建议及早使用这些激素变化来预测患者的减肥效果，并及时给予更多相应指导。只有手术后 Glicentin 和胃泌酸调节素空腹和餐后均较术前增加，才能获得更好的体重减轻和更少的高能量食物摄入量结局。在这项研究中，其他激素对食物摄入量没有影响。这些变化也可以解释与 SG 组相比，RYGB 组患者为什么能够获得更好的体重减轻和更好的代谢疾病改善效果。

我们还知道，胆胰肢（biliopancreatic limb, BPL）的长度通过肠道激素的变化影响体重减轻和代谢控制的结果。Patrício 等研究了 RYGB 中相同 Roux 肢体长度下，60～90 cm BPL 和 200 cm BPL 所带来的激素变化。他们没有检测到 Glicentin 和胃泌酸调节素。但他们报告说，在较长的 BPL 中，空腹基础 GLP-1 和另一种激素神经降压素的水平显著增加。在混合膳食测试后，这些指标也更高。神经降压素是另一种与 GLP-1 和 PYY 共同从 L 细胞分泌的激素，在脂肪特别是胆汁酸盐刺激后分泌。它在厌食症和减少食物摄入量方面起着重要作用。其他激素 PYY、胰高血糖素、GIP 和 PP 差异不显著。BPL 越长，PYY 越高，GIP 越低，但无统计学意义。值得注意的是，虽然

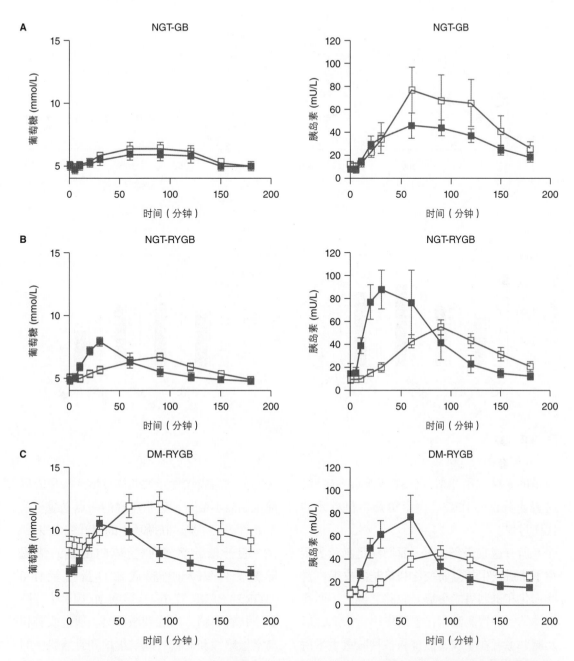

图 14.2 各组干预前（空心方块）和干预后（实心方块）进行混合餐试验血糖和胰岛素浓度曲线。
A. IGT-GB 组；B. IGT-RYGB 组；C. DM-RYGB 组；D. DM-VLCD 组；E. 干预前（空心方块）和干预后（实心方块）葡萄糖和胰岛素曲线下面积，提示术后早期血糖代谢变化主要与限制摄入相关。NGT-GB：健康对照组；NGT-RYGB：进行 RYGB 术的健康者；DM-RYGB：进行 RYGB 术的糖尿病者；DM-VLCD：极低热量饮食（VLCD）的糖尿病患者（引自 Lips, et al. 2014, Wolters Kluwer Health, Inc. ）。

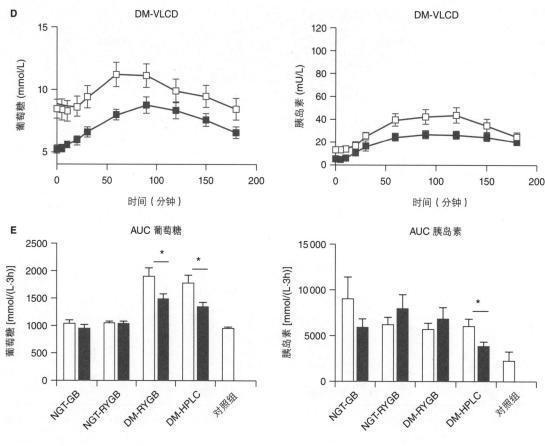

图 14.2（续）。

两组的血糖水平相似，但胰岛素水平较低，这表明较长的 BPL 产生了更好、更有效的代谢过程。

所有这些研究表明，我们只是触及了减重手术后发生的重要变化和机制的皮毛，这些变化和机制可能会解开肥胖之谜。下面我们总结每种胃肠激素，它的作用、来源，以及肥胖患者在基线、节食和各种减重手术后发生的变化 [表 14.1：胃肠激素和效果，来源于 Pucci 和 Batterham（2000）]。

胆汁酸

1990 年，Boozer 等报道称，与假手术大鼠相比，小鼠回肠移位不仅能减轻体重，还能抑制高脂饮食导致的体重增加。尽管目前机制尚不清楚，但很明确的一点是减重手术显著改变了肠-肝循环中的胆汁酸水平。

胆汁酸作为两种受体的配基：法尼醇 X 受体（FXR）和武田 G 蛋白受体 5（TGR5）。FXR 存在于多种组织中：肝、肠、胰腺和脑，当受到激活时，通过改善胰岛素敏感性和肝脏、脂肪组织和骨骼肌中的信号，在减肥、血糖控制方面发挥重要作用。FXR 激活后减少脂肪生成，改善脂质调节，降低胆固醇和甘油三酯水平，改善肝脏脂肪变性和非酒精性脂肪肝。目前还不清楚胆汁酸是否对不同组织中的所有 FXR 受体起到激动剂作用，因为大多数研究都是在

表 14.1　胃肠道激素所受影响：肥胖状态、减重手术
（基于 RYGB 数据、SG 和其他术式结果有所区别）和节食减肥

激　素	分泌部位	受　体	对进食影响	其他效果	肥胖	减重手术	节食
PYY	回肠（L 细胞）	Y2-R	↓	↓胃酸分泌及排空 ↓胰腺及小肠分泌 ↓胃肠蠕动 ↑胰岛素分泌与迷走神经刺激	↓	↑	↓
GLP-1	回肠（L 细胞）	GLP-1R	↓	↑胰岛素分泌 ↑β 细胞增殖与基因表达 ↓β 细胞凋亡 ↓胃酸分泌及排空	↓	↑	↓
胃促生长素	胃（P/D1 细胞）	GHS-R	↑	↑生长激素分泌 ↑胃酸分泌及排空 ↑血管扩张 ↓胰岛素分泌	↓	↓	↑↑
CCK	十二指肠、空肠和胰腺（I/L-细胞）	CCK 1, 2	↓	↓胃排空 ↑胰腺分泌 ↑胆囊收缩	?	↑?	↓
PP	胰腺（F 细胞）	Y4, Y5	↓	↓胃排空 ↓瘦素水平 ↑胰岛素分泌 ↓β 细胞凋亡	↓	↔	↓
GIP	十二指肠、空肠（K 细胞）	GIP-R	?	↑胰岛素分泌和 β 细胞增殖 ↓β 细胞凋亡 ↑脂蛋白脂酶活性与脂肪沉积 ↑脂肪酸合成	↑	↓?	↓
OXM	回肠（L 细胞）	GLP-1R	↓	↓胃排空与胃酸分泌 ↓血糖 ↑胰岛素分泌 ↑能量消耗	↓	↑?	↔
Glicentin	回肠（L 细胞）	?	↓	↓胃排空与胃酸分泌 ↓血糖 ↑胰岛素分泌 ↑能量消耗	↓	↑?	↔
胰高血糖素	胰腺（α 细胞）	GCGR	↓	↑能量消耗 ↑血糖	?	↑	↑
胰岛淀粉素	胰腺（β 细胞）	AMY1-3	↓	↓胃排空与胃酸分泌 ↓餐后胰高血糖素分泌 ↓血糖上升	↑	↓	↓

续　表

激　素	分泌部位	受　体	对进食影响	其他效果	肥胖	减重手术	节食
胰岛素	胰腺（β细胞）	胰岛素受体	↓	↑吸收 ↑糖原合成 ↓血糖 ↑脂质合成 ↓脂肪分解和蛋白质分解	↑	↓	↓
瘦素	脂肪组织和胃内分泌细胞（EEC）	瘦素（Ob-R）	↓	↓肝葡萄糖合成及肝脂肪化 ↑肌肉的葡萄糖摄取与脂肪酸氧化 ↓胰岛素及胰高血糖素分泌 ↑交感神经系统 ↑甲状腺激素 调节免疫力和生育力	↑	↓*	↓
FGF-19	回肠（FXR受BA激活）	FGFR 1 FGFR 2 FGFR 3 FGFR 4	↓	调节葡萄糖及脂质代谢 ↑肝脏蛋白质和糖原合成 ↑能量消耗	↓	↑	↓
NT	空肠（L细胞）	NTR1 NTR2 NTR3	↓	↓减少胃肠道蠕动，胃分泌 ↑胰腺和胆汁分泌	？	↑？	？

注：改编自 Pucci 和 Batterham（2000），根据其他参考文献增加了饮食诱导的体重减轻相关数据。

FGF-19，成纤维细胞生长因子-19（fibroblast growth factor-19）；GLP-1，胰高血糖素样肽-1（glucagon-like peptide 1）；PYY3-36，多肽酪氨酸-酪氨酸 3-36（peptide tyrosine-tyrosine 3-36）；PP，胰多肽（pancreatic polypeptide）；GIP，胃泌素抑制肽（gastric inhibitory polypeptide）；OXM，胃泌酸调节素（oxyntomodulin）；BA，胆汁酸（bile acids）；NT，神经降压素（neurotensin）。

？：效果不确定或者并没有在所有手术方式中有效。

受体一栏中紧跟在激素后的缩写，其首字母代表激素，最后一个 R 代表受体。

* 与肥胖和饮食诱导的减肥状态相比，减重手术后瘦素敏感性增加。

肝脏和肠道进行的。TGR5 似乎在代谢或血糖控制方面发挥作用，而在减重方面效果一般，因为观察到 TGR5 缺陷小鼠在 SG 手术后保持了体重减轻效果，但血糖不能改善。

当受到胆汁酸刺激时，肠道回肠细胞上的 FXR 作用于靶基因成纤维细胞生长因子 19（FGF19），FGF19 通过成纤维细胞生长因子受体 4（FGFR4）作为媒介，减少肝脏胆汁酸的合成。在肝脏中 FGF19 刺激肝脏蛋白质和糖原的合成并减少糖异生。它还可以降低肝脏甘油三酯和胆固醇水平。在中枢神经系统，它的作用是减少食物摄入量和维持葡萄糖稳态。

过氧化物酶体增殖物激活受体 α（PPARα）是另一种肝细胞核受体，最终刺激线粒体脂肪酸摄取和 β 氧化，从而降低甘油三酯水平，提高高密度脂蛋白水平。PPARα 和 FXR 协同作用可减少非酒精性脂肪性肝病（NAFLD）或非酒精性脂肪性肝炎（NASH）。

根据上述研究结果，减重手术对代谢效应造成的影响是多方面的，同时这种影响独立于体重减轻。Mazzini 等研究显示，接受 RYGB 治疗一年后的患者肝活检组织中 FXR 和 PPARα 基因的表达增加，高于手术前，同时高于仅靠饮食成功减肥的患者。这一现象导致了 93% 的患有 NASH 的 RYGB 患者的 NASH/NAFLD 缓解，而单纯通过饮食治疗的 NASH/NAFLD 患者缓解率仅为 27%。作者还注意到，没有 NASH 的患者的肝脏组织中也能观察到上述基因表达增加，证实了手术的积极影响独立于体重减轻或 NASH 疾病本身。

Huang 等研究成果显示 SG 术后 FGF19 水平升高，手术后糖尿病缓解率为 66.7%，NAFLD 缓解率为 69.2%。其研究中发现，与术后血糖仅得到改善的患者相比，术后糖尿病完全缓解的患者有术前 FGF19 水平较低、胰岛素水平较高的特点，这种特点可持续到术后一年多。肥胖组 FGF19 水平与总胆汁酸、C-肽水平呈负相关，术后继续呈正相关。他们独创地发现，术前 FGF19 水平 ≤ 49.97 pg/mL 对实现 NAFLD 术后缓解的敏感性为 77.8%，特异性为 100.0%，阳性预测值为 100% 和 66.7%。

当然，这些发现都处于早期阶段，确切机制仍需要进一步研究。接下来讨论肠道微生物群对胆汁酸和 FXR 的影响。FXR 激动药物已经进行了初步试验并显示了良好的改善代谢前景。

肠道菌群

肥胖是一种慢性炎症状态，引起这种炎症反应的机制之一是肠道中的革兰阴性菌释放的内毒素脂多糖（LPS）引起的内毒素血症。肥胖症和糖尿病患者体内的内毒素脂多糖结合蛋白（LBP）也升高。研究发现，减重手术后患者体内的内毒素脂多糖（LPS）和内毒素脂多糖结合蛋白（LBP）都有所下降，且 LBP 与体重减轻密切相关。两者下降原因与减重手术后观察到的肠道菌群的变化有关，并解释了炎症状态的缓解、胰岛素抵抗和糖尿病缓解。

肠道菌群可看成是一个共生的生态系统。四大主要成分是细菌和拟杆菌，其次是放线杆菌和变形杆菌。肠道菌群颇为脆弱，被干扰后可导致生物失调，进而引起慢性炎症。Luijten 等回顾了 21 项研究，报告了各种减重手术后发生的细节变化。研究最多的是 RYGB（表 14.2：来源于 2019 年 Lujiten 等）。这些菌群变化与体重减轻和代谢变化相关联；然而，其因果关系很难确定。这仍然是一门发展中的学科，在不进行减重手术的情况下，通过粪菌移植改变肠道菌群，进而治疗肥胖症或 NAFLD 的试验到目前为止还没有产生任何结果（表 14.2）。

肠-脑轴

我们的神经回路进化成优先觅食的行为。下丘脑是负责能量平衡的关键部位。弓状核（ARC）同时控制饥饿和饱腹感。内侧 ARC 负责增加饥饿和食欲，减少能量消耗，而外侧 ARC 通过不同中间通路产生相反效果。极后区（area postrema, AP）也参与能量动态平衡。其他的脑区域也有类似功能，但上述两个区域的特殊点在于它们位于血脑屏障之外，除了通过自主神经系统受到迷走神经和脊髓刺激外，它们可以直接接受肠道激素和其他循环因素调节。

表 14.2　Roux-en-Y 胃旁路术后患者的微生物群（共 15 篇文章，描述 231 例患者）

菌　种	术后变化	文章数（n= 纳入患者总数）	临床变化	变化持续时间
变形杆菌（Proteobacteria）	↑	7（n=78）	+体重减轻与胆红素的相关性	9 年
厚壁细菌（Firmicutes）	↑ ↓	3（n=27） 4（n=72）	2 型糖尿病缓解	12 个月 9 年
拟杆菌（Bacteroidetes）	↑ ↓	4（n=70） 3（n=27）	2 型糖尿病缓解 单核细胞减少 肝脏标志物减少	12 个月 12 个月
双歧杆菌（Bifidobacterium）	↑ ↓	1（n=24） 4（n=80）	单核细胞	6 个月 9 年
埃希菌（Escherichia）	↑	3（n=61）	+与肿瘤坏死因子 α 水平相关，与脂肪量成反比	9 年
	↓	3（n=67）		1 年
梭杆菌（Fusobacteria）	↑	3（n=40）		12 个月
乳酸菌（Lactobacillus）	= ↓	1（n=24） 2（n=60）	血糖变化有关	6 个月 6 个月
普鲁斯尼茨杆菌（Faecalibacterium prausnitzii）	↑	2（n=36）	血糖、炎症因子	6 个月
	↓	1（n=13）		1 年
γ-变形菌（Gammaproteobacteria）	↑	3（n=34）		9 年
韦荣球菌属（Veillonella）	↑	3（n=43）	与总胆固醇、低密度脂蛋白、甘油三酯呈负相关	9 个月
放线菌（Actinobacteria）	↑	2（n=33）	糖尿病缓解，与肝脏标志物的相关性	12 个月
	↓	1（n=30）		6 个月
罗氏菌（Roseburia）	↑	2（n=48）	糖尿病缓解	12 个月
黏液性阿克曼菌（Akkermansia muciniphila）	↑	3（n=33）	改善肥胖、体脂、炎症和糖耐量	12 个月
肠球菌（Enterococcus）	= ↑	1（n=24） 1（n=13）		6 个月 12 个月
肠杆菌（Enterobacteriaceae）	↑	2（n=9）		6 个月
梭状芽孢杆菌（Clostridium）	= ↓	1（n=30） 1（n=3）		6 个月 6 个月

续　表

菌　　种	术后变化	文章数（n= 纳入患者总数）	临床变化	变化持续时间
拟杆菌属 / 普氏菌（Bacteroides/ Prevotella）	↑	1（n=30）		6 个月
白念珠菌（Leuconostoc）	↓	1（n=30）		6 个月
小球菌（Pediococcus）	↓	1（n=30）		6 个月
丁酸单胞（Butyricimonas）	↑	1（n=41）		12 个月
肺炎克雷伯菌（Klebsiella pneumoniae）	↑	1（n=13）		12 个月
致癌肠杆菌（Enterobacter cancerogenus）	↑	1（n=6）	血浆总胆固醇、甘油三酯与低密度脂蛋白呈负相关	3 个月
志贺菌（Shigella）	↑	1（n=6）		3 个月
沙门菌（Salmonella）	↑	1（n=6）		3 个月
分枝杆菌（Mycobacterium）	↓	1（n=6）		3 个月
螺旋体（Treponema）	↓	1（n=6）		3 个月
陪伴粪球菌（Coprococcus comes）	↓	1（n=6）		3 个月
核梭杆菌（Fusobacterium nucleatum）	↑	1（n=13）		12 个月
单形拟杆菌（Bacteroides uniformis）	↓	1（n=10）		3 个月
小杆菌属（Dialister）	↑	1（n=11）		12 个月

注：引自 Luijten 等，Springer Nature。

如之前 Keesey 等所建议的，Farias 等还回顾了调定点能量理论（set-point energy theory）的证据，肥胖症患者减少食物摄入量时适应机制如何降低身体的静息能量消耗（REE），以节约调定点所需的能量。另一方面，调定点似乎适应了肥胖时的超高能量摄入量，表明我们的身体相较于体重增加更加抵触体重减轻。肠道与大脑及其连接形成肠道神经系统（enteric nervous system，ENS）。该系统信号通路是双向的。随着肠道营养的消化吸收，内脏系统丰富的神经将感觉信号发送回下丘脑，而肠道激素则根据营养物质的传递和身体的代谢状态而释放。肥胖影响这些信号以保存能量，而减重手术增加能量消耗，实现体重减轻和代谢改善（图 14.3）。

表观遗传学和基因调控

表观遗传变化是指影响基因调控和表达，但不影响 DNA 序列的变化。表观遗传和基因调控的研究仍处于初级阶段。Barres

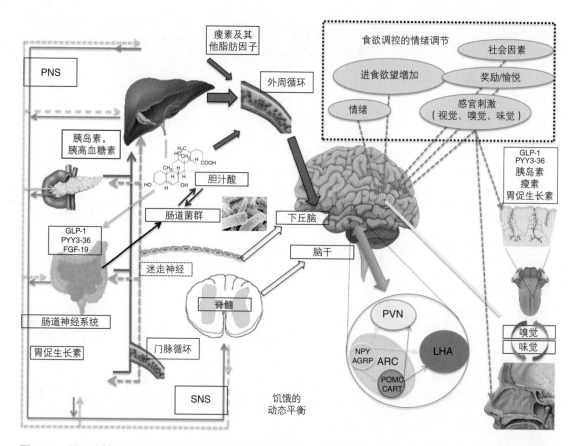

图 14.3　肠-脑轴：说明调节进食行为机制的示意图。营养物质进入胃肠道导致胃和肠道扩张，胰酶和 BA 的分泌，肠道和迷走神经信号改变，EEC 暴露于循环肠道激素水平改变的营养物质（如促食欲激素酰基饥饿素减少，厌食激素 PYY3-36 和 GLP-1 增加）。肠道来源的信号（如营养物质、激素和神经系统）和脂肪因子（如瘦素和其他物质）直接或间接地作用于脑干和下丘脑区域。所有这些因素都参与了体内平衡饥饿的调节。社会因素、情绪、奖励、愉悦、增加的食物可用性和感官线索可影响大脑奖赏和更高的认知大脑区域，导致进食行为的改变（享乐对饥饿和食欲控制的影响）。味觉和嗅觉信号也可影响对稳态和大脑奖赏系统的能量摄入。胰岛素瘦素、GLP-1、PYY 和胃饥饿素存在于唾液中，在味蕾和嗅觉神经元上有同源受体。AgRP，刺鼠相关肽（agouti-related peptide）；ARC，弓状核（arcuate nucleus）；CART，可卡因和安非他明调节转录本（cocaine and amphetamine-regulated transcript）；EEC，肠内分泌细胞（enteroendocrine cells）；FGF-19，成纤维细胞生长因子-19（fibroblast growth factor-19）；GLP-1，胰高血糖素样肽-1（glucagon-like peptide 1）；LHA，下丘脑外侧区（lateral hypothalamic area）；NPY，神经肽 Y（neuropeptide Y）；PNS，周围神经系统（peripheral nervous system）；PVN，室旁核（paraventricular nucleus）；PYY3-36，肽酪氨酸酪氨酸 3-36（peptide tyrosine-tyrosine 3-36）；POMC，前阿片黑素皮质素（pro-opiomelanocortin）；SNS，交感神经系统（sympathetic nervous system）（经允许引自 Pucci and Batterham, 2000）。

等报道称，参与骨骼肌线粒体功能和能量利用的两个基因 PGC-1α 和 PDK4，其启动子甲基化随着肥胖发生而改变，并可在 RYGB 手术减重后恢复到非肥胖状态。Berglind 等研究了减重手术前后出生的后代，并报道了负责胰岛素受体信号转导的基因的表观遗传学变化，观察到 2 型糖尿病和瘦素信号转导，表明母亲减重手术后出生的后代代谢状况更好。Vitolo 等研究了 RYGB 手术后与手术前的单核苷酸多态性，发现前促生长素基因（preproghrelin gene）中的 SNP 是更好减重效果的预测因子，而 CD40L 基因中导致饱腹感的 SNP 是减重手术后减重效果较差的预测因子。表观基因组研究有望揭开肥胖的巨大秘密，并可能帮助我们更好地评估手术患者。

结　论

随着减重手术后发生的生理变化之谜被解开，我们对肥胖作为一种慢性病的理解变得更加清晰。由肠道引起的激素、微生物和表观遗传学变化的巨大复杂网络，并影响包括大脑在内的不同器官系统，导致持续的体重减轻和不同程度的新陈代谢变化，具体取决于宿主的初始肥胖程度和代谢状态。代谢手术如何工作的整个机制尚未解开，但未来充满了光明和希望。

拓展阅读

[1] Albrecht, R.J. and Pories, W.J. (1999). Surgical intervention for the severely obese. *Baillieres Best Pract. Res. Clin. Endocrinol. Metab.* 13 (1): 149–172.

[2] Barres, R., Kirchner, H., Rasmussen, M. et al. (2013). Weight loss after gastric bypass surgery in human obesity remodels promoter methylation. *Cell Rep.* 3 (4): 1020–1027.

[3] Berglind, D., Müller, P., Willmer, M. et al. (2016). Differential methylation in inflammation and type 2 diabetes genes in siblings born before and after maternal bariatric surgery. *Obesity (Silver Spring)* 24 (1): 250–261.

[4] Boozer, C.N., Choban, P.S., and Atkinson, R.L. (1990). Ileal transposition surgery attenuates the increased efficiency of weight gain on a high-fat diet. *Int. J. Obes. (Lond)* 14 (10): 869–878.

[5] Bozadjieva, N., Heppner, K.M., and Seeley, R.J. (2018). Targeting FXR and FGF19 to treat metabolic diseases-lessons learned from bariatric surgery. *Diabetes* 67 (9): 1720–1728.

[6] Clemente-Postigo, M., del Mar Roca-Rodriguez, M., Camargo, A. et al. (2015). Lipopolysaccharide and lipopolysaccharide-binding protein levels and their relationship to early metabolic improvement after bariatric surgery. *Surg. Obes. Relat. Dis.* 11 (4): 933–939.

[7] Craven, L., Rahman, A., Nair Parvathy, S. et al. (2020). Allogenic fecal microbiota transplantation in patients with nonalcoholic fatty liver disease improves abnormal small intestinal permeability: a randomized control trial. *Am. J. Gastroenterol.* 115 (7): 1055–1065.

[8] Cummings, D.E., Weigle, D.S., Frayo, R.S. et al. (2002). Plasma ghrelin levels after diet-induced weight loss or gastric bypass surgery. *N. Engl. J. Med.* 346 (21): 1623–1630.

[9] Farias, M.M., Cuevas, A.M., and Rodriguez, F. (2011). Set-point theory and obesity. *Metab. Syndr. Relat. Disord.* 9 (2): 85–89.

[10] Greenstein, R.J., Rabner, J.G., and Taler, T. (1994). Bariatric surgery vs. conventional dieting in the morbidly obese. *Obes. Surg.* 4 (1): 16–23.

[11] Halmi, K.A., Stunkard, A.J., and Mason, E.E. (1980). Emotional responses to weight reduction by three methods: gastric bypass, jejunoileal bypass, diet. *Am. J. Clin. Nutr.* 33 (2 Suppl): 446–451.

[12] Hickey, M.S., Pories, W.J., MacDonald, K.G. et al. (1998). A new paradigm for type 2 diabetes mellitus: could it be a disease of the foregut? *Ann. Surg.* 227 (5): 637–643; discussion 643–644.

[13] Hoebel, B.G. and Teitelbaum, P. (1966). Weight regulation in normal and hypothalamic hyperphagic rats. *J. Comp. Physiol. Psychol.* 61 (2): 189–193.

[14] Huang, H.-H., Lee, W.-J., Chen, S.-C. et al. (2019). Bile acid and fibroblast growth factor 19 regulation in obese diabetics, and non-alcoholic fatty liver disease after sleeve gastrectomy. *J. Clin. Med.* 8 (6): 815.

[15] Keesey, R.E., Boyle, P.C., and Storlien, L.H. (1978). Food intake and utilization in lateral hypothalamically lesioned rats. *Physiol. Behav.* 21 (2): 265–268.

[16] Lips, M.A., de Groot, G.H., van Klinken, J.B. et al. (2014). Calorie restriction is a major determinant of the short-term metabolic effects of gastric bypass surgery in obese type 2 diabetic patients. *Clin. Endocrinol. (Oxf)* 80 (6): 834–842.

[17] Luijten, J., Vugts, G., Nieuwenhuijzen, G.A.P. et al. (2019). The importance of the microbiome in bariatric surgery: a systematic review. *Obes. Surg.* 29 (7): 2338–2349.

[18] Mazzini, G.S., Khoraki, J., Dozmorov, M. et al. (2019). Concomitant PPARalpha and FXR activation as a putative mechanism of NASH improvement after gastric bypass surgery: a GEO datasets analysis. *J. Gastrointest. Surg.* 23 (1): 51–57.

[19] Nielsen, M.S., Ritz, C., Wewer Albrechtsen, N.J. et al. (2020). Oxyntomodulin and glicentin may predict the effect of bariatric surgery on food preferences and weight loss. *J. Clin. Endocrinol. Metab.* 105 (4): dgaa061.

[20] Patricio, B.G., Morais, T., Guimarães, M. et al. (2019). Gut hormone release after gastric bypass depends on the length of the biliopancreatic limb. *Int. J. Obes. (Lond)* 43 (5): 1009–1018.

[21] Pories, W.J., Swanson, M.S., MacDonald, K.G. et al. (1995). Who would have thought it? An operation proves to be the most effective therapy for adult-onset diabetes mellitus. *Ann. Surg.* 222 (3): 339–350; discussion 350–352.

[22] Pucci, A. and Batterham, R.L. (2000). Endocrinology of the gut and the regulation of body weight and metabolism. In: *Endotext* (ed. K.R. Feingold et al.). South Dartmouth (MA): MDText.com.

[23] le Roux, C.W., Aylwin, S.J.B., Batterham, R.L. et al. (2006). Gut hormone profiles following bariatric surgery favor an anorectic state, facilitate weight loss, and improve metabolic parameters. *Ann. Surg.* 243 (1): 108–114.

[24] Vitolo, E., Santini, E., Seghieri, M. et al. (2017). Heterozygosity for the rs696217 SNP in the Preproghrelin gene predicts weight loss after bariatric surgery in severely obese individuals. *Obes. Surg.* 27 (4): 961–967.

[25] Yu, E.W., Gao, L., Stastka, P. et al. (2020). Fecal microbiota transplantation for the improvement of metabolism in obesity: the FMT-TRIM double-blind placebo-controlled pilot trial. *PLoS Med.* 17 (3): e1003051.

第 15 章

腹腔镜可调节胃绑带术的技术与疗效

Laparoscopic Adjustable Gastric Banding — Technique and Outcomes

Paul Leeder

胃绑带术的历史

将近 30 年来，胃绑带术一直作为一种辅助手段来帮助患者减重。世界上第一个可调节胃绑带于 1986 年应用于临床，从那时起，胃绑带术慢慢风靡全球，现据估计全世界已有 86 万人通过这种手术方式进行减重。

世界上的第一根胃绑带是无法进行调节的，医生会把绑带永久性留置在胃的顶部，从而起到限制食物通过的作用。后来由于绑带尺寸单一无法适用于所有患者，随着时间和技术的发展，研发出了可调节性的胃绑带，而这种可调节的胃绑带使用的是固体硅，其可调节性则是通过液体膨胀来完成的。虽然硅无法渗透，但所使用的膨胀液体是等渗的，这是为了防止随着时间的推移，液体的体积会发生变化。

2001 年，FDA 批准 LAP-BAND 系统后，随后在 2007 年 FDA 批准了 REALIZE 胃绑带，美国开始推广使用绑带术。虽然，自 20 世纪 90 年代起，欧洲、中东和澳大利亚多地十分流行胃绑带术，但美国市场仍占据全球重要地位，并在全球范围内迅速扩张。然而十年后胃绑带的使用率下降，但每年仍有 10% 以上的原发性肥胖患者会使用这种手术进行减重治疗。

目前有两种类型的胃绑带可供选择，由四家制造商生产：大容量低压力带——LAP-BAND（美国 ReShape Lifesciences 公司）和 REALIZE/SAGB 束带（美国 Ethicon Endosurgery 公司，2016 年停产），小体积高压力束带——Heliogast（法国 Helioscopie 公司）和 Midband（法国 MID 公司）。世界上第一个可调节胃绑带容量非常小，只有最多 4 mL，现已不再使用，取而代之的是容量较大的绑带以减少胃壁所承受的压力，也有研究显示容量大的胃绑带可有效降低压力，减少局部并发症的发生。

治疗肥胖的手术方式更迭变换，已然成为普通外科"时代精神"的一部分，治疗方式的选择在一定程度上取决于公众的需求、制造商公司营销以及医生的手术经验，但很少是因为高质量的科学数据来决定手术方式更迭。

英国公共卫生减重手术中心的前瞻性数据库显示，在过去的五年中，胃绑带手术量逐年下降，尽管根据要求公司不会提供绑带的销售数据，因为这些数据在商业上来说都很敏感，但有注册数据表明，全球仍然有数以万计患者在使用胃绑带进行减重。而最畅销的是美国 ReShape Lifesciences 公司生产的 LAP-BAND，目前全球约有 80% 的胃绑带都是 LAP-BAND。

LAP-BAND（图 15.1）目前有两种尺寸：AP 标准（小型）系统（APS）和 AP 大型系统（APL），放置的绑带大小取决于外科医生在手术时对胃和周围脂肪大小的评估。每种绑带的容量各不相同，APS 最多容纳 10 mL 液体，而 APL 最多可达 14 mL 液体。虽然大 APL 的初始直径更大，但这两种类型的绑带最大直径是相同的。通常只需要适当调整胃容积，达到使患者感到饱腹感的最小容积即可。有一些证据表明，胃绑带直径越小，体重下降越显著。

胃绑带如何起效

其实对胃绑带手术的错误理解是，在绑带上方的部分胃形成了一个新的"小胃"，

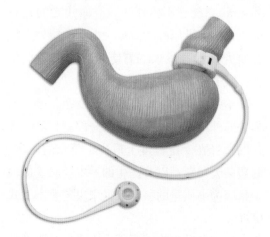

图 15.1　LAP-BAND 可调节胃绑带系统（引自 ReShape Lifesciences, USA）。

其实不然，当绑带放置在胃与食道交界处几厘米以下的位置时，绑带以上的胃就形成了一个虚拟的胃囊，但并不能储存食物。

当食物通过绑带时，刺激近端胃的传入迷走神经，当神经纤维被拉伸，胃就会在早期产生长时间的饱腹感，所以通过适当调整胃绑带的松紧度，患者就不会感到饥饿了。

有些影像学的对比研究表明，在经历了大约 6 个胃蠕动波后，充分咀嚼的食物团块会通过胃绑带部位，这个过程平均需要 1～2 分钟。只要吃得慢，所有的食物都会在用餐结束时进入远端胃。理论上来说，在每次咀嚼之前都应该让一块食物团通过胃绑带。

粗糙的食物可最有效地拉伸胃囊并刺激迷走神经。仔细咀嚼少量粗糙的食物，且不超过 20 分钟，就可以在一天的大部分时间里保持长时间的饱腹感。减少食物总量，放慢进食速度，提前产生饱腹感，这些结合在一起就可以循序渐进且持续性地减重了。

适应证

目前，国际肥胖与代谢病外科联盟（IFSO）已批准胃绑带术作为减重的辅助手段，主要治疗 BMI > 40 的患者，或是 BMI > 30 且合并有其他疾病的患者。

对于那些无法终身改变饮食和生活方式的患者，则不推荐胃绑带术治疗，因为任何减重治疗都需要改变饮食和生活方式。在推荐任何手术治疗之前，患者应该尝试非手术的减重方法，且医生不应向任何孕妇或情况不允许的患者提供此类手术。

手术方法

20 世纪 90 年代，由于腹腔镜手术（钥匙孔）在世界范围内的爆炸式发展，胃绑带

手术也随之发展起来，而微创手术和医生熟练的技术让胃绑带术成为最安全的减重手术之一。

腹腔镜手术仍需要全身麻醉和肌松药，在胃食管交界处下方约 2 cm 处，穿过狭窄的胃后壁隧道并放置胃绑带，含有迷走神经分支的脂肪团通常包含在胃绑带中。一般通过缝线预先固定绑带，胃绑带就会锁定在一起（每个胃束带设备都有不同的完成方法），通常用不可吸收的"胃-胃"缝线将绑带固定在胃贲门上方的位置。

如果在手术中发现食道裂孔疝，一定要同时进行修复，因为修复裂孔疝可减少术后反流和绑带滑脱的发生率。

胃绑带注水泵一般都放置在一个皮下左腹直肌鞘内，或者也可放置在胸骨前或肋骨上方。在骨头上的位置可能更容易进行调整，但也会不够美观且时有疼痛，因此作者倾向于放置在前腹壁的腹直肌鞘内，患者通常能较好地适应，并且在放置的过程中，通过简单地拉伸或扩张前腹肌就可以轻松进入了。各种注水泵的放置方法不尽相同，最常见的是使用缝合线或定制的夹子固定。尽管使用了这些方法，但最常见的术后并发症仍是胃绑带的注水泵旋转或位置偏移。因此，在放置注水泵的时候应非常小心，胃绑带的管腔应该顺畅平稳地从胃的顶部穿过腹壁肌肉，到皮下固定的注水泵，为了防止发生并发症，应避免管腔长度过长、打结和扭转。

大多数外科医生会要求患者在手术前进食低热量的"减肝"饮食，主要是为了手术过程中能顺利分离胃底。手术后，医生也建议患者立即下床活动，这也是为了加强术后恢复。目前许多医院已经把简单的胃绑带术作为日常手术治疗了。

术后随访

胃绑带术后，患者通常从流质开始，然后慢慢地过渡到有颗粒的食物，这个过程可能持续 4～6 周。在围手术期，患者预计可以减重 5～10 kg。胃绑带术后通常不需要长期药物治疗和补充营养，但建议在早期减重阶段，服用普通的复合维生素片。一旦患者耐受了大颗粒的食物后就需要安排第一次调整胃绑带了。

随着体重的减轻，胃绑带对胃的限制就要小一些了，患者也需要进一步调整胃绑带的大小，患者在第一年平均需要 2～5 次调整，第二年 1～2 次，超过这个时间还需要进一步调整的患者并不太多，但有些患者可能偶尔需要，如果患者突然没有了饱腹感，或者再次感到饥饿，这可能意味着胃绑带出现问题，比如胃绑带胶管破裂。

Paul O'Brien 对术后胃绑带的调整有个模式，通常遵循绿色、黄色和红色区域来进行（图 15.2）。"绿色区域"是调整胃绑带达到的最佳效果，患者体重逐渐减轻且进食量较少。如果患者的体重稳定且进食量会增加，他们会发现自己会主动摄取食物，这就意味着患者到了"黄色区域"内，这时候就需要进一步调整胃绑带，来帮助这些患者回到绿色区域内。"红色区域"内患者的症状主要是经常出现进食固体食物后反流、夜间反流或无法饮食，这就表明胃绑带过紧，我们需要从胃绑带中排出一些液体来放松绑带，作者建议立即排出胃绑带中的液体，以防止绑带扩张或移位。但应该注意的是，不要排出太多液体，因为完全放松胃绑带会立即缓解这些症状，但也会让患者出现不可抑制的饥饿感，从而导致体重迅速反弹。然而即使之后再进行胃绑带术减重，

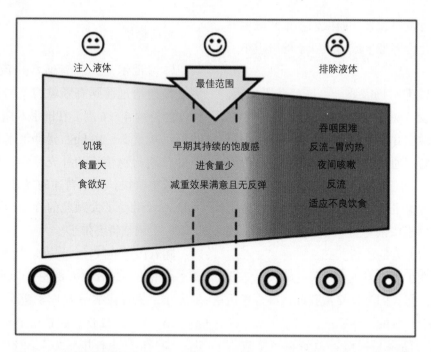

图 15.2 最佳胃绑带调整（引自 Dr Paul O'Brien, Monash University, Melbourne, Australia）。

这样的体重反弹也很难纠正。

胃绑带调整预案应该能让患者在进食少量食物便可保持饱腹感，同时也可避免胃绑带过紧。有些患者会发现他们无法进食干的肉类或者淀粉含量很高的食物，而有些患者的胃绑带即使已调整到最佳状态，仍会出现有规律的呕吐，这就不太正常。而通常患者精神过度紧张的话就会出现原因不明的胃食管反流，甚至每周都发生超过 1～2 次。

应该注意避免胃绑带过紧，由于绑带过紧，患者早期无法吞咽固体食物，从而导致其早期减重过快，最终引起不良的饮食习惯。

不良饮食或"无法适应"的进食，是指患者为了忍受过紧的胃绑带，食物的种类选择很少，通常只能吃一些软食甚至是流质，但一开始吃软食流质是为了预防反流和梗阻的发生，也可能是患者为了缩短进食的时间才选择了流质软食。而无法适应饮食所造成的结果就是，患者因为胃纤维受到牵拉刺激的方式不同，无法实现长时间的饱腹感，因此需要摄入更多的热量来满足饱腹感。不仅如此，胃绑带过紧反而会导致患者体重增加，绑带让患者无法适应食物的进食习惯是难以解决的。从胃绑带中抽出液体通常会产生负面影响，因为患者会过于依赖过紧的胃绑带，即使医生只是暗示患者可以放松绑带，也可能让患者排斥进一步的随访治疗。

以前普遍的做法是在患者生病或怀孕期间放松胃绑带，但一般来说，这并非每位患者都需要，因为可以通过优化调整胃绑带松紧度来维持健康、均衡的饮食。因此，只有在患者出现了严重呕吐的状态下，才会建议放松胃绑带。与此同时，在装有胃绑带的情况下患者也可以服用大多数片剂药物，因为流质的药物大多数需要开具处方。为了预防胃溃疡的发生应避免服用 NSAID，如果无

法停止服用 NSAID，则应长期服用质子泵
抑制剂来预防胃溃疡。

根据作者的经验，如果患者未能在早期
获得饱腹感，在术后早期到达"绿色区域"，
他们很快会对胃绑带失去信心。有些患者从
来没有达到调整的"最佳点"，且使用胃绑
带的效果也不佳。而另有一小部分患者直接
从黄色区域变成了红色区域，没有中间地
带。有些患者可能要花几年的时间才能弄清
楚胃绑带的作用并学会如何使用胃绑带，只
要胃绑带放在正确的位置，患者就可以再次
通过胃绑带进行减重。

如果你是第一次就诊的患者，为了避免
过度充盈胃绑带，你必须记下放置的绑带类
型。经会诊后，建议在 X 光辅助下进行胃
绑带的初步调整，这样就可以查看绑带的位
置和类型。然后可以用钡餐检查来调整合适
度。X 线平片会显示绑带与脊柱之间的夹角
为 4°～58°，这就是所谓的"φ"方位角度。
理想的状态是，在液体吞咽的时候，X 光下
可见一个近端的同心胃小囊，大小和小洋
葱或小葱头一样大（图 15.3）。造影剂需要
1～2 分钟或 6 个蠕动波离开食管部位，并
且通过胃绑带进入远端胃。

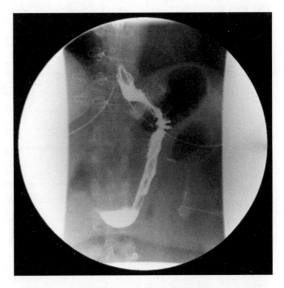

图 15.3　X 线造影显示胃绑带的最佳位置和角度，以及理想大小的近端胃小囊。

结　果

如果管理和调整得当，胃绑带可以产
生持续的饱腹感，并减少患者的饥饿感。这
两个因素都可以减缓进食，减少进食过程中
的热量摄入和食物总量。胃绑带减重效果通
常是缓慢的，需要持续 2～3 年。有充分的
证据表明，胃绑带是一种安全有效的减重方
式。有报道称，在置入胃绑带后，可持续且
有效地降低体重长达 20 年（图 15.4）。也有

证据表明，在置入胃绑带后患者的生活质量
有所改善，这与体重减轻的程度有关。

在胃绑带手术后，患者因为肥胖所导致
的相关疾病都有所缓解，胃绑带所带来的治
疗效果很大程度上取决于体重减轻的程度。
与其他形式的减重手术不同，胃绑带术后并
没有明显地影响患者的激素水平。因此，治
疗肥胖的合并症可能需要更长的时间。

有一种常见的误区是认为胃绑带术应该
留给年轻的患者，他们的 BMI 较低，合并症
也相对较少。但有趣的是，几乎没有证据可
以支持这一假设。事实上，大多数研究表明，
胃绑带术可以有效地控制体重和缓解糖尿病
等疾病，与年龄、BMI 或疾病严重程度无关。

普遍的共识是，胃绑带术后的良好效果
依赖于完整的随访计划，一些潜在患者需要
长期随访来保持手术疗效。如果患者所在区
域临床资源有限，且患者需要长途旅行进行
随访，则不建议进行胃绑带手术治疗。

我们要记住，肥胖症是一种终生无法

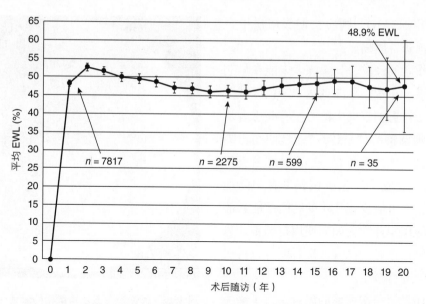

图 15.4 **胃绑带手术后 20 年体重变化情况**［使用多余体重减轻百分比（EWL）±95*CI*%
评估减重效果］（引自 O'Brien 等，2019，Springer Nature/CC BY 4.0）。

治愈的疾病。如果认为一次干预就能解决所有问题，那么，这样的想法是错误的，就像我们并不能保证关节置换手术能持续一生之久，因此，健康基金应该对减重手术有类似的目标和期望。

减重外科医生可能会过分夸大所看到的结果，这样的结果堪称"奇迹"，因此好的研究很少，且随访也很差。在作者撰写本文时发现，目前最大的前瞻性随机研究（By-Band-Sleeve, NIHR 09/127/53）即将招募结束，此研究旨在观察术后患者的减重疗效。作者希望"By-Band-Sleeve"研究可以为临床医生提供可靠的疗效分析结果，以便为今后的治疗提供新思路。

常见的误区

胃绑带治疗无效

有随机对照试验研究表明，与现有最佳的非手术治疗方法相比，胃绑带可以成功地帮助患者减重并治疗肥胖合并症。类似的研究也表明，与其他常见的减重方法相比，放置 10 年以上的胃绑带同样有减重效果。虽然体重减轻的速度和合并症的解决程度不尽相同，但大多数研究表明，放置胃绑带超过5 年，减重效果显著。

胃绑带是暂时的，必须在放置一段时间后去除

随着时间的推移，胃绑带可能需要再次手术，但大多数二次手术都是小手术，比如更换胃绑带注水泵。据报道，胃绑带移除率不尽相同，大多数对胃绑带的管理需要长达两年，在这段时间内，胃绑带移除率相对较低。在长期随访研究中，超过 40% 的患者在随访 19 年后需要再次进行手术。一些单中心随访研究表明，10 年后胃绑带移除率高达 71%，但原因尚不清楚。最近的一项前瞻性队列研究结果发现，5 年后胃绑带移

除率有 8.74%，这可能代表置入技术和随访技术的改进，并且此结果与作者自己的数据非常吻合（10 年后移除率为 7.81%）。

胃绑带会阻止食物进入胃内

长期以来，人们一直认为在胃绑带上方的胃小囊就像一个新的胃，可以储存食物，进食后胃小囊需要 15～20 分钟才能完全排空。最近的研究发现，胃绑带上方的胃就像一个虚拟的胃囊，在功能完整的情况下，胃小囊应该在 1～2 分钟内排空，且不受进食量的限制，这种短暂的排空过程应该发生在每一口之间，而不会影响整个胃的排空。

胃绑带会导致反流

尽管有些人持有相反的观点，但还是认为既往反流不应作为胃绑带术的禁忌证。优化调整的绑带可以很好地治疗轻度反流。术后反流的症状其实并不常见，如有发生则提示胃绑带需要调整，或出现了并发症，例如胃小囊扩张或绑带移位。如果在小幅度的调整胃绑带后，反流症状没有立即减轻，则需要进行全面检查。

并发症

尽管世界范围内使用胃绑带的人数较少，但目前仍有上百甚至上千名患者在使用。胃绑带确实有发生并发症的风险，患者可以选择进行一些保守治疗或各种专科治疗。其中一些并发症与高风险的病态肥胖患者手术风险有关，而另一些则与胃绑带本身相关。虽然并发症很少会危及生命，但一些研究表明，与所有减重手术相比，胃绑带的总体并发症率最高。在置入绑带期间，再手术率可达 8%～78%。需要再次手术的原因可能都是相对较小的问题，比如改变或重新定位绑带位置，在发生滑脱或胃小囊扩张的情况下，可能需要重新定位、更换或移除胃绑带。一些作者则主张在同期直接修正为另一种减重术式。胃绑带被侵蚀的发生率罕见，且目前已经开始使用的新技术和低压带可有效降低绑带侵蚀的发生。大多数外科医生会建议在发生胃壁糜烂的情况下移除绑带，且不建议在胃绑带侵蚀后进一步行减重手术（表 15.1）。

多数罕见且危及生命的并发症通常是由于延误治疗或误诊造成的。任何因减重手术所出现腹痛或呕吐的患者，都应该及时与医院进行联系，以确保不错过最佳的治疗时间，大多数严重的胃绑带问题都可以通过简单的缩紧绑带来解决。

可调节的胃绑带可帮助患者减肥，虽然它已经逐步被其他减重手术所取代，但它仍然是最安全的外科手术之一。大多数研究表明，可调节的胃绑带可以持续且长期降低体重，并可治疗相关的肥胖合并症。我们还需要进一步的随机研究，来观察每个外科手术的长期疗效，并建立一个良好的卫生经济学模型。但毫无疑问，胃绑带术是最便宜和最安全的选择，但在长期减肥和解决合并症方面，效果可能不如其他手术。

目前，人们对手术方式的可持续性表示担忧，据报道，长期内需要重新手术和移除绑带。尽管长期研究证实了胃绑带的疗效，但全世界大多数减重外科医生已经不再使用胃绑带，转而采用不那么依赖密集随访的术式。

总之，胃绑带术仍是有效减重的选择之一。任何手术干预本身都无法单独起效，更

表 15.1 胃绑带术的并发症

注水泵和管子的问题	最常见的胃绑带管的磨损、泄漏或是注水泵错位，都是需要再次手术进行更换或重新定位
胃绑带移位	胃绑带会向远端移动，滑脱后胃的大部分都位于绑带以上，使得食物优先停留在滑落的上胃囊，导致反流。胃绑带移位通常需要重新手术进行放置
胃小囊扩张	近端胃小囊会随着时间的推移而扩张，导致绑带上方有个较大的胃。这通常是由于长期过紧的胃绑带导致的，扩张的胃囊可能会出现与胃绑带移位之类所带来的并发症，但如果扩张较小，可以通过缩紧胃绑带来解决
胃绑带侵蚀	胃绑带可侵蚀穿过胃壁，最终进入胃内。侵蚀的过程通常是缓慢的，除了消化不良和缺乏胃容量限制，很少产生严重的症状
减重效果不良	胃绑带的成功很大程度上依赖于良好的随访计划。除非适当调整，否则无法达到满意的疗效。不规律的随访很可能导致不良结果。宽松的胃绑带无法产生足够的限制来改变饮食习惯，而过紧的胃绑带可能会导致早期体重减轻，但最终结果不好，因为患者会养成进食营养不良、高热量流质食物的不良饮食习惯

多的是需要患者的坚持和专业医生团队随访治疗。虽然高达 50% 的胃绑带可能必须被移除，但胃绑带仍是比较安全的，应该在治疗肥胖症的全套治疗方案中加入胃绑带。

关键要点：

- 胃绑带每年占减重手术的 10% 以上。
- 放置胃绑带是最安全的减肥方法之一，通常可以进行日间手术治疗。
- 术后胃绑带调整计划应是所有治疗中的一个重要组成部分。
- 优化调整的胃绑带可以减少食物摄入，延长饱腹感和减少饥饿感。
- 大多数胃绑带问题可以通过简单的缩紧胃绑带解决。
- 胃绑带手术后进行二次手术是比较常见的，10% 的胃绑带都需要在长时间后移除。

拓展阅读

[1] Burton, P.R., Yap, K., Brown, W.A. et al. (2010). Effects of adjustable gastric bands on gastric emptying, supra- and infraband transit and satiety: a randomized double-blind crossover trial using a new technique of band visualization. *Obes. Surg.* 20 (12): 1690–1697.

[2] Courcoulas, A.P., Christian, N.J., O'Rourke, R.W. et al. (2015). Preoperative factors and 3-year weight change in the Longitudinal Assessment of Bariatric Surgery (LABS) consortium. *Surg. Obes. Relat. Dis.* 11 (5): 1109–1118.

[3] Hjorth, S., Näslund, I., Andersson-Assarsson, J.C. et al. (2019). Reoperations after bariatric surgery in 26 years of follow-up of the Swedish obese subjects study. *JAMA Surg.* 154 (4): 319–326.

[4] O'Brien, P.E., Brennan, L., Laurie, C., and Brown, W. (2013). Intensive medical weight loss or laparoscopic adjustable gastric banding in the treatment of mild to moderate obesity: long-term follow-up of a prospective randomised trial. *Obes. Surg.* 23 (9): 1345–1353.

[5] O'Brien, P.E., Hindle, A., Brennan, L. et al. (2019). Long-term outcomes after bariatric surgery: a systematic review and meta-analysis of weight loss at 10 or more years for all bariatric procedures and a single-Centre review of 20-year outcomes after adjustable gastric banding. *Obes. Surg.* 29 (1): 3–14.

[6] Pretolesi, F., Camerini, G., Bonifacino, E. et al. (1998). Radiology of adjustable silicone gastric banding for morbid obesity. *Br. J. Radiol.* 71: 717–722.

第 16 章

胃袖状切除术

Sleeve Gastrectomy

Sherif Awad

介　绍

胃袖状切除术（SG）是目前全球开展最普遍的代谢与减重手术（MBS）。根据国际肥胖与代谢病外科联盟（IFSO）最新的第六次全球登记报告显示，SG 占所有代谢与减重手术的 50.2%。

SG 最初被提出是作为两阶段手术的第一阶段，以适用于 BMI 过高或风险过高（存在肥胖并发症）而无法接受特定的减重手术术式，如 Roux-en-Y 胃旁路手术（RYGB）或十二指肠转位术（DS）。然而，数据显示 SG 能够实现优异而持久的减重效果，使其成为一种独立的减重手术术式。SG 自提出以来，由于其较低的复杂性，较少的副作用以及降低未来手术并发症和再手术的潜力，在减重外科医生和患者中得到了广泛的认可。

患者选择

选择进行 SG 的患者，采用了 MBS 的标准指标（参见第 8 章）。

以下情况特别适合并首选 SG：

• 极高 BMI 和 / 或明显中心型肥胖的患者。

• 既往肠道或腹部手术史的患者，可能有大量的小肠粘连。

• 未来可能需要内镜干预的胆道疾病患者（SG 后可以进行诸如 ERCP 等的手术）。

• 有显著的肝病（由于非酒精性脂肪性肝病导致的早期肝硬化）和肾病（肾功能衰竭或等待肾移植）患者。

• 炎症性肠病患者（Crohn 病和溃疡性结肠炎）。

• 吸收不良（如乳糜泻）和具有特定饮食需求的患者（如严格素食主义者、素食者和乳糖或乳制品不耐受患者）。

• 糖尿病控制不良或存在发生餐后低血糖的高风险患者。

• 意图减少发生倾倒综合征的患者。

• 多学科团队（MDT）认为不会完全依从术后维生素或矿物质补充方案或可能不会定期进行随访的手术候选人。

以下情况应避免进行 SG：

• 严重的胃食管反流病（GERD）或食

管裂孔疝超过 3 cm 的患者。

- 已知患有 Barrett 食管的患者。

- 在少数情况下，具有严重的食管癌或胃癌家族史的患者。

术前准备

完成术前 MDT 评估后，根据术前 BMI，让患者开展 1～4 周的减肝饮食（LRD）。这种 LRD 饮食包括每天 800～1 000 kcal 的能量，低碳水化合物和低脂肪的食物替代奶昔。LRD 有助于缩小肝脏的左叶，其通常位于胃上方，需要在手术开始时拨开。

术前，患者还应该咨询术后快速康复（ERAS）的原则，这将更好地保证术后愈合并且减少并发症（参见第 13 章）。

手术方法

SG 手术采用腹腔镜（钥匙孔）技术，在全身麻醉下进行。患者在手术当天入院，并且如果有能力，自行走到手术室（而不是被推进或是置于推床）是很重要的。这将有助于向患者灌输 ERAS 和早期运动的原则。

患者平卧于减重手术台（可以支撑高达 350 kg 的重量），手臂伸直在手臂板上，腿要么绑在一起（由脚板支撑；图 16.1），要么分开，可以让外科医生站在中间。患者无需留置导尿管，也无需插入鼻胃管（符合 ERAS 原则）。术前预防性应用抗生素，并且使用小腿腓侧气压泵以减少围手术期静脉血栓栓塞（VTE）风险。

手术开始时，手术台将被调整至头部向上倾斜 15°～30°，以使腹内脂肪从上腹部落下，从而创建更大的腹腔空间。腹腔镜

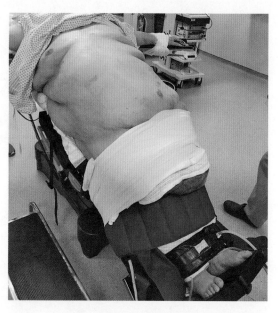

图 16.1　代谢与减重手术前典型的患者手术台定位。脚板用于避免患者在手术台上倾斜时滑落，手臂伸直以便于建立静脉输液管路，一块大的腹腔前围固定在手术台上。踝部和膝盖被束缚以防止在手术期间膝盖屈曲和踝部内翻。手术台以 30° 头部朝上倾斜，以便在上腹部获得更大的空间进行手术。

穿刺器被插入腹腔中（通常需要 4～5 个穿刺器），并建立 12～15 mmHg 的气腹压力。伸入一个肝脏拨开器来抬起肝左叶，使其远离胃部，便于胃的解剖和移位。

SG 手术垂直切除胃外侧从胃窦到 His 角（图 16.2）的 75% 胃部。手术中利用能量器械闭合拟切除区域即胃大弯部的血管，并且松解胃后壁粘连，使用专业的切割吻合器将胃沿着预定界限进行切断和封闭。通常使用 Bougie 管（根据外科医生偏好，常见尺码为 34～42 French）来实现均匀和标准化的胃切除。在切割胃的过程中，使用正确的技术以保证沿着胃的侧缘有一条直的钉合线非常关键。如果切缘钉合线"扭曲"，很可能导致胃袖状在进食时发生

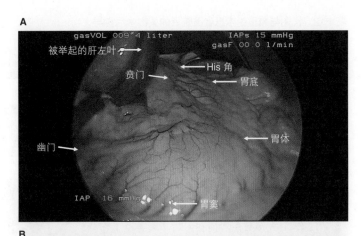

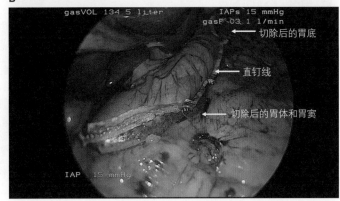

图 16.2　进行胃袖状切除之前（A）和之后（B）的术中图片。从 His 角局部至幽门前 3～5 cm 处游离胃的侧缘，约 75% 的胃外侧被切除以保证幽门旁大弯的充分切除。

旋转或功能性扭曲，从而导致严重的远期并发症（详见下文）。

　　手术结束时，大多数外科医生会仔细检查止血情况，并进行亚甲蓝或水下漏气测试以确保钉合线完整无损（钉合线处没有术中渗漏）。

　　SG 手术通常需要 45～90 分钟，具体时间取决于患者自身和手术情况。术后，患者会拔除气管插管，转移至麻醉后恢复单元（PACU），然后转移至专用的减重病房。

　　表 16.1 列举了作者通常在特定时间点使用的 ERAS 干预措施。术后第一天早晨通常要检查血常规，并且绝大多数患者都会在接受术后评估（表 16.2）后的 1～2 天内出院。作者不会进行常规造影检测。

表 16.1　代谢与减重手术后加速康复常规干预要点

ERAS 干预	益　处
缩短术前禁食时间（术前 2 小时可以口服清液）	避免脱水和围手术期恶心
术后 3 小时内尽早且每小时移动一次	降低肺部感染、VTE 风险，缓解肠内积气和"气腹"疼痛
鼓励肺活量训练（每次 30 分钟）	减少肺不张和肺部感染
早期口服摄入液体	减少恶心和术后肠梗阻
避免使用导尿管和鼻胃管	提高患者的舒适度，便于早期活动，降低感染风险
规律使用止吐药	减少术后恶心和呕吐
VTE 的物理和药物预防血栓形成	降低 VTE 风险

注：ERAS，术后加速康复；VTE，静脉血栓栓塞。

表 16.2　代谢与减重手术患者出院后的关键术后指导

内容	建议
术后营养	术后第 0～2 周流质饮食；第 2～4 周泥状或混合饮食；第 4～6 周柔软（易于咀嚼）食物；第 6 周起可以进食粗糙的食物
切口	3 天后可以洗澡；保持伤口干燥清洁
驾驶	术后 10～14 天能够保证安全紧急停车，可以驾驶 [a]
重返工作岗位	大多数患者能在术后 2 周重返工作岗位
锻炼	术后 6 周逐渐恢复剧烈运动和搬举重物
便秘	为达成每 2～3 天排便一次，应定期服用泻药防止便秘
其他	术后至少 6 周内不得饮酒，术后前 6 周内尽量不常规使用 NSAID

注：NSAID，非甾体抗炎药。
[a] 恢复驾驶应遵守国家规定，因地区而异。

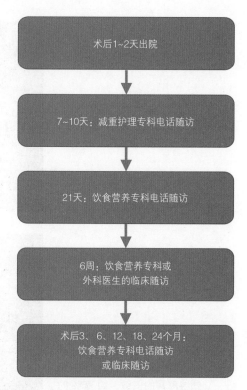

图 16.3　代谢与减重手术出院后的术后随访方案。

在 ERAS 和早期出院后，出于关键的安全考虑应在手术后的头几周内密切跟进患者情况（在何时以何种方式联系减重手术中心），以及时发现早期手术并发症或术后依从性的问题。图 16.3 为笔者的术后随访规范流程图。

SG 手术后的每日多种维生素和微量元素补充方案符合学会的建议。作者建议根据英国肥胖与代谢外科学会（BOMSS）的指导，如进一步阅读部分所述。

并发症

总体而言，减重手术是安全的，术后并发症的发生率很低。这一点非常值得注意，由于他们的高 BMI（这本身是术后并发症的独立危险因素）和严重的肥胖相关合并症（如糖尿病、睡眠呼吸暂停综合征、心血管疾病、行动不便等），接受手术的大部分患者在非减重外科医生的操作风险评估中会被认为是高手术风险群体。减少并发症不良后果的关键是早期监测和管理。因此，术前应对患者说明可能出现的并发症，这些并发症如何表现以及出现这些症状时应联系谁。

接受减重手术的患者通常年龄较小，具有生理代偿的趋势，以"隐藏"术后并发症。最敏感的标志是心动过速，如果没有确切的解释，应警醒医疗团队对其进行检查。腹部查体对 BMI 较高的患者而言常不可靠，临床团队通常依靠影像学（如 CT 扫描）或生命体征（体温、心动过速、低血压和呼吸频率升高）来确定术后恢复未达到预期的患者。减重术后再手术的指征（如再次行腹腔镜检查）应当降低。

早期并发症

这些在第 20 章 "术后管理和随访" 中有详细描述。总之，可能包括以下表现：

* 术后出血——可能需要输血或再次手术。
* 钉合线渗漏或中断——可能需要再次手术、介入放射学引导下引流或内镜支架置入。
* 腹部积液或脓毒症——可能需要静脉注射抗生素、介入放射学引导下引流或再次手术。
* 呼吸道感染或肺炎——需要在重症监护环境中使用抗生素、肺部理疗和 / 或呼吸支持进行治疗。
* 伤口或泌尿系统感染。
* 静脉血栓栓塞。

晚期并发症

这些并发症在 SG 后很少发生，可能包括以下情况：

* GORD。由于 SG 被认为是 "高压系统"，因此可能会出现 GORD 的症状（烧心、反酸、消化不良）或术前存在的症状可能会恶化。这些症状通常可以通过质子泵抑制剂（例如奥美拉唑或兰索拉唑）和饮食调整得到很好的控制。在严重的情况下，减重专科团队应进行内镜检查、荧光检查（钡餐检查）和 / 或 pH 和测压研究，以明确病因。这些原因可能包括食管裂孔疝（图 16.4；通过降低食管下段括约肌的功能）、幽门螺杆菌感染、袖状胃内的溃

疡 / 侵蚀或罕见的袖状胃 "功能性" 或螺旋扭曲（图 16.5）导致进食时出现机械梗阻。对于 MDT 商讨过的患者，可以进行矫正手术，例如裂孔疝的修复或 Roux-en-Y 胃旁路术的修正。

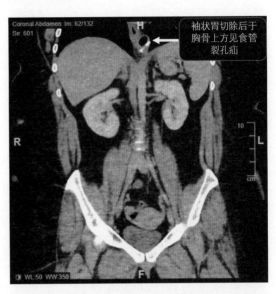

图 16.4　冠状位 CT 图像显示胃袖状切除术后出现食管裂孔疝，导致吞咽困难、进食后呕吐和胃食管反流症状。

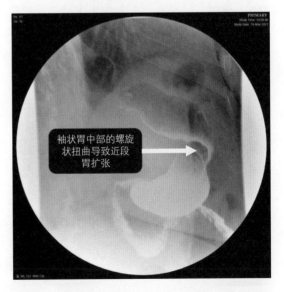

图 16.5　钡餐显示在胃袖状切除术后形成的螺旋状扭曲。这引起了进食疼痛、呕吐和反流症状。

- 吞咽困难（食物梗阻）和吞咽痛（进食时疼痛）。由于患者术后的饮食习惯显著改变，大多数患者在术后早期会出现吞咽困难和呕吐。这些需要咨询营养师，帮助患者在进食时遵循"20 秒法则"（小口进食，确保每一口都充分咀嚼并缓慢进食），这在绝大多数患者中能帮助避免上述问题。进食时疼痛（通常在胸骨下部 / 上腹区域）是由于咀嚼不够充分、大口进食、进食过快或暴饮暴食引起的。然而，尽管进行了饮食调整但症状持续存在的患者需要通过内窥镜检查、吞服钡剂和 / 或 CT 扫描进行进一步检查。可能的原因包括食管裂孔疝（图 16.4）、袖状胃内的束缚或狭窄，或袖状胃的功能性或螺旋形扭曲（图 16.5）。术后管理同样需要通过 MDT 方法进行广泛的评估，并在选定和适当的病例中进行修正手术。

- 体重反弹。任何接受过减重手术的患者都可能发生。随着时间的推移，袖状胃的尺寸会"拉伸"，导致胃体积增加 15%～20%。这通常与患者在手术后 2～5 年能够摄入的食物分量增加有关。通常建议患者对此有所预期，并相应地调整饮食行为和生活习惯，以减少体重反弹的风险和程度。

- Barrett 食管。数据表明，10%～20% 接受 SG 的患者可能会出现这种情况。对于 SG 术后内镜监测的价值，文献中存在争议。由于 Barrett 食管可能是一种癌前病变，如果在术后发现它，则需要根据当地和国家指南进行内镜监测。

临床结果

与其他减重手术一样，SG 与出色的临床结果相关，包括体重显著减轻、肥胖相关医疗问题的解决或缓解、活动能力和生活质量的改善以及许多"非规模性胜利"的实现（表 16.3）。患者通常讲述的"非规模性胜利"的例子包括弯腰系鞋带和陪孩子玩耍的能力、离家带孩子上学的能力、在公共交通工具上使用标准安全带以及购买商店里标准尺码衣服的能力。

表 16.3　胃袖状切除术后典型的临床疗效

临床表现	手 术 效 果
体重减轻	术后 12 个月体重平均减少总量的 25%～30%
2 型糖尿病	60%～80% 的 2 型糖尿病缓解或改善
阻塞性睡眠呼吸暂停（OSA）	CPAP 压力降低或 OSA 缓解
高血压	60% 的高血压缓解或改善
慢性肾脏或肝脏疾病	肾功能和肝功能的改善以及体重的减轻有助于进入器官移植等候者名单
多囊卵巢综合征和不育	提高生育能力和 / 或能够应用体外受精技术
关节炎和活动能力下降	减少疼痛或相关药物的使用，提高活动能力，减少关节置换需要，体重减轻也为关节置换术提供了可能

拓展阅读

[1] Wendy A Brown, Lilian Kow, Scott Shikora, Ronald Liem, Richard Welbourn, John Dixon, Peter Walton, Robin Kinsman 6th IFSO Global Registry Report. (2021). IFSO & Dendrite Clinical Systems, Oct 21.

[2] Gagner, M., Hutchinson, C., and Rosenthal, R.

(2016). Fifth International Consensus Conference: current status of sleeve gastrectomy. *Surg. Obes. Relat. Dis.* 12 (4): 750–756.

[3] O'Brien, P., Hindle, A., Brennan, L. et al. (2019). Long-term outcomes after bariatric surgery: a systematic review and meta-analysis of weight loss at 10 or more years for all bariatric procedures and a single-centre review of 20-year outcomes after adjustable gastric banding. *Obes. Surg.* 29 (1): 3–14.

[4] O'Kane, M., Parretti, H.M., Pinkney, J. et al. (2020). British obesity and metabolic surgery society guidelines on perioperative and postoperative biochemical monitoring and micronutrient replacement for patients undergoing bariatric surgery – 2020 update. *Obes. Rev.* 21: e13087.

第 17 章

Roux-en-Y 胃旁路术

Roux-en-Y Gastric Bypass

Selwan Barbat and Abdelrahman Nimeri

胃旁路术的历史

Roux-en-Y 胃旁路术（RYGB），最初是 1966 年由 Ito 和 Mason 医生根据胃溃疡切除术后观察到的体重减轻现象而开发的一种术式。该手术最初采用的方案是横断胃并建立一个较大的胃囊，旁路选择为单环路回肠。但由于 Loop 回路在术后会导致胆汁反流，因此被修改为今天我们目前所熟知的 Roux-en-Y 术式。

1994 年，Wittgrove 使用端端吻合技术和不闭合肠系膜缺损的方式开展了第一批腹腔镜 RYGB 手术。伴随着该术式的成功，手术开展呈指数级增长。当时开展采用的术式包括创建一个小胃囊，胆胰支 70 cm，消化支 150 cm。

由于在 RYGB 手术中需进行两次吻合的技术挑战，Rutledge 医生开发了 "mini 胃旁路术"（也被称为 omega 环路术，单吻合口旁路术）。这个术式包括一个较狭长的胃囊，然后在 Treitz 韧带远端 150～200 cm 处进行环形胃空肠造口。尽管简化了操作难度，但与传统 RYGB 相比，这种相对简单的术式带来了更多的术后反流。

RYGB 是除胃袖状切除术外的第二种常见的手术，在美国所有的减重手术中约占 23%。

RYGB 减重的代谢及手术机制

热量限制

RYGB 的作用机制是多因素的。最简单的作用机制是 RYGB 限制热量摄入，胃小囊通常仅能够容纳大约 20～30 mL 的液体。我们知道控制碳水化合物摄入的热量限制饮食对胰岛素抵抗和 β 细胞功能都具有改善作用。在 RYGB 术后早期，肥胖患者每天可能会减少大约 600～800 kcal 的热量摄入，这将有助于减轻体重。然而，研究表明，单纯的热量限制并不是改善代谢和减轻体重的唯一机制。与 RYGB 相比，单纯的热量限制对 GIP、GLP-1 和葡萄糖水平并没有显著性的影响。

饥饿素

除了 RYGB 的限制性特性外，还有一些代谢因素参与到与 RYGB 相关的体重减轻中。饥饿素是一种胃肠道的内分泌细胞所分泌的激素，它是一个由 28 个氨基酸组成的多肽，在控制体重平衡方面发挥着重要作用。饥饿素能刺激食欲，影响脂肪组织中葡萄糖的利用率，并促进肝脏脂肪生成。最近一项纳入 16 项研究的荟萃分析发现，饥饿素水平在 RYGB 术后短期（＜3 个月）会显著下降，但在 RYGB 术后长期（＞3 个月）会上升。没有发现饥饿素水平与胃小囊大小、消化支或胆胰支长度有关。RYGB 术后长期饥饿素水平下降不足可能是由于不完全切除胃底而导致的，这与胃袖状切除术不同。

肠促胰岛素

肠促胰岛素是一组代谢类激素，能刺激血糖水平的下降。这类激素常在餐后释放，可促进胰岛素的分泌并抑制胰高血糖素的释放。

胰高血糖素样肽-1（GLP-1）是一种由 30 个氨基酸组成的多肽类激素，主要由回肠远端和结肠的肠道内分泌 L 细胞产生和分泌。GLP-1 主要分两个阶段释放：早期于餐后 10～15 分钟，晚期于餐后 30～60 分钟。其作用机制之一是延迟胃的排空，从而减少自身的分泌量。GLP-1 刺激胰岛素的分泌并抑制胰高血糖素的释放。2017 年发表的一项针对 24 项研究的荟萃分析指出，RYGB 后，餐后的 GLP-1 水平升高，而空腹水平保持不变。较短的消化支也可提高 GLP-1 水平。糖尿病状况、体重减轻百分比或胆胰支长度对血清 GLP-1 水平变化无显著影响。目前认为 RYGB 后 GLP-1 分泌增加是由于胃小囊的过小体积和食物快速进入小肠所导致的。

抑胃肽（GIP）是一种由十二指肠和空肠的 K 细胞合成的，由 42 个氨基酸组成的多肽类激素。GIP 受体存在于胰腺的 β 细胞

中。这种激素还能增加胰岛素的分泌、减少 β 细胞的凋亡、促进 β 细胞的增殖，并且能促进脂肪生成和脂质积累。与 GLP-1 不同的是，它能刺激胰高血糖素的分泌，但不影响胃肠道的运动。RYGB 后，餐后 GIP 水平与手术前相比有所下降，这可能与食物绕过近端小肠有关。

酪氨酸多肽（PYY）是一种由回肠和结肠的 L 细胞分泌的多肽角蛋白，它也可以由大脑分泌。PYY 能够抑制胃部排空和肠道运动，它还通过中枢机制抑制食欲。一些研究表明，肥胖患者的空腹 PYY 水平下降。然而在 RYGB 术后，会出现与进食相关的 PYY 水平大幅升高。因此，肠道肽分泌变化可能会促进 RYGB 后体重减轻。

胆汁酸

胆盐是参与调节能量平衡的重要物质，可增加脂肪组织的能量消耗。胆汁酸有助于脂类的消化和吸收。胆汁酸也与核受体 FXR 结合，与进食行为的积极改变（抑制食欲）和改善葡萄糖耐量有关。胆汁酸的增加会调节 GLP-1 的分泌，从而调节糖代谢。胆汁酸在 RYGB 后明显增加。

前肠假说

关于 RYGB 后的糖尿病缓解机制有两种理论。前肠假说认为营养物质绕过十二指肠可阻止抗胰岛素激素的分泌。Rubino 等研究显示在限制十二指肠吸收营养物质后，大鼠的糖尿病得到缓解，而在恢复十二指肠摄入营养后，糖耐量受损又重新出现。

后肠假说

后肠假说认为，食物快速进入远端小肠

会刺激肠促胰岛素的分泌。如前所述，这将增加胰岛素生成，改善胰岛素抵抗并改善血糖控制。还有人认为，应该这两种理论相结合来解释术后糖尿病的缓解。

腹腔镜 RYGB 技术
（圆形、手工缝合和机器人 GJA），
结肠后与结肠前，
单层缝合与双层缝合 JJA

体位

基于外科医生的偏好，患者体位与医生站立的位置是可变的。一些外科医生喜欢站在患者的右侧，患者处仰卧位，手臂伸出双腿并拢。另一些医生喜欢"法式"体位，即外科医生站在患者的两腿之间，而患者处于平卧位（图 17.1）。

穿刺套管位置

随着越来越多的外科医生进行减重手术，穿刺套管放置方法也变得越来越多样化。然而，与非肥胖患者的手术不同，穿刺套管的外部标记可能具有欺骗性，从而导致手术操作困难。值得注意的是 RYGB 因其术式的特殊性，需要在结肠下和结肠上两个区域进行吻合，这进一步说明了穿刺套管位置选择的重要性，以便以最小的难度完成手术。许多患者的腹壁很厚，包含大量皮下组织。因此，应将套管放置在朝向肠系膜基部或中线的方向，有助于避免在手术关键操作部分由于器械移动困难而影响操作的情况。

下面是作者根据内部解剖学而选择的穿刺套管放置的案例：

- 主操作孔（12 mm 套管）——左上腹、肋下和锁骨中线：我们在没有预先建立气腹的情况下，用 10 mm 零度镜经脐进腹。该区域通常无手术粘连。此外，该位置允许我们确定观察孔最佳选择位置。气腹前可让麻醉医师用口胃管进行胃内减压。

- 观察孔（5 mm 套管）：我们预定选择位置为腹中线，以 45° 角进入腹壁，朝向肝镰状韧带作为观察孔。

- 右侧套管（12 mm 套管）：位于腹右

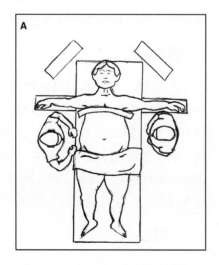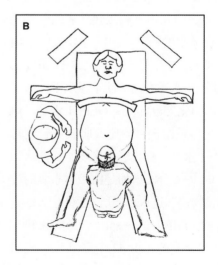

图 17.1　A. 标准仰卧位；B. 双腿分开（"法式"）姿势。

侧，锁中线位置，并朝结肠系膜根部倾斜，以便它可以与肠道间隙、Treitz 韧带形成三角定位。

- 左下部套管（12 mm 套管）：位于观察孔左侧，锁中线位置。朝向横结肠系膜的根部。主要用于建立肠-肠吻合口的器械进入。
- 肝脏牵开器（5 mm 套管）：使用 Nathanson 牵引器，位于剑突下（图 17.2）。

以下描述是作者如何进行 RYGB 的具体操作。讨论了许多不同变化方案，但是操作原则不变。

空肠-空肠吻合术

外科医生位于患者的右侧，助手位于患者的左侧。第一步是暴露分离大网膜，将其置于横结肠上方，然后塞入肝脏下方。在测量胆胰支长度时，定位 Treitz 韧带并清点小肠距离。根据患者的 BMI，胆胰支的长度选择范围为 50 ~ 150 cm。测量胆胰支时，近端小肠指向 Treitz 的韧带，确保拟吻合的肠段在视野内。一旦确定了横断位置，选用

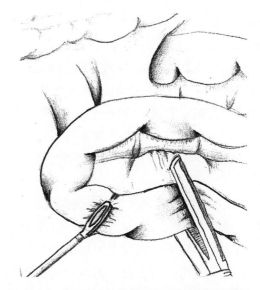

图 17.3　用直线切割闭合器测量胆胰支并横断。

60 mm 直线切割闭合器横断小肠（图 17.3）。

使用超声刀离断肠系膜根部血管，小心操作裸化预定切除的小肠系膜血管。对横断小肠远端再次进行清点测量，以明确消化支的长度。操作中注意肠道的方向避免建立 Roux-en-O 盲袢。我们的消化支长度选择范围为 75 ~ 100 cm，具体取决于患者的 BMI。一旦确定了在消化支吻合部位，将胆胰支的末端并排与消化支放置，预先缝合固定便于切割闭合。胆胰支与消化支预定吻合端分别切开小孔，通过左下部 12 mm 套管将 60 mm 直线切割闭合器置入两支的小孔内，进行侧侧吻合。使用可吸收缝线关闭侧孔。

肠-肠吻合术后的肠系膜缺损使用不可吸收线连续缝合关闭，缝合部位由系膜一路延伸至闭合肠段的肌层。

建立胃小囊

肝脏牵开器展开固定后，先解剖 His 角和胃食管交界处（GEJ）的脂肪垫，从而暴

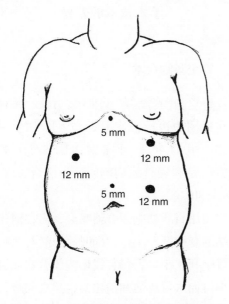

图 17.2　作者所描述的穿刺套管放置的示例。

露 His 角，随后置入肝脏牵开器的一叶，暴露 His 角部位的胃底。

接下来沿胃小弯，距离 GEJ 约 4 cm 处，在胃肝韧带中打开一个缺口进入小网膜囊。由右上穿刺套管置入 60 mm 直线切割闭合器，横向切割胃。注意不要太靠近胃大弯侧，进而影响大弯侧残胃将胃液排空到十二指肠。

由左下腹套管置入肠钳，朝向 His 角牵拉并展平小胃囊，从而防止建立胃小囊时残留过多的胃后壁。通过左上穿刺套管置入 60 mm 直线切割闭合器，垂直横截面朝向 His 角的方位逐步切割制作胃小囊。在直线切割闭合器切割前，需经口置入一根 34Fr 的 Bougie 管，直线切割闭合器在其引导下，紧贴 Bougie 管切割，从而防止过多胃后壁残留致使胃小囊过大。需将胃小囊与残余大弯侧胃完全分离。

胃空肠吻合

笔者选择结肠前胃空肠吻合。通过超声刀分离网膜至横结肠的水平。然后找到先前建立的消化支，随后以顺时针方向拉动并带到胃小囊部位。消化支盲端应朝向患者的左侧，远端朝向患者的右侧。

胃空肠吻合由内而外分 4 层。首先使用可吸收缝线连续缝合，固定胃-肠相对位置但不打结。超声刀分别打开一个长约 1.5 cm 的胃和小肠切口。使用可吸收缝线连续缝合胃肠吻合口后壁外层（肌层及浆膜层）。后壁内层（肌层及黏膜层）则使用另一根可吸收缝线连续缝合。在缝合吻合口前壁内层前，将 34Fr 的 Bougie 管通过胃肠吻合口并进入消化支远端。前壁内层衔接后壁内层缝线，继续连续缝合关闭前壁内层。最后使用第 4 条可吸收缝线关闭前壁前层（肌层及浆膜层），最终与最先缝合的后壁外层衔接，完成整个缝合。随后移除 34Fr Bougie 管。Peterson 孔是横结肠肠系膜和消化支肠系膜之间的缺损，需要用不可吸收线连续荷包缝合关闭。

测漏

进行术中胃镜复查。在助手阻塞吻合口远端的消化支后，腹腔内注入无菌水进行测漏。胃镜进入胃内以了解吻合口的通畅情况，评估是否有出血，并了解是否存在渗漏。如果存在泄漏，则在术中进行定位，并即刻进行修复。一旦突破吻合口且没有发现渗漏或出血后移除胃镜。

疼痛管理

套管针放置后，手术期间采用布比卡因阻滞腹横肌平面。从而减少术中和术后麻醉药物用量。

手术技术的差异

胃空肠吻合术

胃空肠吻合术有三种主要方法。每种方法在插图中进行描述（图 17.4）。如上一节所述（图 17.4C），手工吻合（HSA）。第二种方法是利用直线切割闭合器吻合（LSA）（图 17.4B）。

使用直线切割闭合器吻合，需在消化支末端的肠壁开一小口，同时胃小囊与之相对的胃壁开一小口，将直线切割闭合器通过两个小口伸入胃小囊和消化支，建立吻合，然后采用可吸收缝线连续缝合关闭共同侧孔。

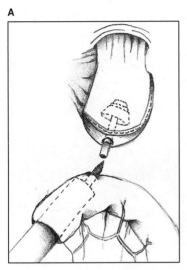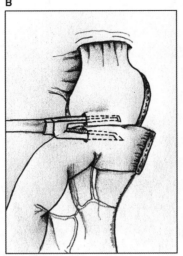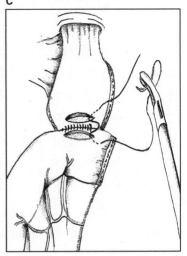

图 17.4　A. 管状切割吻合器吻合（CSA）；B. 直线切割吻合（LSA）；C. 手缝吻合（HAS）。

第三种方法是使用管状切割吻合器（CSA）伴或不伴 OrVil 进行胃空肠吻合（图 17.4A）。管状切割吻合器的钉砧通过胃切口或使用 OrVil 穿过胃小囊置入。为了让管状切割吻合器进入腹腔，必须扩张腹壁切口，通常选择右上腹部套管孔，需要在管状切割吻合器外周放置切口保护器。术中需打开消化支，建立一个适合允许管状吻合器进入的切口。在确定好合适的吻合位置后，管状吻合器的尖端穿透肠壁并与胃小囊处钉砧连接。旋紧并击发吻合器从而建立管状吻合。通常选择直径 25 mm 管状吻合器。吻合器移除后必须闭合右上腹套管部位的扩张组织，并切除消化支肠段的切口部肠段。

多年来，人们一直在讨论这三种方法的优劣，以及是否存在一种更好的替代方法。关于三种方法的优劣，仍然莫衷一是。大多数研究表明，这三种技术在减重效果方面没有差异。然而，在成本和并发症方面存在差异问题。CSA（管状吻合器）被认为成本最高，其次是 LSA（直线切割闭

合器），最后是 HSA（手缝吻合）。关于狭窄的发生则有不同的结果。尽管许多研究表明 CSA 的狭窄率和吻合口溃疡发生率较高，但也有研究结果指出 CSA 的狭窄发生率较低或与另两种没有差异。然而，与 LSA 和 HSA 相比，CSA 确实具有更高的术后出血和伤口感染率，LSA 和 HAS 关于术后吻合口瘘的发生率似乎没有差异。总体而言，三种技术发生并发症的发生率差异小，因此建议外科医生选择他们认为便于操作的技术，因为上述方法都被证实是安全的，且具有相似的减重效果。

空肠–空肠吻合术

不同于胃空肠吻合术有多种方式，空肠–空肠吻合术各方案接近。大多数人使用直线切割闭合器进行吻合。也有人采用双吻合器的方案。该方案是通过在近端用一个吻合器击发，然后在远端用另一个吻合器来击发，以使共同开口位于吻合口的中央。这也会导致吻合口过大。其他技术上的差异还包

括关闭小肠切口的方式（吻合器缝合 *vs.* 手工缝合）。

目前，比较单向空肠-空肠吻合技术与双向空肠-空肠吻合技术的研究较少。Munier 等进行的一项回顾性研究，纳入了 626 例单向空肠-空肠吻合术患者和 701 例双向空肠-空肠吻合术患者。结果显示，经缝合关闭共同肠切开口：单向组有 11 例患者术后发生早期术后小肠梗阻（SBO），双向组则未观察到该并发症；但双向吻合组出血率较高。此外，最新研究表明，使用双向吻合技术或长度大于 60 mm 的空肠-空肠吻合术会增加罕见并发症逆行肠套叠的风险。

结肠前胃空肠吻合术与结肠后胃空肠吻合术

当将消化支转移到胃小囊区域实施胃空肠吻合术时，有两种方法可以将小肠带到结肠上的位置。第一种是结肠前，其中的消化支通过横结肠前到达胃小囊。第二种方法是让小肠通过横结肠系膜缺损，即结肠后。对于这两种方法有不同观点。一方面，一些人认为，由于横结肠膨胀，结肠前入路可能导致胃空肠造口张力增加，最终可能导致吻合口溃疡或狭窄发生率增加。Ribeiro-Parenti 等回顾了 1 500 名接受 RYGB 的患者，其中 572 例为结肠前胃空肠吻合术，928 例为结肠后胃空肠吻合术。结果显示，结肠前胃空肠吻合术组的狭窄率增加，结肠后胃肠吻合术组的内疝或出血发生率没有增加。Ribeiro-Parenti 等还发表了一项研究，表明结肠前吻合术后吻合口溃疡发生率较高。然而，必须注意的是，该研究所有的胃空肠吻合术都是由管状吻合器方法建立的。

相反，Harakeh 等在 2016 年发表的一项荟萃分析显示，与结肠前胃空肠吻合术组相比，结肠后胃空肠吻合术组的肠梗阻和内疝发生率增加，该研究大多数患者采用了直线切割闭合器进行胃空肠吻合术。另外，Quezada 等对 3 656 例 RYGB 患者（26.3% 为结肠后胃空肠吻合术）进行了回顾性分析，得出结肠后胃空肠吻合术组急性肠梗阻和内疝的风险增加。

外科医生必须选择适合他们操作的手术方案。以上两种方案都被认为是安全的，每种方法都有其益处和风险。外科医生必须意识到每种方法的潜在风险，以确保患者的长期安全。

肠系膜缺损的闭合

根据操作方式的不同，实施 RYGB 会产生 2～3 个肠系膜缺损。结肠后胃空肠吻合术中，有两个肠系膜缺损。Peterson 肠系膜缺损是指结肠前消化支肠系膜和横结肠肠系膜之间的间隙。第二个是在空肠-空肠吻合口处，胆胰支肠系膜和消化支之间的肠系膜缺损。在结肠后胃空肠吻合术中，一个额外的肠系膜缺损是由于消化支穿过横结肠系膜形成的。这些肠系膜缺损是潜在的小肠内疝空隙，闭合这些缺损是否会降低相关风险仍存在争议。

Stenberg 等开展了一项瑞典研究，随机筛选 2010 年 5 月至 2011 年 11 月的 12 个中心研究。在此期间，2 503 例患者接受了结肠前 RYGB，其中 1 259 例患者接受了肠系膜缺损闭合，1 248 例患者没有闭合。经过三年的随访，闭合组因肠梗阻而再次手术案例显著降低，然而该组由于系膜扭转导致术后早期肠梗阻案例增加。

术中胃镜检查及术后造影检查

传统理念要求患者在手术后保持禁食（NPO）直到第二天早上消化道造影排除吻合口瘘。多项研究表明，这并不会增加术后瘘的检出率，反而增加住院时间和费用。

术中胃镜检查已越来越广泛地用于评价术中吻合情况，胃镜用于评估胃空肠吻合的通畅性、有无渗漏和出血。Haddad 等回顾了 2 311 名伴有 LSA（直线切割吻合器吻合）的腹腔镜 RYGB 的患者。术中每个患者都进行了胃镜检查。有 80 例患者（3.5%）术中发现渗漏，其中 46 例（2%）进行了缝合加固。有 4 例发生术后渗漏（0.2%），其中 2 例是在术中发现渗漏并进行缝合加固的患者。因此术中胃镜有助于发现渗漏，提高安全性，但失败率或术后并发症发生率约0.3%。Valenzuela-Salazar 等一项随机对照研究，比较 50 例术中行胃镜检查的患者和50 例未行胃镜检查的患者。胃镜组吻合口并发症发生率显著降低（0% *vs.* 8%），且住院时间较短，但手术时间较长。

机器人 RYGB 与腹腔镜 RYGB

自手术机器人发展以来，人们对它在RYGB 中的应用越来越感兴趣。许多研究比较了腹腔镜和机器人实施 RYGB 的安全性，但结论不尽相同。Smeenk 等在单中心试验中比较了 100 例机器人 RYGB 和 100 例腹腔镜 RYGB 手术结果，研究显示机器人RYGB 手术耗时显著增加，主要并发症发生率更高，但在总并发症发生率、病死率或住院时间方面没有总体差异。然而，Celio 等通过数据库对腹腔镜和机器人 RYGB 的手术结果进行了配对比较分析，结论显示尽管控制了患者变量，机器人 RYGB 术后早期并发症发生率更高，包括再手术率、吻合口溃疡、狭窄和吻合口瘘发生率。他们建议采用腹腔镜下 RYGB 降低围手术期风险。

更有争议的是 Buchs 等的一项研究，在该研究中，他们评估了 389 名腹腔镜 RYGB患者和 388 名接受机器人 RYGB 的患者。机器人 RYGB 组的手术时间更长，但中转开腹率、术后胃肠瘘发病率更低，且住院时间更短。

随着越来越多的机器人的使用，机器人技术的改进和新的机器人公司的崛起都在降低临床成本，因此需要更多的研究来比较机器人 RYGB 与腹腔镜 RYGB 的安全性。

并发症

虽然微创 RYGB 是一种安全的手术，但没有任何手术是没有潜在并发症的。多项研究表明，RYGB 的总病死率在 0.04%～0.1%。在本节中，我们将介绍一些常见的 RYGB 后并发症。

吻合口溃疡

吻合口溃疡发生在胃空肠造口吻合处。吻合口溃疡的总发生率为 0.4%～11%。一些常见的风险因素造成了文献中的高发病率。其中一个风险因素就是吸烟。Dittrich等最近的一项研究对 249 名 RYGB 患者进行了为期两年的随访。他们提出吻合口溃疡发生率为 10.8%，其中 66.7% 的吻合口溃疡发生在术后的第一年。他们发现，既往吸烟者和现在吸烟者的风险相当，但比不吸烟者高 4.6 倍。此外，吸烟引起吻合口溃疡似乎是一个长期的风险因素。Spaniolas

等通过全州规划与研究合作系统数据库（statewide planning and research cooperative system database）的结果证明，吻合口溃疡在 RYGB 术后 8 年累积发病率为 17.8%。

其他常见的风险因素包括术后使用非甾体抗炎药（NSAID）和皮质类固醇。许多研究建议使用质子泵抑制剂（PPI）来降低吻合口溃疡的发生率。

多项研究也分析了许多其他因素，但结果各不相同。如前所述，建立胃空肠吻合的三种技术差异可能导致吻合口溃疡，即许多研究表明 CSA 具有更高的狭窄和吻合口溃疡发病率，但也有一些研究表明没有差异。

吻合口瘘

与其他并发症相比，通常认为吻合口瘘有更高的发生率和再手术风险，其发生率为 0.6%～4.4%。在一项评估 4 444 名 RYGB 患者的纳入 11 个中心的大型研究中，1% 的患者出现吻合口瘘。大多数发生在胃空肠吻合口（28/44）和空肠-空肠吻合口（7/44），其余发生在胃小囊和残胃切缘。与 CSA 相比，HAS 术后瘘发病率更高，而 LSA 术后瘘发病率最低。在并发瘘的患者中，89% 的患者需要再次手术，3 名患者（7%）死亡。

导致吻合口瘘的一个操作风险因素为结肠前与结肠后吻合方式。研究表明，结肠前吻合可能会导致胃肠吻合口张力增加，最终导致更高的瘘发病率。胃空肠吻合方案也显示出不同术后瘘发病率差异，比如上面的一项研究表明，HSA 的术后瘘发病率较高，而另外一些研究却显示该技术的瘘发病率较低。

有学者对于可能减少吻合口瘘的技术有一些建议，一些研究建议使用纤维蛋白密封剂或使用钉线加固以降低吻合口瘘的发生率。此外，还有研究建议在术中采用气密方案测漏，以便及早发现瘘口并进行修复。

内疝

根据 RYGB 操作的不同，内疝有可能在三个部位发生。一是肠系膜缺损的空肠-空肠吻合口，另一个是在消化支肠系膜和横结肠肠系膜之间（Peterson 缺损），第三个是结肠后吻合条件下消化支与横结肠肠系膜缺损的部位。

内疝的发生率在 0.2%～9%。多年来，是否封闭肠系膜缺损一直存在争议。一项研究评估了 667 例患者（346 例 Peterson 缺损闭合，其余未闭合），结果显示未闭合组的内疝发生率增加（0.1% vs. 0.02%）。

一项包括 6 项观察性研究和 2 项随机对照试验（RCT）的系统回顾研究得出了一个中等确定性的结论，即在手术时关闭所有肠系膜缺损降低了内疝和内疝相关的小肠梗阻再手术的风险。

一项大型单中心研究评估了 2 093 例腹腔镜下 RYGB 患者。421 例没有关闭缺损，1 672 例关闭全部缺损。未闭合组内疝的发生率明显高于对照组（1.66% vs. 0.78%）。

当发生内疝时，早期发现是很重要的。内疝的症状多变，但大多数都表现为腹部隐痛。疼痛可以被描述为持续性、绞痛的深压痛，有些可能与进食或排便有关。

主要考虑 CT 检查，因为它对明确内疝具有很高的准确性。肠系膜漩涡征、血管充盈、肠壁水肿和肠袢扩张等症状都可能与内疝相关。然而，如果患者影像学检查阴性但腹痛持续发作，则建议采用腹腔镜探查。一项单中心研究评估了 574 例 RYGB 患者，内疝发生率为 0.5%，研究显示通过腹腔镜探查明确内疝的患者中，CT 检查的假阴性率为 44%～50%。

结　果

关于 RYGB 术后疗效的研究结果存在差异。最令人感兴趣的结果之一是减重疗效。McTigue 等发表了一项队列研究，纳入 6 233 名 RYGB 患者。该研究显示 RYGB 术后 1 年，患者平均总体重减轻百分比（%TWL）为 29.1%。5 年后平均 %TWL 维持在 24.1%。在 Adams 等的一项观察性研究中，RYGB 术后 2 年的平均 %TWL 为 35.0%，术后 6 年平均 %TWL 为 28%，术后 12 年 %TWL 保持在 26.9%，从而证明 RYGB 能够维持长期减重效果。

同样，在一项随机对照试验中，Cummings 等表明，RYGB 术后 1 年的 %TWL 为 25.8% ± 14.5%。该研究还显示，患者在 RYGB 术后 1 年均达到 2 型糖尿病（T2DM）缓解，术后 3 年缓解率为 84.3%，5 年缓解率为 86.1%。通过比较 RYGB 与强化生活方式干预的 2 型糖尿病疗效随机对照试验（RCT）中，两组间研究对象在基线具有相似的糖化血红蛋白水平，结果显示 RYGB 组患者治疗后一年糖尿病缓解更高（60.6% vs. 5.9%）。

高血压是评估 RYGB 疗效的另一项常见指标。一项随机、单中心非盲研究评估了 96 名使用 > 2 种高血压药物的患者：49 例患者接受 RYGB，47 例患者仅接受保守治疗。主要终点是患者同时可减少 > 30% 的高血压药用药量，在 12 个月时维持收缩压 < 140 mmHg。RYGB 患者减少 83.7% 用药量而保守治疗组仅减少 12.8%。RYGB 组的高血压缓解率为 51%，而保守治疗组患者在 12 个月时均无法停用降压药。在许多其他研究中也观察到了类似的缓解率。

结　论

目前，RYGB 是全球开展第二多的减重术式，且每年的手术数量都在增加。在手术操作时，可以选择不同的技术完成。归根结底，每一种技术都有各自的风险和益处。笔者的建议是让外科医生找到自我感觉最合适的技术，以便有效地实施操作，减少并发症。RYGB 是一种低风险的手术，病死率和并发症发生率都很低。然而，人们必须意识到在 RYGB 存在与其他减重术式不同的独特并发症可能。总的来说，RYGB 手术后可达到 TWL 25%～35% 的理想减重效果，且可以维持长达 12 年。另外，相较于胃袖状切除术和胃绑带术，其术后糖尿病和高血压缓解率较高。

拓展阅读

[1] Abdeen, G. and le Roux, C.W. (2016). Mechanism underlying the weight loss and complications of Roux-en-Y gastric bypass. Review. *Obes. Surg.* 26 (2): 410–421.

[2] Abellán, I., López, V., Lujan, J. et al. (2015). Stapling versus hand suture for gastroenteric anastomosis in Roux-en-Y gastric bypass: a randomized clinical trial. *Obes. Surg.* 25 (10): 1796–1801.

[3] Adams, T.D., Davidson, L.E., Litwin, S.E. et al. (2017). Weight and metabolic outcomes 12 years after gastric bypass. *N. Engl. J. Med.* 377 (12):

1143–1155.

[4] Al Harakeh, A.B., Kallies, K.J., Borgert, A.J. et al. (2016). Bowel obstruction rates in antecolic/antegastric versus retrocolic/retrogastric Roux limb gastric bypass: a meta-analysis. *Surg. Obes. Relat. Dis.* 12 (1): 194–198.

[5] Albaugh, V.L., Banan, B., Ajouz, H. et al. (2017). Bile acids and bariatric surgery. *Mol. Aspects Med.* 56: 75–89.

[6] Altinoz, A., Maasher, A., Jouhar, F. et al. (2020). Diagnostic laparoscopy is more accurate than computerized tomography for internal hernia after Roux-en-Y gastric bypass. *Am. J. Surg.* 220 (1): 214–216.

[7] Amor, I.B., Kassir, R., Debs, T. et al. (2019). Impact of mesenteric defect closure during laparoscopic Roux-en-Y Gastric Bypass (LRYGB): a retrospective study for a total of 2093 LRYGB. *Obes. Surg.* 29 (10): 3342–3347.

[8] Barbat, S.D., Thompson, K.J., Raheem, E. et al. (2020). Bariatric surgery outcomes when assisted by fellows and residents: an MBSAQIP analysis of 477,670 patients. *Surg. Obes. Relat. Dis.* 16 (5): 651–657.

[9] Batterham, R.L., Heffron, H., Kapoor, S. et al. (2006). Critical role for peptide YY in protein-mediated satiation and body-weight regulation. *Cell Metab.* 4: 223–233.

[10] Bendewald, F.P., Choi, J.N., Blythe, L.S. et al. (2011). Comparison of hand-sewn, linear-stapled, and circular-stapled gastrojejunostomy in laparoscopic Roux-en-Y gastric bypass. *Obes. Surg.* 21 (11): 1671–1675.

[11] Benotti, P., Wood, G.C., Winegar et al. (2014). Risk factors associated with mortality after Roux-en-Y gastric bypass surgery. *Ann. Surg.* 259 (1): 123–130.

[12] Berggren, J., Lindqvist, A., Hedenbro, J. et al. (2017). Roux-en-Y gastric bypass versus calorie restriction: support for surgery per se as the direct contributor to altered responses of insulin and incretins to a mixed meal. *Surg. Obes. Relat. Dis.* 13 (2): 234–242.

[13] Bohdjalian, A., Langer, F.B., Kranner, A. et al. (2010). Circular- vs. linear-stapled gastrojejunostomy in laparoscopic Roux-en-Y gastric bypass. *Obes. Surg.* 20 (4): 440–446.

[14] Bordonaro, V., Brizi, M.G., Lanza, F. et al. (2020). Role of CT imaging in discriminating internal hernia from aspecific abdominal pain following Roux-en-Y gastric bypass: a single high-volume centre experience. *Updates Surg.* 72 (4): 1115–1124.

[15] Buchs, N.C., Morel, P., Azagury, D.E. et al. (2014). Laparoscopic versus robotic Roux-en-Y gastric bypass: lessons and long-term follow-up learned from a large prospective monocentric study. *Obes. Surg.* 24 (12): 2031–2039.

[16] Carmody, B., DeMaria, E.J., Johnson, J.M. et al. (2005). Internal hernia after laparoscopic roux-en Y gastric bypass. *Surg. Obes. Relat. Dis.* 1: 511–516.

[17] Celio, A.C., Kasten, K.R., Schwoerer, A. et al. (2017). Perioperative safety of laparoscopic versus robotic gastric bypass: a propensity matched analysis of early experience. *Surg. Obes. Relat. Dis.* 13 (11): 1847–1852.

[18] Chaar, M.E., Lundberg, P., and Stoltzfus, J. (2018). Thirty-day outcomes of sleeve gastrectomy versus Roux-en-Y gastric bypass: first report based on metabolic and bariatric surgery accreditation and quality improvement program database. *Surg. Obes. Relat. Dis.* 14 (5): 545–551.

[19] Cho, M., Pinto, D., Carrodeguas, L. et al. (2006). Frequency and management of internal hernias after laparoscopic antecolic antegastric roux-en Y gastric bypass without division of the small bowel mesentery or closure of mesenteric defects: review of 1400 consecutive cases. *Surg. Obes. Relat. Dis.* 2: 87–91.

[20] Clapp, B., Hahn, J., Dodoo, C. et al. (2019). Evaluation of the rate of marginal ulcer formation after bariatric surgery using the MBSAQIP database. *Surg. Endosc.* 33 (6): 1890–1897.

[21] Climent, E., Goday, A., Pedro-Botet, J. et al. (2020). Laparoscopic Roux-en-Y gastric bypass versus laparoscopic sleeve gastrectomy for 5-year hypertension remission in obese patients: a systematic review and meta-analysis. *J. Hypertens.* 38 (2): 185–195.

[22] Coblijn, U.K., Lagarde, S.M., de Castro, S.M. et al. (2015). Symptomatic marginal ulcer disease after Roux-en-Y gastric bypass: incidence, risk factors and management. *Obes. Surg.* 25 (5): 805–811.

[23] Coblijn, U.K., Lagarde, S.M., de Castro, S.M. et al. (2016). The influence of prophylactic proton pump inhibitor treatment on the development of symptomatic marginal ulceration in Roux-en-Y gastric bypass patients: a historic cohort study. *Surg. Obes. Relat. Dis.* 12 (2): 246–252.

[24] Cummings, D.E., Arterburn, D.E., Westbrook, E.O. et al. (2016). Gastric bypass surgery vs intensive lifestyle and medical intervention for type 2 diabetes: the CROSSROADS randomised controlled trial. *Diabetologia* 59 (5): 945–953.

[25] De Giorgi, S., Campos, V., Egli, L. et al. (2015). Long-term effects of Roux-en-Y gastric bypass on postprandial plasma lipid and bile acids kinetics in female non diabetic subjects: a cross-sectional pilot study. *Clin. Nutr.* 34 (5): 911–917.

[26] Di Palma, A., Liu, B., Maeda, A. et al. (2020). Marginal ulceration following Roux-en-Y gastric bypass: risk factors for ulcer development, recurrence and need for revisional surgery. *Surg. Endosc.* 35 (5): 2347–2353.

[27] Diaz Vico, T. and Elli, E.F. (2019). Utility of immediate postoperative upper gastrointestinal contrast study in bariatric surgery. *Obes. Surg.* 29 (4): 1130–1133.

[28] Dittrich, L., Schwenninger, M.V., Dittrich, K. et al. (2020). Marginal ulcers after laparoscopic Roux-en-Y gastric bypass: analysis of the amount of daily and lifetime smoking on postoperative risk. *Surg. Obes. Relat. Dis.* 16 (3): 389–396.

[29] Edwards, M.A., Jones, D.B., Ellsmere, J. et al. (2007). Anastomotic leak following antecolic versus retrocolic laparoscopic Roux-en-Y gastric bypass for morbid obesity. *Obes. Surg.* 17 (3): 292–297.

[30] Fehervari, M., Alyaqout, K., Lairy, A. et al. (2020). Gastrojejunal anastomotic technique. Does it matter? Weight loss and weight regain 5 years after laparoscopic Roux-en-Y gastric bypass. *Obes. Surg.* 31 (1): 267–273.

[31] Gonzalez, R., Lin, E., Venkatesh, K.R. et al. (2003). Gastrojejunostomy during laparoscopic gastric bypass: analysis of 3 techniques. *Arch. Surg.* 138 (2): 181–184.

[32] Gribsholt, S.B., Thomsen, R.W., Svensson, E. et al. (2017). Overall and cause-specific mortality after Roux-en-Y gastric bypass surgery: a nationwide cohort study. *Surg. Obes. Relat. Dis.* 13 (4): 581–587.

[33] Haddad, A., Tapazoglou, N., Singh, K. et al. (2012). Role of intraoperative esophagogastroenteroscopy in minimizing gastrojejunostomy-related morbidity: experience with 2,311 laparoscopic gastric bypasses with linear stapler anastomosis. *Obes. Surg.* 22 (12): 1928–1933.

[34] Hajibandeh, S., Hajibandeh, S., Abdelkarim, M. et al. (2020). Closure versus non-closure of mesenteric defects in laparoscopic Roux-en-Y gastric bypass: a systematic review and meta-analysis. *Surg. Endosc.* 34 (8): 3306–3320.

[35] Hang-Cheng, X., Ying-Chang, P., Jing-Wen, C. et al. (2019). Systematic review and meta-analysis of the change in ghrelin levels after Roux-en-Y gastric bypass. *Obes. Surg.* 29: 1343–1351.

[36] Holdstock, C., Zethelius, B., Sundbom, M. et al. (2008). Postprandial changes in gut regulatory peptides in gastric bypass patients. *Int. J. Obes. (Lond)* 32 (11): 1640–1646.

[37] Hutch, C.R. and Sandoval, D. (2017). The role of GLP-1 in the metabolic success of bariatric surgery. *Endocrinology* 158 (12): 4139–4151.

[38] Hutter, M.M., Randall, S., Khuri, S.F. et al. (2006). Laparoscopic versus open gastric bypass for morbid obesity: a multicenter, prospective, risk-adjusted analysis from the National Surgical Quality Improvement Program. *Ann. Surg.* 243 (5): 657–662.

[39] Jahansouz, C., Xu, H., Hertzel, A.V. et al. (2016). Bile acids increase independently from hypocaloric restriction after bariatric surgery. *Ann. Surg.* 264 (6): 1022–1028.

[40] Jiang, H.P., Lin, L.L., Jiang, X. et al. (2016). Meta-analysis of hand-sewn versus mechanical gastrojejunal anastomosis during laparoscopic Roux-en-Y gastric bypass for morbid obesity. *Int. J. Surg.* 32: 150–157.

[41] Jirapinyo, P., Jin, D.X., Zaqi, T. et al. (2018). A meta-analysis of GLP-1 after Roux-en-Y gastric bypass: impact of surgical technique and measurement strategy. *Obes. Surg.* 28: 615–626.

[42] Johnsen, E.M., Sidhu, G., Chen, J. et al. (2020). Roux-en-Y gastric bypass and sleeve gastrectomy for obesity-associated hypertension. *J. Invest. Med.* 69 (3): 730–735.

[43] Johnson, M., Distelmaier, K., Lanza, I. et al. (2016). Mechanisms by which caloric restriction improves insulin sensitivity in sedentary obese adults. *Diabetes* 65 (1): 74–84.

[44] Kang, X., Zurita-Macias, L., Hong, D. et al. (2016). A comparison of 30-day versus 90-day proton pump inhibitor therapy in prevention of marginal ulcers after laparoscopic Roux-en-Y gastric bypass. *Surg. Obes. Relat. Dis.* 12 (5): 1003–1007.

[45] Kojima, M., Hosoda, H., Date, Y. et al. (1999). Ghrelin is a growth-hormone-releasing acylated

peptide from stomach. *Nature* 402 (6762): 656–660.

[46] Lee, S., Carmody, B., Wolfe, L. et al. (2007). Effect of location and speed of diagnosis on anastomotic leak outcomes in 3828 gastric bypass cases. *J. Gastrointest. Surg.* 11 (6): 708–713.

[47] Lee, S., Davies, A.R., Bahal, S. et al. (2014). Comparison of gastrojejunal anastomosis techniques in laparoscopic Roux-en-Y gastric bypass: gastrojejunal stricture rate and effect on subsequent weight loss. *Obes. Surg.* 24 (9): 1425–1429.

[48] Lois, A.W., Frelich, M.J., Goldblatt, M.I. et al. (2015). Gastrojejunostomy technique and anastomotic complications in laparoscopic gastric bypass. *Surg. Obes. Relat. Dis.* 11 (4): 808–813.

[49] Lopera, C.A., Vergnaud, J.P., Cabrera, L.F. et al. (2018). Preventative laparoscopic repair of Petersen's space following gastric bypass surgery reduces the incidence of Petersen's hernia: a comparative study. *Hernia* 22 (6): 1077–1081.

[50] Marks, V.A., Farra, J., Jacome, F. et al. (2013). A bidirectional stapling technique for laparoscopic small bowel anastomosis. *Surg. Obes. Relat. Dis.* 9 (5): 736–742.

[51] Mason, E.E. and Ito, C. (1967). Gastric bypass in obesity. *Surg. Clin. North Am.* 47: 1345–1351.

[52] Mazidi, M., de Caravatto, P.P., Speakman, J.R. et al. (2017). Mechanisms of action of surgical interventions on weight-related diseases: the potential role of bile acids. *Obes. Surg.* 27 (3): 826–836.

[53] McTigue, K.M., Wellman, R., Nauman, E. et al. (2020). Comparing the 5-year diabetes outcomes of sleeve gastrectomy and gastric bypass: the National Patient-Centered Clinical Research Network (PCORNet) bariatric study. *JAMA Surg.* 155 (5): e200087.

[54] Meier, J.J., Goetze, O., Anstipp, J. et al. (2004). Gastric inhibitory polypeptide does not inhibit gastric emptying in humans. *Am. J. Physiol. Endocrinol. Metab.* 286 (4): E621–E625.

[55] Mingrone, G. and Castagneto-Gissey, L. (2009). Mechanisms of early improvement/resolution of type 2 diabetes after bariatric surgery. *Diabetes Metab.* 35 (6 Pt 2): 518–523.

[56] Munier, P., Alratrout, H., Siciliano, I. et al. (2018). Bidirectional Jejunojejunal anastomosis prevents early small bowel obstruction due to the kinking after closure of the mesenteric defect in the laparoscopic Roux-en-Y gastric bypass. *Obes. Surg.* 28 (7): 1838–1844.

[57] Nguyen, N.T. and Wilson, S.E. (2007). Complications of antiobesity surgery. *Nat. Clin. Pract. Gastroenterol. Hepatol.* 4: 138–147.

[58] Nguyen, N.Q., Debreceni, T.L., Bambrick, J.E. et al. (2014). Rapid gastric and intestinal transit is a major determinant of changes in blood glucose, intestinal hormones, glucose absorption and postprandial symptoms after gastric bypass. *Obesity* 22 (9): 2003–2009.

[59] Orthopoulos, G., Grant, H.M., Sharma, P. et al. (2020). S054: incidence and management of jejunojejunal intussusception after Roux-en-Y gastric bypass: a large case series. *Surg. Endosc.* 34 (5): 2204–2210.

[60] Park, J., Chung, M., Teixeira, J. et al. (2016). Computed tomography findings of internal hernia after gastric bypass that may precede small bowel obstruction. *Hernia* 20 (3): 471–477.

[61] Pfluger, P.T., Kampe, J., Castaneda, T.R. et al. (2007). Effect of human body weight changes on circulating levels of peptide YY and peptide YY3-36. *J. Clin. Endocrinol. Metab.* 92 (2): 583–588.

[62] Plum, L., Ahmed, L., Febres, G. et al. (2011). Comparison of glucostatic parameters after hypocaloric diet or bariatric surgery and equivalent weight loss. *Obesity* 19 (11): 2149–2157.

[63] Poliakin, L.A., Sundaresan, N., Hui, B. et al. (2021). S146-Jejunojejunal intussusception after roux-En-Y gastric bypass: a case series of 34 patients. *Surg. Endosc.* 35 (8): 4632–4637.

[64] Pop, L.M., Mari, A., Zhao, T. et al. (2018). Roux-en-Y gastric bypass compared to equivalent diet restriction: mechanistic insights into diabetes remission. *Diabetes Obes. Metab.* 20 (7): 1710–1721.

[65] Quartararo, G., Facchiano, E., Scaringi, S. et al. (2014). Upper gastrointestinal series after Roux-en-Y gastric bypass for morbid obesity: effectiveness in leakage detection. A systematic review of the literature. *Obes. Surg.* 24 (7): 1096–1101.

[66] Quezada, N., León, F., Jones, A. et al. (2015). High frequency of internal hernias after Roux-en-Y gastric bypass. *Obes. Surg.* 25 (4): 615–621.

[67] Qureshi, A., Podolsky, D., Cumella, L. et al. (2015). Comparison of stricture rates using three different gastrojejunostomy anastomotic techniques in laparoscopic Roux-en-Y gastric bypass. *Surg. Endosc.* 29 (7): 1737–1740.

[68] Rahman, U., Docimo, S., Pryor, A.D. et al.

(2018). Routine contrast imaging after bariatric surgery and the effect on hospital length of stay. *Surg. Obes. Relat. Dis.* 14 (4): 517–520.

[69] Ribeiro-Parenti, L., Arapis, K., Chosidow, D. et al. (2015). Gastrojejunostomy stricture rate: comparison between antecolic and retrocolic laparoscopic Roux-en-Y gastric bypass. *Surg. Obes. Relat. Dis.* 11 (5): 1076–1084.

[70] Ribeiro-Parenti, L., Arapis, K., Chosidow, D. et al. (2015). Comparison of marginal ulcer rates between antecolic and retrocolic laparoscopic Roux-en-Y gastric bypass. *Obes. Surg.* 25 (2): 215–221.

[71] Rubino, F., Forgione, A., Cummings, D.E. et al. (2006). The mechanism of diabetes control after gastrointestinal bypass surgery reveals a role of the proximal small intestine in the pathophysiology of type 2 diabetes. *Ann. Surg.* 244 (5): 741–749.

[72] Rutledge, R. (2011). The mini-gastric bypass: experience with the first 1,274 cases. *Obes. Surg.* 11: 276–280.

[73] Sapala, J.A., Wood, M.H., and Schuhknecht, M.P. (2004). Anastomotic leak prophylaxis using a vapor-heated fibrin sealant: report on 738 gastric bypass patients. *Obes. Surg.* 14 (1): 35–42.

[74] Scheffel, O., Daskalakis, M., and Weiner, R.A. (2011). Two important criteria for reducing the risk of postoperative ulcers at the gastrojejunostomy site after gastric bypass: patient compliance and type of gastric bypass. *Obes. Facts* 4 (Suppl 1): 39–41.

[75] Schiavon, C.A., Bersch-Ferreira, A.C., Santucci, E.V. et al. (2018). Effects of bariatric surgery in obese patients with hypertension: the GATEWAY randomized trial (gastric bypass to treat obese patients with steady hypertension). *Circulation* 137 (11): 1132–1142.

[76] Shimazu-Kuwahara, S., Harada, N., Yamane, S. et al. (2017). Attenuated secretion of glucose-dependent insulinotropic polypeptide (GIP) does not alleviate hyperphagic obesity and insulin resistance in ob/ob mice. *Mol. Metab.* 6 (3): 288–294.

[77] Smeenk, R.M., Elsten, E., Feskens, P.G. et al. (2016). The results of 100 robotic versus 100 laparoscopic gastric bypass procedures: a single high volume Centre experience. *Obes. Surg.* 26 (6): 1266–1273.

[78] Smith, M.D., Adeniji, A., Wahed, A.S. et al. (2015). Technical factors associated with anastomotic leak after Roux-en-Y gastric bypass. *Surg. Obes. Relat. Dis.* 11 (2): 313–320.

[79] Spaniolas, K., Yang, J., Crowley, S. et al. (2018). Association of long-term anastomotic ulceration after Roux-en-Y gastric bypass with tobacco smoking. *JAMA Surg.* 153 (9): 862–864.

[80] Spinelli, V., Lalloyer, F., Baud, G. et al. (2016). Influence of Roux-en-Y gastric bypass on plasma bile acid profiles: a comparative study between rats, pigs and humans. *Int. J. Obes. (Lond)* 40: 1260–1267.

[81] Steinert, R.E., Feinle-Bisset, C., Asarian, L. et al. (2017). Ghrelin, CCK, GLP-1, and PYY (3-36): secretory controls and physiological roles in eating and glycemia in health, obesity, and after RYGB. *Physiol. Rev.* 97 (1): 411–463.

[82] Stroh, C.E., Nesterov, G., Weiner, R. et al. (2014). Circular versus linear versus hand-sewn gastrojejunostomy in Roux-en-Y-gastric bypass influence on weight loss and amelioration of comorbidities: data analysis from a quality assurance study of the surgical treatment of obesity in Germany. *Front. Surg.* 1: 23.

[83] Tartamella, F., Ziccarelli, A., Cecchini, S. et al. (2019). Abdominal pain and internal hernias after Roux-en-Y gastric bypass: are we dealing with the tip of an iceberg? *Acta Bio-medica Atenei Parmensis* 90 (2): 251–258.

[84] Valenzuela-Salazar, C., Rojano-Rodríguez, M.E., Romero-Loera, S. et al. (2018). Intraoperative endoscopy prevents technical defect related leaks in laparoscopic Roux-en-Y gastric bypass: a randomized control trial. *Int. J. Surg.* 50: 17–21.

[85] Varban, O.A., Cassidy, R.B., Sheetz, K.H. et al. (2016). Technique or technology? Evaluating leaks after gastric bypass. *Surg. Obes. Relat. Dis.* 12 (2): 264–272.

[86] Wittgrove, A.C., Clark, G.W., and Tremblay, L.J. (1994). Laparoscopic gastric bypass, Roux-en-Y: preliminary report of five cases. *Obes. Surg.* 4: 353–357.

[87] Yang, J., Guan, B., Huang, S. et al. (2020). Different surgical techniques that influenced internal hernia prevalence rate after laparoscopic roux-en-Y gastric bypass: a retrospective analysis of 331 cases. *BMC Surg.* 20 (1): 48.

[88] Zwirska-Korczala, K., Konturek, S.J., Sodowski, M. et al. (2007). Basal and postprandial plasma levels of PYY, ghrelin, cholecystokinin, gastrin and insulin in women with moderate and morbid obesity and metabolic syndrome. *J. Physiol. Pharmacol.* 58 (1): 13–35.

第 *18* 章

其他术式

Alternative Bariatric Procedure

Ashraf Haddad

　　减重代谢手术在全球范围内的开展例数日益激增，尤其是在引进安全性高且并发症少的腹腔镜手术后，手术例数大幅增加。减重代谢手术是治疗肥胖的唯一并持久有效的方法。据全球统计显示，胃袖状切除术（SG）和 Roux-en-Y 胃旁路手术（RYGB）是目前最常见的手术术式，占所有减重代谢手术的 83% 以上。其他手术方式包括胆胰转流术（BPD）、胆胰旷置-十二指肠转位术（BPD-DS）、单吻合口十二指肠回肠转流术（SADIS）、十二指肠空肠转流术（DJB）和单吻合口胃转流术（OAGB）（图 18.1）。

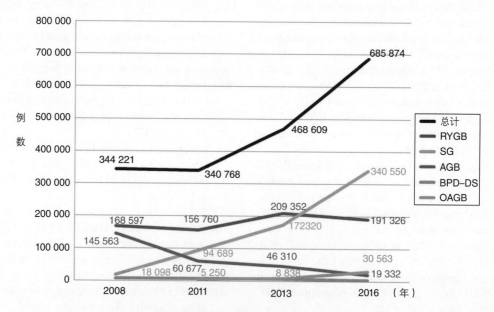

图 18.1　2008～2016 年主要开展的原发性肥胖 / 代谢手术术式。AGB，可调节胃束带术；RYGB，Roux-en-Y 胃转流术；SG，胃袖状切除术；BPD-DS，胆胰旷置-十二指肠转位术；OAGB，单吻合口胃转流术（引自 Angrisani 等，2018）。

胆胰转流术（BPD）

发展史

Nicola Scopinaro 博士在 30 多年前首次进行了 BPD 术，被公认为是治疗病态肥胖最有效的手术。2002 年，Scopinaro 博士发表了腹腔镜 BPD 术的技术要点和手术效果。

手术方法

BPD 包括远端胃的切除术和 Roux-en-Y 消化道重建。尽管最初一系列患者接受了保留不同肠袢长度的小肠旁路术，但经过多年发展，BPD 已具备了非常标准化的手术方法（图 18.2）。

胃囊的储存容积通常保留在 200～500 mL，如减少到 150 mL 或以下则发生营养不良的比率会高达 30%。由于胃主要控制食物的停留时间，胃容量的适当保留十分重要。

第二个关键因素是小肠支的长度（AL）。AL 通常保持在 200～300 cm，目前它的标准长度定为 250 cm，因为该长度可以提供优越的减肥效果和相对较低的营养不良发生率。

再者，共同支（CC）的标准长度定为 50 cm。只有在体重指数（BMI）< 35 并意图治疗 2 型糖尿病的患者中，CC 可以延长至 75～100 cm。

从本质上讲，BPD 将限制胃容积和增加胃排空与肠道转流和减少热量吸收相结合。但是，目前该手术术式已较少开展。

转归

表 18.1 总结了 BPD 术后肥胖合并症的

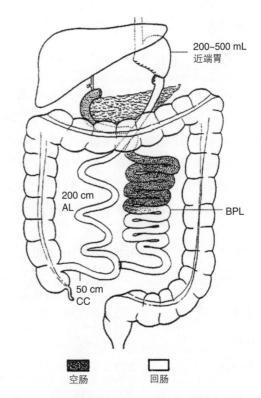

图 18.2　远端胃切除示意图。在距回盲瓣 250 cm 处切断小肠，远端小肠与残余胃吻合。胆胰支（BPL）则与距回盲瓣 50 cm 处的回肠吻合，形成 200 cm 的 AL 和 50 cm 的 CC（引自 Nicola Scopinaro, 2006, Springer Nature）。

表 18.1　BPD 术后肥胖合并症的长期缓解率

合　并　症	缓解率（%）
Pickwickian 综合征	100
嗜睡	100
高血压	81
脂肪肝	87
高胆固醇血症	100
高血糖	100
2 型糖尿病	100
高尿酸血症	94

缓解情况。

并发症

BPD 相关的并发症分为早期和晚期特异性的并发症（表 18.2）。值得讨论的问题是，大部分 BPD 患者通常每天会排出多达四次的恶臭软便，且多数人会存在肠胃胀气症状。最严重的晚期并发症为蛋白质-热能营养不良症，患者通常需要接受修正手术。

表 18.2　BPD 术近期和晚期特异性的并发症

近期并发症	晚期特异性并发症
手术病死率（<0.5%）	贫血（高达 40% 的患者）
出血 [a]	吻合口溃疡
切口裂开 [a]	骨质流失
切口感染 [a]	周围神经病变和韦尼克脑病 蛋白质-热能营养不良和营养不良

注：[a] 合并发生率为 1.2%～2.7%。

十二指肠转位术（BPD-DS 或 DS）

发展史

BPD 术能有效减重及纠正代谢紊乱，但为避免包括胃切除术后综合征、吻合口溃疡、胃肠道症状、倾倒综合征和营养不良等相关副作用，外科医生对该术式进行了改良。

在 1980 年后期，该术式改进为垂直胃切除术，保留了幽门和十二指肠上部，并留下100 cm 的 CC。虽然 BPD 术衍生为 BPD-DS术，但一些作者认为它们是具有不同安全性的两种术式，应当不再赘述为 BPD-DS。在本章中，我们将该术式称为 DS。

手术方法

第一步是纵向切除胃部，形成胃容积约为 100～150 mL 的 SG 结构。随后游离十二指肠上部（胆总管、胰头和胃十二指肠动脉位于附近，需小心分离），在距幽门2～4 cm 将十二指肠横断（图 18.3）。

下一步是确定小肠支长度，目前采用的有两种方法。第一种方法是固定小肠支长度，在距离回盲瓣 250 cm 处将小肠横断，将小肠横断近端与距回盲瓣 100 cm 处的回肠进行吻合，从而形成 150 cm AL 和100 cm CC。第二种方法是运用小肠总长度（TSBL）的百分比测算。AL 确定为 TSBL的 40%，而 CC 为 10%。

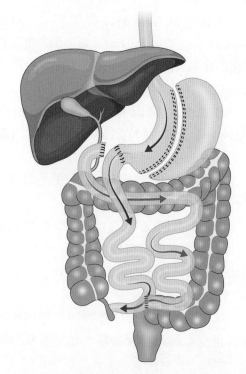

图 18.3　进行 SG 术后将十二指肠横断，再将小肠横断形成胆胰支（长约 150 cm 或 TSBL的 40%）和共同支（100 cm CC 或 TSBL的 10%）。

转归

DS 术借用了 BPD 术有效改善代谢的大部分作用，并减少了营养不良和胃切除术后综合征的发生。与固定小肠支的 DS 术相比，采用 TSBL 百分比的 DS 术发生营养不良的风险较低，但其体重下降幅度减少。据报道，术后 10 年多余体重减轻的比例（EBWL%）为 75%。

表 18.3 总结了 DS 后合并症的缓解情况。

表 18.3 DS 术后肥胖合并症的缓解率

合 并 症	缓解率（%）
哮喘	88
阻塞性睡眠呼吸暂停	90～95
高血压	81
高脂血症	99
高血糖	85
2 型糖尿病	90～92

并发症

并发症分为早期并发症和晚期并发症，后者通常发生于营养方面（表 18.4）。

BPD 和 DS 都需要维生素的强化补充，维生素包括钙、铁、维生素 A、维生素 D 和多种维生素。

单吻合口十二指肠回肠转流术（SADI-S）

发展史

最早由 Antonio Torres 及其同事于 2007 年提出该术式。SADI-S 是在 BPD 术原理的基础上形成的一种新术式。在 1980 年代后期，BPD 术已经改良为 DS 术，然后进一步采用 Roux-en-Y 重建代替 Billroth Ⅱ 式吻合，从而形成 SADI-S 术。

SADI-S 术的提出旨在既往术式上进一步修正和简化，达到减少并发症并同时保留或改进原本术式的手术效果。面临的挑战在于选择适当长度的 CC。

手术方法

第一步是如前所述形成 SG 结构，然后横断十二指肠，并从回盲瓣开始计算小肠长度。在最初的 50 名患者中采用了 200 cm 的 CC，这长度与最初的手术方式相比有所延长，但要短于 AL 的长度。由于上述患者中低白蛋白血症的发生率为 8%，PCM 的修正率为 4%，因此进一步将 CC 延长至 250 cm（图 18.4）。

下一步，在不分割网膜的情况下将结肠前的回肠袢拉起，与十二指肠吻合，形成同向蠕动的端侧肠肠吻合。

表 18.4 DS 术近期和晚期特异性的并发症

近期并发症	晚期特异性并发症
手术病死率（0.5%～1%）	晚期死亡（可能是由于营养不良、消化道出血或肠梗阻）
吻合口瘘（0.7%）	贫血（中度贫血风险为 14%，术后严重贫血风险为 < 1%）
出血（< 2%）	钙不足 20%，缺乏 1.3%
切口感染 7.8%	蛋白质 - 热能营养不良和营养不良
切口裂开 0.9%	维生素 B_{12} 不足 40%，缺乏 15% 白蛋白不足 8.5%，缺乏 0.9% 营养不良和 / 或过度腹泻的修正手术 0.7%～2.6% 反转 < 1%

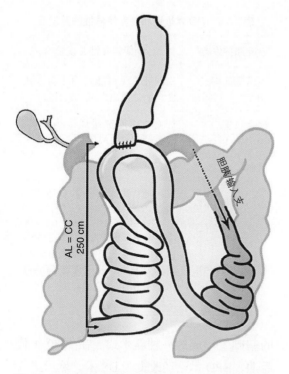

图 18.4　SADI-S 术 采 用 250 cm CC（AL-CC 250 cm）的 Billroth Ⅱ式吻合代替原来的 Roux-en-Y 重建（经允许引自 Sanchez pernaute 等，2007，Springer Nature）。

还有些类似的手术方式，因为相关名称可能会造成混淆，因此学者认为必须采用不同的命名。与 SADI-S 相似的手术，若吻合的是空肠祥而不是回肠祥，称为十二指肠空肠转流或 DJB。保留胃幽门的减重手术（SIPS）是另一种变体，在更小尺寸的 bougie 上形成 SG 并保留更长的 CC（300 cm）。

转归

SADI-S 与 BPD 和 DS 一样具有显著的减重效果，但手术复杂性更小。据报道，术后 1 年患者的 EBWL 达到 61%～95%，在第二年和第三年可达 84%～114%。大多数患者在术后两年报告了多于 95% 的 EBWL。

SADI-S 作为袖状 SG 之后的第二阶段手术，可提供额外 39.5% 的 EBWL。表 18.5 列举总结了相应结局。

表 18.5　SADI-S 术后肥胖合并症的缓解率

合并症 [a]	缓解率或改善率（%）
高脂血症	95
高甘油三酯血症	72
高血糖	95～100
2 型糖尿病	>90

注：[a] 结果来自随访时间少于 3 年的小系列研究。

并发症

表 18.6 总结了相应并发症。值得注意的是，SADI-S 术后并发症无腹内疝的报告。

表 18.6　SADI-S 术的并发症

近期并发症	晚期特异性并发症
手术病死率（0.5%～1%）	蛋白质-热能营养不良和营养不良
渗漏（0.6%～4%），包括吻合口和 SG 渗漏	贫血（10%～16%） 铁缺乏（11%～22%）
吻合口溃疡（0.1%）	钙缺乏（2%）
	腹泻（平均每天排便 2.5 次）
	白蛋白缺乏（6%～10%）
吻合口狭窄（0.3%）	维生素 D 缺乏/不足 30%～40%
	维生素 B_{12} 缺乏（20%）
	胆汁反流（0.1%）

十二指肠-空肠转流

发展史

减重外科医生所关心的是在胃转流术患者中无法进入残余胃进行放射学和内镜检查，这可能会延误多种疾病包括溃疡、出血和恶性肿瘤的诊断。

在某些胃癌发病率很高的亚洲国家这个问题显得极为重要，此外留下难以进入的残余胃，会导致患癌症的发生风险升高。由此导致了 DJB 术的出现。

DJB 从 DS 中变异而来。为减少营养缺陷和营养不良，当旷置更少的小肠时再应用 DS 或 SADI-S 术，就产生了具有 Roux-en-Y 重建的 DJB（称为 DJB）和单吻合 DJB（称为 SADJB）。

手术方法

首先按 SADI-S 部分中所描述的建立 SG，接着是如 DS 和 SADI-S 部分所强调的那样解剖并横断十二指肠上部，之后所行的小肠重建术目前报告了两种不同方法。

一种方法是由 Kasama 等描述，使用 50～100 cm BP 支和 150～200 cm 的 Roux 支进行 Roux-en-Y 重建（图 18.5）。Lee 等描述了另一种 SADJB 术，采用 150～200 cm 的空肠环形成十二指肠空肠吻合术，确保了至少 400 cm 的 CC（图 18.6）。

转归

由于在 DJB 术旷置的小肠数量少于 DS 手术，由此可见该手术的减重效果有所减弱，但取而代之的是吸收不良的并发症发

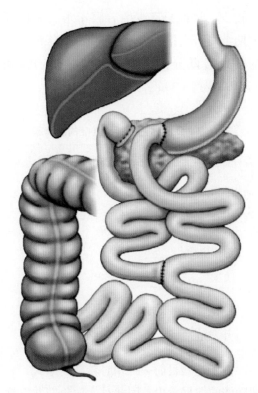

图 18.5　腹腔镜下胃袖状切除术联合十二指肠空肠 Roux-en-Y 型转流术（150～200 cm Roux 支；50～100 cm BP 支）（引自 Kazunori Kasama 等，2009，Springer Nature）。

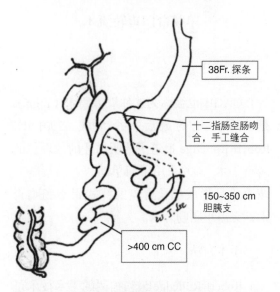

图 18.6　腹腔镜下胃袖状切除术联合单吻合口十二指肠空肠袢式转流术（引自 Lee，2015，Elsevier）。

生较少。目前只有少数着眼于术后短期到中期结局研究报告。术后1年、2年和5年的 EBWL 百分比分别为 83.9%、76.1% 和 58.6%（表 18.7）。

表 18.7　DJB 术后肥胖合并症的缓解率

合并症 [a]	缓解率或改善率
高脂血症	100%，仅提供了 3 个月的随访
高血压	85.75%，仅提供了 3 个月的随访
2 型糖尿病	术后 1 年 52.5%，术后 5 年 36.5%～63.6%

注：[a] 只有短时间的数据。

并发症

由于这是目前一种相对较新的术式，长期随访的数据较少，因此对术后长期并发症的认识有限。现有文献也只是描述了与其他腹腔镜减重手术相似的并发症的发生率。

单吻合口胃转流术

发展史

OAGB 也被称为迷你胃旁路术（mgb），是本章讨论的最后一个术式。2001 年，Robert Rutledge 报道了他所描述的"理想的减重手术"，并采用了简单的"退出策略"。该手术是形成细长胃囊的袢式胃空肠吻合术，无需小肠吻合术。

手术方法

Robert Rutledge 最初描述的手术技术是从形成细长的胃囊开始，这一点与 RYGB 形成较短的胃囊不同。在胃角切迹或"鱼尾纹"下方水平击发第一个吻合钉，随后沿着 bougie 管连续纵向击发，形成一个狭长的胃囊。Bougie 的尺寸可使用 32～40 F 不等，其中 36 F 是最常用的尺寸。狭长的胃囊降低了上腹部胃空肠吻合的成型难度，尤其是在小肠系膜较短的情况下减轻了吻合口张力。

下一步是从 Treitz 韧带开始测量转流的小肠长度，空肠袢上提在结肠前形成胃空肠吻合。不同外科医生操作形成的 BP 支长度不同，通常保持在 150～200 cm，其中 200 cm 是最常见的。有些外科医生使用百分比测量小肠长度，例如转流 1/3 的 TSBL，而还有些外科医生则根据个体患者情况增加 BP 长度，因此 BP 长度缺乏标准并且差异较大（图 18.7）。

BP 支在结肠前形成一个环状。

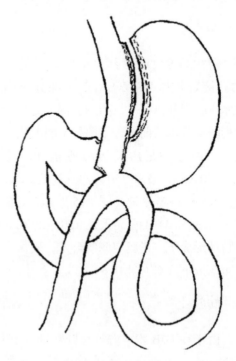

图 18.7　OAGB 的解剖术式图（引自 Robert Rutledge, 2001, Springer Nature）。

长胃囊

转归

OAGB 目前是越来越受欢迎的术式，因此大多数结局来自于短期和中期的数据（表 18.8）。

表 18.8　OAGB 术后肥胖合并症的缓解率

合 并 症[a]	缓解率（%）
高血压	94
高胆固醇血症	96
高血糖	100
2 型糖尿病	82～94
阻塞性睡眠呼吸暂停	90

注：[a] 短期和中期数据。

并发症

总体而言，OAGB 是一种安全的手术，报告的病死率低于 1%。早期并发症的发生率为 3.1%～7.9%，其中主要的早期并发症发生率为 5.5%。而长期并发症的发生率为 9.3%～10.3%。

胆汁反流是 OAGB 主要的长期并发症之一。据报道，OAGB 术后胆汁反流的发生率为 0.4%～4%。1.6% 的胆汁反流患者需要手术干预。OAGB 可作为修订术式，应注意短胃囊具有较高的胆汁反流风险。术前就存在反流症状的患者进行此手术会加重症状，并导致反流症状的修正率高达 22.2%。手术修正的选择包括转为 RYGB 或 Braun 式吻合。

OAGB 的第二个主要并发症是营养不良，因为不同外科医生操作的 BP 支长度差异较大。据研究报道，术后营养不良的发生率在 0.2%～1.6%。近期发表的一篇论文显示，大多数因营养不良而需要手术修正的患者的 BP 支长度为 200 cm。营养不良的修正手术方式选择包括逆转、转换为 RYGB、缩短 BP 支或转换为 LSG。表 18.9 列举总结了 OAGB 的并发症。

表 18.9　OAGB 术后短期和长期的并发症

短期并发症	晚期特异性并发症
手术病死率（少于 1%）	营养不良（0.2%～1.6%）
吻合口瘘 0.16%～0.18% 胃囊瘘 0.19	胆汁反流（0.4%～4%）
腔内出血 0.82% 腹内出血 0.75%	边缘性溃疡（0.5%～4%）
吻合口狭窄（0.3%）	内疝（0.1%）
	贫血（1.7%）
	铁缺乏（3.2%～34.2%）维生素 D 缺乏 / 不足（45.7%）
	维生素 B_{12} 缺乏（16.3%）

拓展阅读

[1] Angrisani, L., Santonicola, A., Iovino, P. et al. (2018). IFSO worldwide survey 2016: primary, endoluminal, and revisional procedures. *Obes. Surg.* 28 (12): 3783–3794. https://doi. org/10.1007/s11695-018-3450-2.

[2] Biertho, L., Lebel, S., Marceau, S. et al. (2016). Biliopancreatic diversion with duodenal switch surgical technique and perioperative care. *Surg.*

Clin. N. Am. 96: 815–882.

[3] Bruzzi, M., Rau, C., Voron, T. et al. (2015). Single anastomosis or mini-gastric bypass: long-term results and quality of life after a 5-year follow-up. *Surg. Obes. Relat. Dis.* 11 (2): 321–326. https://doi.org/10.1016/j.soard.2014.09.004.

[4] Carbajo, M.A., Luque-de-León, E., Jiménez, J.M. et al. (2017). Laparoscopic one-anastomosis gastric bypass: technique, results, and long-term follow-up in 1200 patients. *Obes. Surg.* 27 (5): 1153–1167. https://doi.org/10.1007/s11695-016-2428-1.

[5] Del Genio, G., Gagner, M., Cuenca-Abente, F. et al. (2008). Laparoscopic sleeve gastrectomy with duodeno-jejunal bypass: a new surgical procedure for weight control. Feasibility and safety study in a porcine model. *Obes. Surg.* 18 (10): 1263–1267. https://doi.org/10.1007/s11695-008-9602-z.

[6] Gagner, M. (2019). For whom the bell tolls? It is time to retire the classic BPD (bilio-pancreatic diversion) operation. *Surg. Obes. Relat. Dis.* 15: 1029–1031.

[7] Haddad, A., Fobi, M., Bashir, A. et al. (2019). Outcomes of one anastomosis gastric bypass in the IFSO Middle East North Africa (MENA) region. *Obes. Surg.* 29 (8): 2409–2414. https://doi.org/10.1007/s11695-019-03881-w.

[8] Hess, D.S. (2003). Letter to the editor. Limb measurements in duodenal switch. *Obes. Surg.* 13: 966.

[9] Hess, D. (2005). 2004 ASBS consensus conference. Biliopancreatic diversion with duodenal switch. *Surg. Obes. Relat. Dis.* 1: 329–333.

[10] Hess, D.S., Hess, D.W., and Oakley, R.S. (2005). The biliopancreatic diversion with the duodenal switch: results beyond 10 years. *Obes. Surg.* 15: 408–416.

[11] Kasama, K., Tagaya, N., Kanehira, E. et al. (2009). Laparoscopic sleeve gastrectomy with duodenojejunal bypass: technique and preliminary results. *Obes. Surg.* 19 (10): 1341–1345. https://doi.org/10.1007/s11695-009-9873-z.

[12] Lee, W.J., Lee, K.T., Kasama, K. et al. (2014). Laparoscopic single-anastomosis duodenal-jejunal bypass with sleeve gastrectomy (SADJB-SG): short-term result and comparison with gastric bypass. *Obes. Surg.* 24 (1): 109–113. https://doi.org/10.1007/s11695-013-1067-z.

[13] Marceau, P., Biron, S., Hould, F.S. et al. (2007). Duodenal switch: long-term results. *Obes. Surg.* 17: 1421–1430.

[14] Musella, M., Susa, A., Manno, E. et al. (2017). Complications following the mini/one anastomosis gastric bypass (MGB/OAGB): a multi-institutional survey on 2678 patients with a mid-term (5 years) follow-up. *Obes. Surg.* 27 (11): 2956–2967. https://doi.org/10.1007/s11695-017-2726-2.

[15] Nimeri, A. (2017). Making sense of gastric/intestinal bypass surgeries: forget the name and remember the degree of restriction and malabsorption the surgeries provide. *Surg. Obes. Relat. Dis.* 13 (4): 716–719. https://doi.org/10.1016/j.soard.2017.01.001.

[16] Noun, R., Skaff, J., Riachi, E. et al. (2012). One thousand consecutive mini-gastric bypass: short- and long-term outcome. *Obes. Surg.* 22 (5): 697–703. https://doi.org/10.1007/s11695-012-0618-z.

[17] Ren, C.J., Patterson, E., and Gagner, M. (2000). Early results of laparoscopic biliopancreatic diversion with duodenal switch: a case series of 40 consecutive patients. *Obes. Surg.* 10: 514–523.

[18] Rutledge, R. (2001). The mini-gastric bypass: experience with the first 1,274 cases. *Obes. Surg.* 11 (3): 276–280. https://doi.org/10.1381/096089201321336584.

[19] Sánchez-Pernaute, A., Rubio Herrera, M.A., Pérez-Aguirre, E. et al. (2007). Proximal duodenal-ileal end-to-side bypass with sleeve gastrectomy: proposed technique. *Obes. Surg.* 17 (12): 1614–1618. https://doi.org/10.1007/s11695-007-9287-8.

[20] Sánchez-Pernaute, A., Herrera, M.A., Pérez-Aguirre, M.E. et al. (2010). Single anastomosis duodeno-ileal bypass with sleeve gastrectomy (SADI-S). One to three-year follow-up. *Obes. Surg.* 20 (12): 1720–1726. https://doi.org/10.1007/s11695-010-0247-3.

[21] Sánchez-Pernaute, A., Rubio, M.Á., Pérez Aguirre, E. et al. (2013). Single-anastomosis duodenoileal bypass with sleeve gastrectomy: metabolic improvement and weight loss in first 100 patients. *Surg. Obes. Relat. Dis.* 9 (5): 731–735. https://doi.org/10.1016/j.soard.2012.07.018.

[22] Scopinaro, N. (2006). Biliopancreatic diversion: mechanisms of action and long-term results. *Obes. Surg.* 16: 683–689.

[23] Scopinaro, N. (2012). Thirty-five years of biliopancreatic diversion: notes on gastrointestinal

physiology to complete the published information useful for a better understanding and clinical use of the operation. *Obes. Surg.* 22: 427–432. https://doi.org/10.1007/s11695-011-0554-3.

[24] Scopinaro, N., Gianetta, E., Civalleri, D. et al. (1979). Bilio-pancreatic bypass for obesity: II. Initial experience in man. *Br. J. Surg.* 66: 618–620.

[25] Scopinaro, N., Marinari, G., and Camerini, G. (2002). Laparoscopic standard biliopancreatic diversion: technique and preliminary results. *Obes. Surg.* 12: 362–365.

[26] Scopinaro, N., Marinari, G., Camerini, G., and Papadia, F. (2005). Biliopancreatic diversion for obesity: state of the art. *Surg. Obes. Relat. Dis.* 1: 317–328.

[27] Seki, Y., Kasama, K., Haruta, H. et al. (2017). Five-year-results of laparoscopic sleeve gastrectomy with Duodenojejunal bypass for weight loss and type 2 diabetes mellitus. *Obes. Surg.* 27 (3): 795–801. https://doi.org/10.1007/s11695-016-2372-0.

[28] Ser, K.H., Lee, W.J., Chen, J.C. et al. (2019). Laparoscopic single-anastomosis duodenal-jejunal bypass with sleeve gastrectomy (SADJB-SG): surgical risk and long-term results. *Surg. Obes. Relat. Dis.* 15 (2): 236–243. https://doi.org/10.1016/j.soard.2018.11.020.

[29] Skogar, M.L. and Sundbom, M. (2000). Early complications, long-term adverse events, and quality of life after duodenal switch and gastric bypass in a matched national cohort. *Surg. Obes. Relat. Dis.* 16 (5): 614–619. https://doi.org/10.1016/j.soard.2020.02.001.

[30] Surve, A., Cottam, D., Sanchez-Pernaute, A. et al. (2018). The incidence of complications associated with loop duodeno-ileostomy after single-anastomosis duodenal switch procedures among 1328 patients: a multicenter experience. *Surg. Obes. Relat. Dis.* 14 (5): 594–601. https://doi.org/10.1016/j.soard.2018.01.020.

[31] Taha, O., Abdelaal, M., Abozeid, M. et al. (2017). Outcomes of omega loop gastric bypass, 6-years experience of 1520 cases. *Obes. Surg.* 27 (8): 1952–1960. https://doi.org/10.1007/s11695-017-2623-8.

第19章

减重术后早期并发症

Early Surgical Complications after Metabolic and Bariatric Surgery

Vilok Vijayanagar and Abdelrahman Nimeri

自 20 世纪 50 年代以来，日趋流行的肥胖症导致减重手术（MBS）量的显著增长。在过去 20 年里，该领域的一些发展使得减重手术的增长与其安全性的显著改善相伴而生。其中包括微创技术、减重手术培训、减重卓越中心评定或认证以及手术资质注册的发展，例如减重手术认证和质量改进计划（MBSAQIP）。因此，MBS 已经变得非常安全，其病死率与髋关节置换术或胆囊切除术大致相当。然而，由于 MBS 的手术性质，以及并发症导致的严重不良事件和病死率，预防和早期诊断 MBS 术后并发症尤为重要。

在美国，开展最多的 MBS 术式是胃袖状切除术（SG），其次是 Roux-en-Y 胃旁路术（RYGB）。尽管 SG 和 RYGB 在术式上有所不同，但其主要术后并发症是相似的。这些并发症包括吻合口或缝合切缘漏，漏诊导致静脉血栓栓塞（VTE）高风险患者未及时进行次级治疗预防所引起的 VTE，以及对阻塞性睡眠呼吸暂停（OSA）高风险患者未在术前进行及时筛查和治疗而引起的 OSA（图 19.1～图 19.3）。

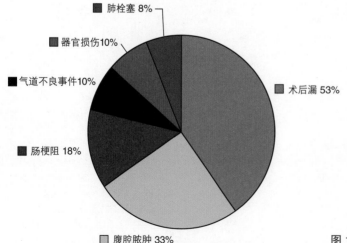

肺栓塞 8%
器官损伤 10%
气道不良事件 10%
肠梗阻 18%
腹腔脓肿 33%
术后漏 53%

图 19.1　减重手术并发症。

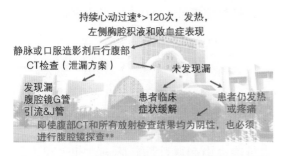

图 19.2　LRYGB 术后瘘导致急性腹痛的诊疗思路。

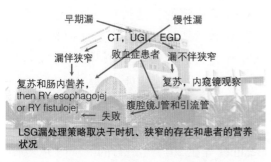

图 19.3　LSG 术后瘘导致急性腹痛的诊疗思路。

RYGB、SG 和单吻合口胃旁路术（OAGB）术后瘘的预防及管理

预防

MBS 术后瘘被认为是最严重的并发症之一。如果延误诊断和治疗，最终的结果将是致命的。因此，预防和早期诊断尤为重要。预防 MBS 术后瘘可以从正确选择患者及合适的术式，并利用早期诊断措施开始，如术中常规使用内镜来早期诊断瘘。为了强调患者选择的重要性，Alizadeh 等在 2015 年进行了一项研究，研究对象包括 135 000 名接受 SG 或 RYGB 的患者，其总体术后发生瘘的概率为 0.7%，与术后瘘风险增加相关的因素是缺氧、低蛋白血症、OSA、高血压和 2 型糖尿病。因此，这些危险因素需要在术前进行预防，以尽量减少术后瘘的风

险。Al Hadad 等在 2015 年的一项研究中概述了 RYGB 术后瘘的早期检测，其研究对象包括 2009～2014 年接受 RYGB 的 342 名患者。在这项研究中，有 6 例（1.8%）检测结果为阳性，6 例中有 5 例在 RYGB 后并没有瘘；带漏气测试的 IOE 的阳性预测值为 75%，阴性预测值为 99.5%。术中内镜作为术后瘘测试的敏感性可以帮助外科医生对治疗策略进行调整，将术后瘘的风险降到最低。其他术后瘘诊断还有使用亚甲蓝等方法。

MBS 术后瘘的管理

如果 MBS 术后患者没有相关临床症状，或者未及时发现和早期处理瘘，那么最终结果可能是灾难性的。最重要的是与患者及其家属讨论并发症特别是瘘的可能性，并制订明确的计划来处理术后瘘。此外，瘘还与外科医生的学习曲线有关，因为随着外科医生的经验增加，他们将管理更复杂的患者。Dallal 等在 2014 年的一项研究中表明，发生医疗事故诉讼的概率与减重外科医生实施的手术数量以及外科医生的从业年限呈正相关。

早期诊断 MBS 术后瘘是降低严重并发症发病率的关键，如果未及时诊断，可能会导致死亡，这种情况被称为"救援失败"。密歇根大学的 Dimick 等进行的一项研究对 300 多家医院的并发症发生率和病死率进行了比较，结果表明，尽管医院间的主要并发症和所有并发症的发生率相似，但病死率并不相似，即一些医院有未能及时抢救患者从而导致其死亡的事件。为了促进早期诊断，对急诊科医生及外科住院医生的教育和培训将有助于提高患者护理的质量。

处理 MBS 术后瘘的基本策略与处理任何上消化道瘘相似，即控制败血症，及时引流，肠内营养而不是肠外营养，并确保患者没有远端梗阻，如 RYGB 瘘所引起的狭窄。此外，引流和营养是治疗 MBS 术后瘘的主要手段；在有条件的情况下，通过 G 管或 J 管进行肠内营养比肠外营养更有效。

多学科团队的教育

在此提出了 10 个临床策略，可以指导急诊科医生对减重术后患者进行评估：

- 始终对患者保持警惕，因为其检查结果可能是不可靠的。
- 急诊科医生应该有绿色通道来同普外科和减重外科团队取得联系。
- 对每一位 MBS 术后患者都应考虑进行实验室检查，包括 CBC、CMP、淀粉酶、妊娠试验、心电图和静脉输液，包括硫胺素、多种维生素、叶酸和肠外维生素 B_{12}。
- 在进行影像学检查时，强烈建议减重患者在评估腹痛时静脉或口服造影剂后行腹部 CT 检查，以排除 MBS 术后梗阻或疝气。
- 在调查疼痛的病因时，对 MBS 术后患者大量使用静脉和肠外止痛剂和抑吐剂。
- MBS 术后患者在彻底检查后，于急诊科出院，应在出院后一周内与其减重外科医生进行随访。
- 如果有 LAGB 置入史的患者出现吞咽困难，应使用 Huber 针，而不是普通针。从 LAGB 中取出所有的液体，以避免损害吻合口。
- 不要忽略心动过速或左胸腔积液，因为这是 MBS 术后瘘的早期迹象。
- 对 MBS 术后患者使用鼻胃管可能无效，并且某些情况下可能不利于后续治疗。

- 腹部平片对 MBS 术后患者的临床诊断价值不高。

单吻合口胃旁路术（OAGB）与 RYGB 不同

与 RYGB 术后瘘相反，OAGB 术后瘘可能会引起胆汁性腹膜炎，并表现为严重的脓毒症和腹膜炎。手术治疗通常是 OAGB 术后瘘的首选治疗方法，因为需要引流和转移胆汁。此外，与处理 RYGB 术后瘘相比，放置胃或小肠内营养管（G 管或 J 管）和内镜支架处理 OAGB 术后瘘并非同样有效。对于 OAGB 术后瘘的患者，手术治疗的策略是将 OAGB 修正为 RYGB。Beaupel 等在 2017 年进行的一项研究显示，OAGB 术后瘘的发病率为 4.7%；在早期修正为 RYGB 的患者中，总体发病率和住院时间都有所下降。

胃袖状切除术后胃瘘

与任何 MBS 一样，预防是关键。在 MBS 完成之前，术中内镜检查可以有效地识别胃瘘、出血和狭窄。胃瘘与胃管的大小有关，特别是使用直径较小的胃管时，更容易发生胃瘘。SG 术中使用 40 French 或更小的胃管将增加胃瘘发生率，因为切割吻合口的压力增加，但这并不能达到更好的减重效果。与保留裸露的切缘相比，加固或缝合切缘已被证明可以减少胃瘘发生率和术后出血量。当外科医生考虑进行修正 MBS 时，重要的是要意识到与初次 MBS 相比，其术后瘘的发生率将升高。例如，如果有过度的瘢痕组织或 LAGB 侵蚀，需要转换 LAGB 的患者可以考虑两步转换而不是一步操作。最后，需要注意的是，在 90% 的病例中，SG

术后胃瘘大多发生在胃食管（GE）交界处。此外，发生在 GE 交界处的胃瘘可能是由于吻合口处的切割不良造成吻合口狭窄所致。因此，必须注意切口的区域的操作，以避免 GE 交界处狭窄。

静脉血栓栓塞的"漏诊"

MBS 术后发生 VTE 的情况很少（只有 0.3%），但其结果可能是致命的，尤其是在肺栓塞之后。此外，80% 的 MBS 术后并发 VTE 患者是在出院后发生的。这强调了识别出院后需要延长治疗的患者的重要性。不幸的是，深静脉血栓和肺栓塞仍然是 MBS 术后发病率和病死率的一个重要因素。这是因为除了肥胖是 VTE 的一个危险因素外，高龄、男性、既往有深静脉血栓或肺栓塞或 OSA 病史也是 VTE 的危险因素。此外，肥胖程度与 VTE 发生风险正相关，而且由于体重增加，预防措施的效果也可能较差。因此，BMI 较高的患者可能需要更大剂量的药物预防措施。目前还没有统一的 MBS 后 VTE（深静脉血栓或静脉血栓）预防方案。然而，低分子量肝素（LMWH）已被证明比皮下非分馏肝素更有效，并且不会增加出血的风险。

尽管缺乏统一共识，但对 MBS 术后患者常规使用固定剂量的 VTE 预防措施并不是理想的方案。因此，有必要识别出院后需要延长预防时间的 MBS 患者，以及哪些患者因其 BMI 而需要调整剂量。我们一直使用一个经过充分验证的 VTE 预防策略，即 Caprini 评分系统。在这个方案中，对于 Caprini 评分为 5～6 分、年龄为 40 岁、BMI 50 的 VTE 高危患者，我们采用 40 mg LMWH BID，持续 2 周。对于 Caprini > 6

的患者，如 BMI > 60，我们目前建议检查抗因子 Xa，目标是 0.2～0.4 U 水平，确认 LMWH 60 mg BID 这个剂量是合适的。有必要进一步研究确定术后 DVT/PE 化学预防的最有效手段。

睡眠呼吸暂停的"漏诊"

在普通人群中，尤其是在 MBS 候选人群中，OSA 经常会漏诊。患有 OSA 的患者在麻醉诱导期间和术后立即出现呼吸窘迫和昏迷的风险增加，而且他们在 MBS 后的发病率和病死率也较高。据估计，78% 的 MBS 患者术前可能患有 OSA。因此，每个减重外科医生必须对所有患者进行筛查，以降低术前风险。STOP-BANG 调查问卷是一个有效的筛查工具。

STOP-BANG 筛查问卷的内容包括打鼾、疲倦、可视的呼吸困难、高血压、BMI > 35、年龄、颈围和男性。STOP-BANG 问卷是由 8 个"是"或"否"的问题组成的，满足了筛查工具可靠、简明和易于使用的需求。该问卷对检测中度和重度 OSA 的敏感性分别为 90% 和 100%。问卷的阴性预测值约为 95%。因此，STOP-BANG 问卷上有 3 个或更多阳性的患者都应该在术前被转诊到呼吸睡眠科。他们可以进一步决定患者是否需要进行睡眠监测和必要的 CPAP。对每一个减重患者术前采取这种评估方法，可以最大限度地减少围手术期的呼吸系统损伤。

结　论

MBS 是目前治疗肥胖症的最有效措施。迅速识别和适当处理 MBS 术后并发症，并尽一切努力防止这些并发症的发生尤为重要。LSG 或 LRYGB 后最常见的并发症是瘘、VTE 和 OSA。

关于瘘，与患者沟通以及预防是关键的策略；因此，术中内镜或亚甲蓝测试常规检测吻合口或缝合处是很重要的。尽管预防是关键，但有经验的外科医生除了在术前对患者和家属进行并发症可能性的教育外，还会有处理术后瘘的策略。处理 MBS 术后瘘的策略是控制败血症、引流、肠内营养并确保没有远端梗阻，如 RYGB 的狭窄。此外，与 RYGB 瘘相比，SG 和 OAGB 的术后瘘更难处理，因为 SG 缝合压力更高，OAGB 易引起胆汁性腹膜炎。

应认识到，VTE 在临床易"漏诊"。严重肥胖是 VTE 的一个独立的持续危险因素，80% 的 VTE 发生在患者离院后。因此，每个患者都应该用 Caprini 评分系统进行筛查。此外，对于 MBS 术后 VTE 高风险的患者，在出院时应着重考虑采取相应的 VTE 预防措施。遗憾的是，目前还没有统一的指南来说明使用何种预防方法，需要进一步研究来划定。最后，尽管在肥胖患者中普遍存在，OSA 仍可能漏诊，并可能导致 MBS 围手术期心肺发病率增加。因此，所有接受 MBS 的患者都应在术前使用 STOP-BANG 问卷进行筛查。

对于那些与肥胖及其相关并发症作斗争的患者来说，MBS 是一种有效地改变生活的手术。然而，与其他外科手术一样，都有潜在的术后并发症。如果对每个患者都考虑到上述常见的并发症，就可以将并发症发生率降到最低，并在发生后进行适当的处理，从而让更多的患者获得最好的结局。

拓展阅读

[1] Abuoglu, H.H., Müftüoğlu, M.A.T., and Odabaşi, M. (2019). A new protocol for venous thromboembolism prophylaxis in bariatric surgery. *Obes. Surg.* 729–734.

[2] Al Hadad, M., Dehni, N., Elamin, D. et al. (2015). Intraoperative endoscopy decreases postoperative complications in laparoscopic roux-En-Y gastric bypass. *Obes. Surg.* 25 (9): 1711–1715. https://doi.org/10.1007/s11695-015-1604-z.

[3] Alizadeh, R.F., Li, S., Inaba, C. et al. (2018). Risk factors for gastrointestinal leak after bariatric surgery: MBASQIP analysis. *J. Am. Coll. Surg.* 227 (1): 135–141. https://doi.org/10.1016/j.jamcollsurg.2018.03.030.

[4] Almarshad, F.M., Almegren, M., Alshuaibi, T. et al. (2020). Thromboprophylaxis after bariatric surgery. *Blood Res.* 55 (1): 44–48. https://doi.org/10.5045/br.2020.55.1.44.

[5] Baker, R.S., Foote, J., Kemmeter, P. et al. (2004). The science of stapling and leaks. *Obes. Surg.* 14 (10): 1290–1298. https://doi.org/10.1381/0960892042583888.

[6] Beaupel, N., Bruzzi, M., Voron, T. et al. (2017). Management of Acute Intra-Abdominal Sepsis Caused by leakage after one anastomosis gastric bypass. *Surg. Obes. Relat. Dis.* 13 (8): 1297–1305. https://doi.org/10.1016/j.soard.2017.04.008.

[7] Birkmeyer, J.D., Finks, J.F., O'Reilly, A. et al. (2014). Surgical skill and complication rates after bariatric surgery. *N. Engl. J. Med.* 370 (3): 285–285. https://doi.org/10.1056/nejmc1313890.

[8] Cottam, D., Lord, J., Dallal, R.M. et al. (2007). Medicolegal analysis of 100 malpractice claims against bariatric surgeons. *Surg. Obes. Relat. Dis.* 3 (1): 60–66. https://doi.org/10.1016/j.soard.2006.10.008.

[9] Courcoulas, A.P., King, W.C., Belle, S.H. et al. (2018). Seven-year weight trajectories and health outcomes in the longitudinal assessment of bariatric surgery (LABS) study. *JAMA Surg.* 153 (5): 427. https://doi.org/10.1001/jamasurg.2017.5025.

[10] Dallal, R.M., Pang, J., Soriano, I. et al. (2014). Bariatric-related medical malpractice experience:

survey results among ASMBS members. *Surg. Obes. Relat. Dis.* 10 (1): 121–124. https://doi.org/10.1016/j.soard.2013.04.015.

[11] Farney, R.J., Walker, B.S., Farney, R.M. et al. (2011). The STOP-Bang equivalent model and prediction of severity of obstructive sleep: relation to polysomnographic measurements of the Apnea/hypopnea index. *J. Clin. Sleep Med.* 07 (05): 459–465. https://doi.org/10.5664/jcsm.1306.

[12] Ghaferi, A.A., Birkmeyer, J.D., and Dimick, J.B. (2009). Variation in hospital mortality associated with inpatient surgery. *N. Engl. J. Med.* 361 (14): 1368–1375. https://doi.org/10.1056/nejmsa0903048.

[13] Nimeri, A. How to Prevent Complications in Bariatric Surgery.

[14] Nimeri, A., Ibrahim, M., Maasher, A., and Al Hadad, M. (2015). Management algorithm for leaks following laparoscopic sleeve gastrectomy. *Obes. Surg.* 26 (1): 21–25. https://doi.org/10.1007/s11695-015-1751-2.

[15] Nimeri, A., Maasher, A., Salim, E. et al. (2016). The use of intraoperative endoscopy decreases postoperative stenosis in laparoscopic sleeve gastrectomy. *Obes. Surg.* 26 (4): 864–864.

https://doi.org/10.1007/s11695-016-2079-2.

[16] Nimeri, A.A., Bautista, J., Ibrahim, M. et al. (2017). Mandatory risk assessment reduces venous thromboembolism in bariatric surgery patients. *Obes. Surg.* 28 (2): 541–547. https://doi.org/10.1007/s11695-017-2909-x.

[17] Parikh, M., Issa, R., McCrillis, A. et al. (2013). Surgical strategies that may decrease leak after laparoscopic sleeve gastrectomy. *Ann. Surg.* 257 (2): 231–237. https://doi.org/10.1097/sla.0b013e31826cc714.

[18] Pories, W.J. (2008). Bariatric surgery: risks and rewards. *J. Clinic. Endocrinol. Metabol.* 93 (11_supplement_1): https://doi.org/10.1210/jc.2008-1641.

[19] Rogula, T., Khorgami, Z., Bazan, M. et al. (2015). Comparison of reinforcement techniques using suture on staple-line in sleeve gastrectomy. *Obes. Surg.* 25 (11): 2219–2224. https://doi.org/10.1007/s11695-015-1864-7.

[20] Shikora, S.A. and Mahoney, C.B. (2015). Clinical benefit of gastric staple line reinforcement (SLR) in gastrointestinal surgery: a meta-analysis. *Obes. Surg.* 25 (7): 1133–1141. https://doi.org/10.1007/s11695-015-1703-x.

第 20 章

术后管理和随访

Post-Operative Management and Follow-Up

Sherif Awad

前　言

尽管对代谢与减重手术（MBS）有着巨大的需求，但在世界范围内，只有相对较小比例的符合条件并愿意接受手术的患者真正接受了手术（在英国，只有不到 0.5% 的符合条件的患者接受了 MBS）。代谢与减重手术的需求远远没有得到满足，因此，未来手术数量可能会大幅增加。

MBS 的预后与病例数量有关，有明确证据表明：随着病例数的增加，术后并发症和死亡率降低。世界各地的各种认证和质量控制计划都试图对减重中心进行认证，并认可那些具有最佳临床效果的中心。众所周知，MBS 手术应在由病房、放射、手术室和重症监护室提供支持的多学科团队（MDT）组成的专科中心进行。应定期对临床结果进行审计，事实上，许多国家减肥协会也一直在获取这些数据系统［例如，英国的国家减重手术注册处（NBSR）和美国的代谢减重手术认证和质量改进计划（MBSAKIP®）］。

本章讨论了 MBS 患者术后管理的关键方面，旨在描述与临床情况相关的"现实生活"干预措施，也会讨论在短期及长期随访过程中可能发现的一系列问题。

术后加速康复（ERAS）

MBS 患者术后管理的关键是实施和使用术后加速康复（ERAS）方案。这些方案最初是为结肠直肠开放手术的术后恢复而设计，旨在通过干预来加快恢复、缩短住院时间。ERAS 方案已被采用并在 MBS 项目中广泛使用（图 20.1）。传统观点认为，患有多种合并症和行动不便的高体重指数（BMI）患者可能会难以使用这种快速恢复方案。然而，事实上，ERAS 方案适合这类高风险患者群体，大量研究也表明，它们可以安全地应用于常规临床实践。重要的是确保患者在术前就 ERAS 途径中的预期进行咨询并讨论 ERAS 途径的关键干预措施。

早期运动

早期和规律运动是帮助减少 MBS 术后并发症的关键。建议患者白天静坐 2 小时运动 1 小时，这有助于在全身麻醉后重新扩张

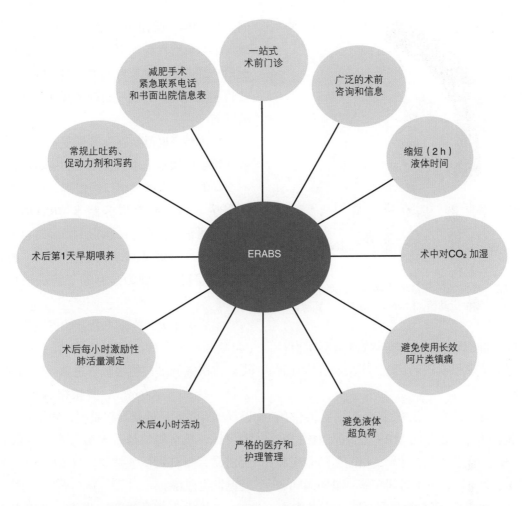

图 20.1　减重术后加速康复（ERABS），通常用于 MBS 中心（引自 Awad 等，2014，Springer Nature/CC BY 4.0）。

肺底（减少肺不张），改善下肢循环（减少静脉血栓栓塞风险），改善肠道功能（减少麻痹性肠梗阻），有助于吸收腹腔镜术后因 CO_2 吹入而导致的胀气。

对于那些因关节炎或其他疾病而无法活动的患者，我们建议定期从床上或椅子上站立起来，而不必在病房里四处走动。

激励性肺活量测定法

使用激励性肺活量测定装置（图 20.2）有助于扩张肺底，减少全身麻醉后肺不张

的发生，从而降低术后肺炎的风险。在术前评估诊所或入院治疗期间，患者被指导使用肺活量计（通过物理治疗师或减肥临床护理专家）。患者应在术后每 30 分钟使用两次肺活量计直到午夜。根据作者的实践，激励性肺活量测定法在 MBS 术后应至少使用 48 小时。

静脉血栓栓塞预防

术中建议通过深静脉使用间歇式气压装置（例如 Flowtron®）改善血液流动，从

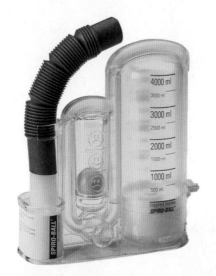

图 20.2 激励性肺活量测定装置（Spiro-Ball® 激励性运动器，Leventon S.A.U.，西班牙）。

而减少静脉淤滞。患者还被鼓励穿防血栓弹力袜（如果合适的话），并在术后持续佩戴两周。

尽管缺乏随机临床试验证据支持使用低分子肝素可以预防 MBS 患者的血栓栓塞（VTE），但这是术后常规使用的。随着腹腔镜技术的发展，手术时间缩短、早期运动和避免脱水有助于减少术后 VTE。在外科医生诊疗中，抗凝药物的类型、开始使用时间、剂量和持续时间根据医生经验有所不同。预防 VTE 的风险使用抗凝药物必须与术后出血的风险相平衡。在作者的实践中，大多数 MBS 住院患者在术后 22 小时开始皮下注射依诺肝素 40 mg。患者出院时根据体重进行依诺肝素剂量的调整，即术后持续两周（体重 < 100 kg：每天 40 mg；体重 100～150 kg：每天 60 mg；体重 > 150 mg：每天 80 mg）。

饮食

减肥外科医生的术后进食方案各不相同。在 ERAS 途径中鼓励早期进食液体以减少术后麻痹性肠梗阻，这也为患者提供了更多的舒适感。推荐常规使用多模式静脉止吐药来抵消麻醉、鸦片制剂和其他致吐因素的影响。

允许患者麻醉后在麻醉恢复室（PACU）就开始小口饮水，术后在减肥病房每小时饮水 50 mL。建议患者小口慢慢喝，记录患者饮水量。Roux-en-Y 胃旁路术（RYGB）后很少出现恶心。然而袖状胃术后经常出现恶心和呕吐，应预先警告患者这一点。鼓励患者继续喝水，因为这有助于清洗消化腔黏液。

术后第 1 天，鼓励患者开始进流质饮食（包括果汁、酒酿、汤和奶昔），并持续两周。再次强调最初使用吸管进食（术后第 1 天每小时 50～100 mL），并根据需要增加。营养师在手术后的指导很重要，强调每日营养目标，最重要的是每天摄入 60～80 g 的蛋白质，每日最低液体摄入量为 1.5 L（以避免发生便秘）。

在接下来的几周里，患者逐步开放饮食（例如两周的果泥饮食，1～2 周容易咀嚼的"软"食，然后逐渐变成普通质地的食物）。未能正常进食或持续性呕吐或吞咽困难的患者需要进一步评估病情和检查。

出院和恢复至正常活动

大多数患者将在术后的 1～2 天内达到出院标准（表 20.1）。患者应该由专业营养师提供饮食咨询，减肥临床护理专家和理疗师在出院前进行指导和说明（包括书面指导）。药物查询由药剂师处理。大多数患者可以服用并耐受口服片剂，术后没

表 20.1 出院标准

标 准	出 院 目 标
临床观察	温度、脉搏、血压、呼吸频率和氧饱和度正常
疼痛	口服药物可以控制
活动	基本活动无障碍
饮食	进食液体（最低摄入量为 1 L/d）
社会	在家休养，如果需要可以回到医院。患者联系方式和电话（用于随访）
出院说明	患者提供口头和书面出院信息

有任何问题。患者如果出现任何术后问题，应该知道打电话给谁或在哪里就诊，许多减重中心将为他们的出院患者在出院后 10 天制定开放访问策略。由于腹腔镜手术后的快速愈合，大多数患者不需要口服镇痛，术后 72 小时即可以恢复正常的日常活动。他们可以在术后 72 小时后淋浴（注意不要过度湿润伤口）和在术后 10～14 天进行驾驶（各国的规定各不相同）。大多数患者在术后 14 天能够重返工作岗位，但那些从事体力劳动的人应该注意在术后 6 周内不要举起重物或过度用力。完全恢复运动可以在手术后 6 周开始，但应该注意循序渐进。

随访

患者应该在术后早期由 MDT 成员进行密切随访。建议如下。

- 术后 7～10 天减重临床专科护士进行电话随访。
- 术后 21 天专业营养师进行电话随访。
- 术后 6～8 周专业营养师进行电话随访。
- 术后 8 周减重外科医生进行临床随访。

临床参数和病情恶化的患者

虽然大多数 MBS 患者的术后恢复都很顺利，但重要的是要确定那些没有正常恢复的患者。如果尽早处理一些问题，将极少发生再次手术和术后并发症，因此，必须保持高度怀疑的态度谨慎行事。

高 BMI 患者腹部体检存在误差，故通常依赖于生理学参数。在 MBS 患者中，术后无明显诱因的心动过速（如持续脉搏高于 115 次/分）是潜在并发症的敏感标志，应予以关注（图 20.3）。其他临床指标包括发烧、呼吸频率升高、低血压（趋势更重要）及术后疼痛或镇痛需求增加。

专科减肥病房的工作人员应接受培训以获取这些临床参数，并在发现任何异常时尽早提醒外科团队。完善诊疗流程并定期审查，以确保护理团队明确在何种情况下应该向谁汇报。病情恶化的 MBS 患者通常会代偿数小时（临床观察似乎正常）后迅速恶化为低血容量或感染性休克。高 BMI 肥胖患者在紧急情况下获取静脉通路极具挑战性，应寻求专业护理同事提供快速支持。

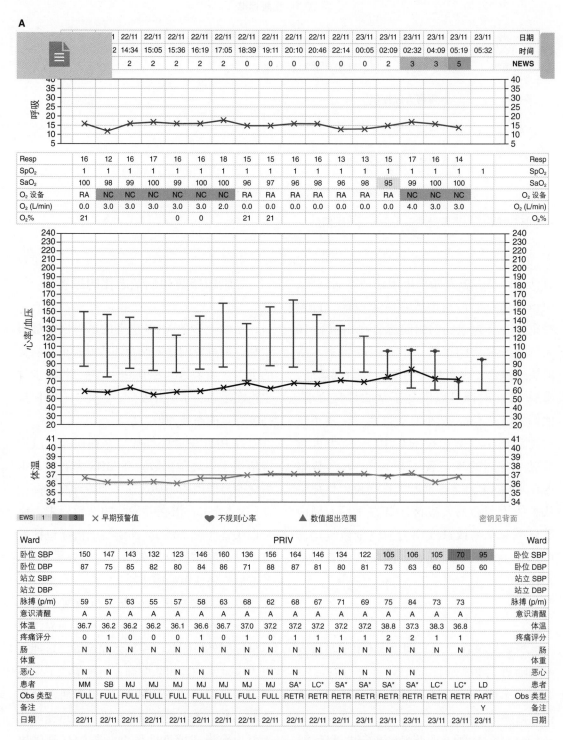

图 20.3　A. MBS 后患者（代偿）的观察图。患者术后出血严重，需要再次手术。注意血压下降，但没有心动过速。

B

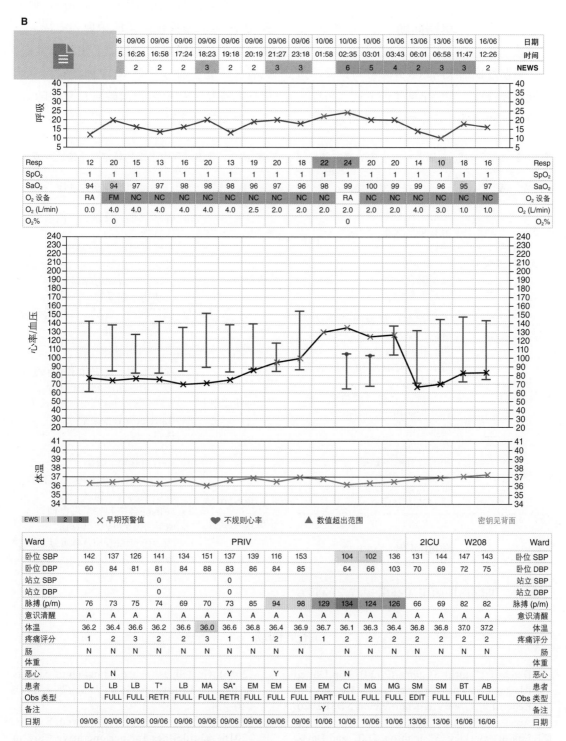

Ward				PRIV										2ICU		W208		Ward
卧位 SBP	142	137	126	141	134	151	137	139	116	153		104	102	136	131	144	147	143	卧位 SBP
卧位 DBP	60	84	81	81	84	88	83	86	84	85		64	66	103	70	69	72	75	卧位 DBP
站立 SBP				0		0													站立 SBP
站立 DBP				0		0													站立 DBP
脉搏 (p/m)	76	73	75	74	69	70	73	85	94	98	129	134	124	126	66	69	82	82	脉搏 (p/m)
意识清醒	A	A	A	A	A	A	A	A	A	A	A	A	A	A	A	A	A	A	意识清醒
体温	36.2	36.4	36.6	36.2	36.6	36.0	36.6	36.8	36.4	36.9	36.7	36.1	36.3	36.4	36.8	36.8	37.0	37.2	体温
疼痛评分	1	2	3	2	2	3	1	1	2	1	1	2	2	2	2	2	2	2	疼痛评分
肠	N		N		N		N		N		N		N		N		N		肠
体重																			体重
恶心		N				Y		Y			N								恶心
患者	DL	LB	LB	T*	LB	MA	SA*	EM	EM	EM	EM	CI	MG	MG	SM	SM	BT	AB	患者
Obs 类型		FULL	FULL	RETR	FULL	FULL	RETR	FULL	FULL	FULL	PART	FULL	FULL	FULL	EDIT	FULL	FULL	FULL	Obs 类型
备注											Y								备注
日期	09/06	09/06	09/06	09/06	09/06	09/06	09/06	09/06	09/06	10/06	10/06	10/06	10/06	13/06	13/06	16/06	16/06		日期

图 20.3　（续）B. MBS 后患者（失代偿）的观察图。患者术后出血严重，需要再次手术。注意血压突然
　　下降和心动过速（失代偿）。

早期问题

早期发现临床问题或并发症可以及时进行调查和管理。术后早期（前 6 周）可能出现的常见和罕见并发症如表 20.2 所示。

表 20.2 术后早期（6 周）可能出现的潜在并发症

概 率	并 发 症
常见 （10%～20%）	• 恶心、呕吐、吞咽困难、反流和早期饱腹 • 便秘 • 伤口感染 • 倾倒综合征 • 餐后低血糖
少见 （1%～5%）	• 术后出血：管腔内、外或腹腔内出血 • 腹腔积液／败血症 • 缝合线／吻合口瘘导致的腹腔脓毒症 • 小肠梗阻（端口部位疝、粘连、内疝和吻合口梗阻） • 肺部感染 • 粪便嵌塞 • 暂时性乳糖不耐受
罕见 （< 1%）	• 静脉血栓 • 横纹肌溶解症

晚期问题

在后期随访期间可能会出现特定的并发症，患者应特别关注的症状见表 20.3。大多数 MBS 术后需提供两年的护理和支持，但手术后很长一段时间仍可能会出现并发症，患者应该能够通过减肥 MDT 团队获得专业评估和支持，如果需要出院后长时间随访，应该启动转诊途径。

表 20.3 随访过程中出现的特定手术晚期并发症

手 术	可能的晚期并发症
胃束带	• 吞咽困难、反流、不能耐受固体食物 • 急性或慢性带状滑脱 • 带状侵蚀或感染 • 食管扩张或动力障碍 • 带状物不耐受 • 端口翻转／泄漏、管道断开或带式系统泄漏 • 恢复体重
胃袖状成型术	• 吞咽困难、反流和不能耐受固体食物：由于裂孔疝形成，袖状胃结构／角度和功能的改变 • Barretts 食管的发展 • 体重恢复
Roux-en-Y 型胃旁路术	• 吻合口狭窄／溃疡 • 小肠梗阻：由于内疝与粘连、梗阻或吻合口扭转 • 倾倒综合征和餐后低血糖 • 食物不耐受或餐后疼痛 • 吸收不良和微量营养素缺乏 • 复胖

拓展阅读

[1] Dendrite Clinical Systems (2020). The United Kingdom National Bariatric Surgery Registry 3rd Report https://www.e-dendrite.com/NBSR2020. Accessed 30 January 2022.

[2] Lim, R., Beekley, A., Johnson, D.C., and Davis, K.A. Early and late complications of bariatric operation. *Trau. Surg, Acut. Care Open* 3 (1).

[3] O'Kane, M., Parretti, H.M., Hughes, C.A. et al. (2016). Guidelines for the follow-up of patients undergoing bariatric surgery. *Clinic. Obes.* 6 (3): 210–224.

[4] Thorell, A., MacCormick, A.D., Awad, S. et al. (2016). Guidelines for perioperative Care in Bariatric Surgery: enhanced recovery after surgery (ERAS) society recommendations. *World J, Surg.* 40 (9): 2065–2083.

第 *3* 部分

代谢与减重手术结局
Outcomes of Metabolic and Bariatric Surgery

第 21 章

减重手术的代谢结局

Metabolic Outcomes of Bariatric Surgery

Petra Hanson and Thomas M. Barber

前 言

减重手术是肥胖患者持续减重和改善代谢健康最有效的治疗方法。目前有许多不同类型的减重手术，如腹腔镜胃袖状切除术（LSG）、Roux-en-Y胃旁路术（RYGB）、可调节胃束带（AGB）和胆胰分流术（BPD）。每种类型的减重手术都与病死率和代谢功能障碍严重程度的降低相关。

在本章中，我们将讨论减重手术后的代谢变化。主要关注2型糖尿病（T2D）、非酒精性脂肪性肝病（NAFLD）、内分泌功能障碍（包括性腺的、促生长激素的和促肾上腺皮质激素的）、血脂谱和高血压（表21.1）。

减重手术和T2D

总体而言，减重手术可使高达84%的患者T2D得以缓解。尽管BPD在促进T2D缓解方面最为有效，但与其他减重手术相比，该手术的术后不良事件发生率也更高。除减重手术后的体重减轻外，其他因素可能有助于改善胰岛素抵抗和随后的T2D缓解。

因此，T2D患者血糖水平的改善通常发生在减重外科手术的术后几天内和可观察到的任何体重减轻之前。

减重手术后促使T2D缓解的因素可能与某些手术方式中发生的胃肠道解剖学重塑有关，包括激素调节、细胞过程和肠道微生物组的改变。在这里，我们概述了支持这些过程的证据（图21.1）。

激素调节改变：胰高血糖素样肽-1（GLP-1）是一种肠促胰岛素激素，具有改善胰岛素敏感性、促进胰腺释放胰岛素、抑制胰腺释放胰高血糖素、抑制食欲和减慢餐后胃排空等作用。与手术前相比，减重手术后餐后阶段的血清GLP-1水平升高。此外，在减重手术后患者中，餐后血清GLP-1水平与血糖控制指标的改善直接相关。

另一种肠促胰岛素激素是抑胃肽（GIP），与GLP-1协同作用，也可增强进食时胰腺释放的胰岛素。与GLP-1相反，GIP增强餐后胰高血糖素反应。关于减重手术对餐后血清GIP水平的影响，文献中存在争议，与术前水平相比，一些研究显示升高，一些研究显示降低，也有研究显示无差异。基于这些

表 21.1　减重手术后代谢变化总结

代谢问题	减重手术后的变化	可能的机制
T2D	高达 84% 的患者出现缓解	餐后 GLP-1 增加 生长激素释放肽可能降低 胆汁酸增加 肠道微生物群的优化 肝脏脂肪含量降低 胰腺脂肪含量降低 减少炎症
NAFLD	66% 的患者脂肪变性消退 50% 的患者炎症消退 40% 的患者纤维化消退	体重减轻 肝脏脂肪含量降低
性腺功能障碍	96% 的女性 PCOS 得到解决 87% 的男性 MOSH 得到解决	SHBG 增加 女性睾酮减少 男性睾酮增加
促生长轴和促皮质轴	皮质醇昼夜节律可能正常化 GH 分泌恢复	轻度炎症减轻
脂质谱	70% 的患者血脂异常改善	体重减轻后脂蛋白功能改善 脂肪生成减少
高血压	63% 的患者得到缓解	GLP-1 升高 利钠肽升高 RAA 系统正常化

注：GH，生长激素；GLP-1，胰高血糖素样肽-1；MOSH，男性肥胖相关的继发性性腺功能减退；NAFLD，非酒精性脂肪肝；PCOS，多囊卵巢综合征；RAA，肾素-血管紧张素-醛固酮；SHBG，性激素结合球蛋白；T2D，2 型糖尿病。

相互矛盾的报道，目前尚不清楚减重手术对餐后血清 GIP 水平的影响。基于现有证据，GIP 在减重手术后 T2D 改善和缓解中的潜在作用仍不明确。

　　肠促胰岛素激素 GLP-1 和 GIP 在餐后期间发挥作用。这些作用包括调节食欲。相比之下，作为增强食欲和饥饿感的关键刺激物，生长激素释放肽主要在饭前发挥作用。因此，生长激素释放肽驱动食物摄入并影响体重的调节。一些研究表明，减重手术后空腹血清生长激素释放肽水平降低。

　　减重手术后激素调节的其他可能变化包括血清胰高血糖素的变化（其作用与胰岛素相反）。关于减重手术后餐后血清胰高血糖素水平的变化，文献中存在争议，一些研究显示胰高血糖素水平降低，另一些研究显示无显著变化。因此，胰高血糖素变化作为减重手术后 T2D 缓解的介导因素的可能作用尚不清楚。最后，减重手术后胆汁酸循环的变化可能改善胰岛素敏感性和 T2D 缓解。胆汁酸刺激小肠 L-细胞释放肠促胰岛素激素，包括 GLP-1、肽 YY（PYY）和胃泌酸调节素。通过这些作用，胆汁酸水平升高可改善餐后胰岛素释放和饱腹感，有助于减重手术后 T2D 的缓解。然而，这种机制仍然是推测性的，需要进一步的研究来证实或

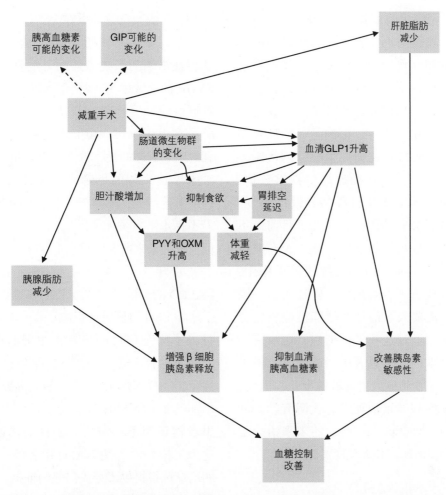

图 21.1 减重手术后体重减轻和代谢改善的机制。GIP，抑胃肽；GLP1，胰高血糖素样肽-1；OXM，胃泌酸调节素；PYY，肽 YY（波浪线与直线交叉）。

反驳这种假设。

细胞过程的改变：减重手术的好处之一是可以减少肝脏和胰腺的脂肪含量。肝脏和胰腺脂肪含量的减少分别与肝细胞胰岛素敏感性和葡萄糖摄取的改善以及 β 细胞胰岛素释放的改善相关。肝脏胰岛素敏感性和胰腺β 细胞胰岛素释放的改善均可能有助于减重手术后 T2D 的缓解。炎症反应的减轻可能介导了肝脏和胰腺脂肪含量的减少，改善减重手术后代谢功能的细胞机制。这种对炎症反应的抑制可能会改变 mRNA 的表达，从

而改善血糖控制。

肠道微生物组的变化：人类消化道中有 100 万亿个微生物。某些微生物种类，如厌氧球菌属、粪球菌属、梭杆菌属和细小单胞菌属与肥胖有关。其他微生物种类，如嗜黏蛋白阿克曼菌、肠球菌和产生短链脂肪酸的细菌与健康的体重有关。从文献中可以清楚地看到，减重手术后，肠道微生物组发生了特征性的变化。这种变化似乎是手术特异性的。例如，微生物种拟杆菌属 B. thetaiotaomicron 在 LSG 后特异性的成比

例增加，变形菌门在 RYGB 后成比例增加。肠道微生物群与人类食欲和新陈代谢的调节之间的相互作用似乎很复杂。我们对这种相互作用的了解仍处于萌芽阶段，主要来自啮齿类动物研究。减重手术后肠道微生物群的变化可能通过影响肠促胰岛素激素释放和胆汁酸代谢而产生有益的代谢效应。许多基于人类的肠道微生物组数据，以及减重手术后手术过程特异性的改变，都源于基于关联的研究。因此，目前尚不清楚肠道微生物组的这些变化是否在减重手术后促进 T2D 缓解中发挥了因果作用，或者只是代表了表观现象。要证明这一因果关系，需要采取诸如粪便移植或转化等干预措施，通过这些干预措施，在没有进行减重手术的肥胖患者中，诱导出减重手术后的特异性肠道微生物群的变化。因此，这种干预措施如果被证明对代谢有益，就可能成为一种新的、有前途的未来治疗肥胖症的干预措施，并大规模实施。

减重手术和 NAFLD

NAFLD 是一系列慢性肝病的统称，范围从脂肪变性（脂肪浸润）到非酒精性脂肪性肝炎（NASH）和肝纤维化。NAFLD 是发达国家最常见的肝脏疾病。NAFLD 的全球患病率为 24%，在安排减重手术的肥胖患者中可达 91%。肥胖流行率的上升是 NAFLD 发病率上升的主要原因。此外，代谢手术后的体重减轻是逆转 NAFLD 的有效策略。

一项对超过 1 200 名肥胖患者进行的为期 5 年的纵向研究表明，RYGB 在降低 NAFLD 患病率方面优于 AGB。一个可能的解释是，与 AGB（21.4%）相比，RYGB （25.5%）的减重效果更好。

在一项关于减重手术对 NAFLD 组织学特征影响的系统综述中（主要是在接受 RYGB 的患者中），减重手术导致 66% 的患者肝脏脂肪变性得到解决，50% 的患者肝脏炎症得到解决，40% 的患者肝纤维化得到解决。有趣的是，也许与直觉相反，减重手术导致 12% 的患者出现 NAFLD 的新发病或恶化特征，推测与减重手术的类型和营养不良水平有关（实际机制尽管尚不清楚，但应成为未来研究的重点）。

尽管大多数研究调查了 RYGB 对 NAFLD 的影响，但也有新的证据表明其他手术如 LSG 对肝脏的影响。在一项研究中，报告了接受 LSG 的患者术中肝活检结果，大多数患者（63%）在 LSG 前存在 NASH。然而，LSG 术后 12 个月，绝大多数（89%）术前已知有 NASH 且接受了后续肝活检的患者被证明不再符合 NASH 的诊断标准。这为支持 LSG 作为 NASH 患者的一种极好的治疗选择提供了令人信服的证据。未来的研究应探索减重手术后 NASH 的长期预后。

减重手术与内分泌功能障碍

性腺功能障碍：肥胖与女性的雄激素过多 [多囊卵巢综合征（PCOS）] 和男性的雄激素缺乏 [男性肥胖相关的继发性性腺功能减退（MOSH）] 有关。肥胖相关的性腺功能障碍是最常见的肥胖相关合并症之一，分别影响 29% 的肥胖女性和 45% 的肥胖男性（图 21.2）。性腺功能障碍的患病率随着 BMI 的增加而相应增加。在一项针对接受减重手术的肥胖患者的研究中发现，36% 的女性患有 PCOS，64% 的男性患有 MOSH。PCOS 也是心血管代谢疾病的独立

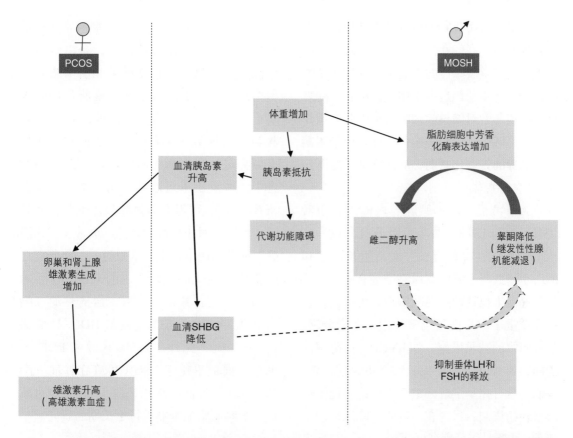

图 21.2　**性别特异性肥胖相关的性腺功能障碍：多囊卵巢综合征（PCOS）和男性肥胖相关的继发性性腺功能减退（MOSH）。** FSH，卵泡刺激素；LH，黄体生成素；SHBG，性激素结合球蛋白（实线表示正面作用；虚线表示负面影响；虚线从常见的影响中描绘出性别特异性：左侧显示 PCOS，右侧显示 MOSH，中间列显示两性共同的影响）。

危险因素，进一步增加了患有 PCOS 的肥胖女性的心血管风险。

脂肪组织可以代谢性激素，包括在男性中将睾酮芳香化为雌二醇。不管男性还是女性，过度肥胖都会损害健康的激素平衡。女性肥胖与肾上腺和卵巢合成和分泌的雄激素过度刺激有关，通过高胰岛素血症（包括对卵巢膜细胞的协同促性腺激素作用）和促炎性细胞因子的作用。男性肥胖与促性腺激素分泌抑制和继发性性腺功能减退有关。其复杂机制包括雌二醇对下丘脑-垂体性腺轴的抑制作用，这是由于脂肪组织内睾酮的芳香化所致。

减重是治疗肥胖相关的性腺功能障碍的最有效方法，一项 meta 分析显示，在减重手术后，96% 的肥胖女性 PCOS 改善，87% 的肥胖男性 MOSH 改善。在减重手术后的 6 个月内，性腺功能障碍和性激素水平可得到改善，并可长期维持（一项研究报告了减重手术后 47 个月的数据）。在减重手术后，血清性激素结合球蛋白（SHBG）在男性和女性中均增加，可能是由于高胰岛素血症和肝脏脂肪过多的逆转。男性和女性在减重手术后血清雌二醇均会下降，这可能是由于减重手术后血清睾酮具有性别特异性，男性睾酮水平升高，女性睾酮水平下降。在女性中，胰岛素敏感性的提高可能介导了睾酮的变化。这些变化是由于体重的减轻和随之降低的胰岛素对卵巢膜细胞的促性腺激素作用。在男性中，睾酮的变化可能是由于睾酮向雌二醇的芳香化减弱，从而降低了对下丘脑-垂体性腺轴的抑制。

生长功能障碍：肥胖与血清生长激素（GH）和游离胰岛素样生长因子-1（IGF-1）水平的功能性降低有关。血清生长激素和 IGF-1 降低与心脏代谢风险增加有关。肥胖相关的促生长轴抑制在减重后是可逆的，包括在减重手术后恢复正常的生长激素分泌。限制吸收的减重措施，如 RYGB，比限制性措施，如 AGB，对促生长轴有更大的影响。我们还没有完全了解减重手术后改善促生长激素轴的机制，尽管有一种假说暗示可能是减重手术降低了低度炎症。

促肾上腺皮质功能障碍：肥胖与血清皮质醇水平的慢性增加和皮质醇释放的昼夜节律钝化有关，从而导致功能性的皮质醇增多症。血清皮质醇水平升高与代谢和心血管风险的增加有关。减重手术可能导致皮质醇昼夜节律的正常化，尽管文献中有相互矛盾的证据。此外，虽然减重手术可能会影响皮质醇调节，但这种影响的方向尚不清楚。简而言之，减重手术后促皮质轴改变的机制和性质，以及这些改变是否具有手术特异性，仍未完全了解。

减重手术和血脂谱

肥胖与脂质谱受损有关，其特点是血清中低高密度脂蛋白胆固醇（HDL-C）血症、高低密度脂蛋白胆固醇（LDL-C）血症和高甘油三酯血症。这些血脂异常变化是心血管疾病公认的危险因素，是由脂蛋白功能改变引起的，包括肝脏和肌肉脂肪含量增加导致肝脏合成极低密度脂蛋白胆固醇（VLDL-C）的增加。此外，在一些肥胖和血糖异常的患者中，高血糖和高胰岛素血症进一步刺激脂肪生成。在 70% 的患者中，减重手术可改善血脂异常（改善心血管风险），可能是通过导致体重减轻介导的。然而，对于血脂异常的"改善"或"消除"缺乏明确的定义，这阻碍了一些研究之间脂质谱变化的比较。总的来说，与手术前水平相比，减重手术后，血清甘油三酯水平下降 30%～63%，血清 HDL-C 增加 12%～39%。此外，RYGB 在改善 LDL-C 水平方面似乎优于 LSG（尽管在甘油三酯和 HDL-C 方面的作用相同）。有必要对减重手术对血脂的影响进行更长期的研究。

减重手术和高血压

肥胖与高血压有关，从而进一步增加心血管疾病的风险。减重手术可改善血压：体重减轻 1 kg 可使 SBP 和 DBP 降低 1 mmHg。在一项对超过 22 000 名患者的荟萃分析中，63% 的患者通过减重手术解决了高血压。在减重过程中，BPD 似乎是最有效的类型，在 83% 的患者中观察到高血压的缓解。相比之下，RYGB、LSG 和 AGB 治疗后高血压缓解率分别为 68%、58% 和 43%。此外，减重手术对改善血压的有益影响似乎可以持续较长时间（10 年）。有趣的是，就像减重手术后血糖控制的改善一样，在体重显著下降之前，血压的降低就已经表现出来。因此，除减重外，其他因素必然有助于改善减重手术后的血压。其他可能有助于减重手术后盐和水稳态的因素，包括 GLP-1 释放增加、利钠肽增加或肾素-血管紧张素-醛固酮（RAA）系统的正常化。

总结及未来方向

从长远来看，减重手术仍然是我们最有希望的肥胖治疗方案。然而，减重手术的最大限制在于其可用性有限，有效地排除了其作为肥胖流行的可行性解决方案在人口水平上的大规模应用。进行减重手术的主要依据通常是为了减轻体重。然而，正如本章所述，除了减重本身，还有许多其他代谢益处通常在减重手术后表现出来，包括 T2D、NAFLD、内分泌功能障碍（包括性腺轴、促生长轴和促皮质轴内的功能障碍）、血脂异常和高血压的改善甚至缓解。

鉴于体重与代谢健康的明确关联，减重手术后代谢改善的重要贡献可能源于其体重减轻效果。然而，如前所述，一些代谢异常（尤其是血糖异常和高血压）的改善在体重减轻开始之前就变得明显。未来研究的一个重要领域是探索减重手术后介导此类代谢改善的途径和机制，以促进更好的理解。这种新的见解将为开发肥胖症的新疗法提供动力，其通过非手术技术复制减重手术的代谢益处，具有在人群中大规模应用的潜力。

病例与分析

病例介绍

一名全科医生将一名体重 143 kg（BMI 56）的 46 岁男性患者转至当地三级多学科团队（MDT）肥胖服务中心，以治疗其病态肥胖。患者有长期的 2 型糖尿病病史。他的治疗包括二甲双胍、SGLT-2 抑制剂和基础胰岛素。尽管进行了这些治疗，他的血糖控制仍很差（HbA_{1c} 82 mmol/mol）。患者还有高血压、NAFLD（超声扫描显示为脂肪肝）、抑郁症和膝关节及下背部骨关节炎病史。患者归于三级肥胖组，采集 12 个月的资料。包括有针对性的饮食摄入（低碳水化合物饮食）、心理支持，以及关于 T2D 管理的医疗投入。经过随访，患者体重下降了 8 kg，其糖化血红蛋白虽然有所改善，但仍维持在 73 mmol/mol 的亚理想水平。在与患者商讨后，并与肥胖 MDT 联合，患者采用了外科治疗，并进行了 LSG。围手术期，暂时停止二甲双胍和 SGLT-2 抑制剂治疗，并将基础胰岛素剂量减半。LSG 手术后，患者在一年内体重减轻了 40 kg。胰岛素需要量逐渐减少，在 6 个月内，他完全不用胰岛素了。血糖控制正常，术后 12 个月 HbA_{1c} 为 45 mmol/mol。他的血压明显好转。复查肝脏超声扫描显示为微小的脂肪变化。他的精力也得到了改善，尽管其抑郁症仍然存在，但他的整体生活质量在 LSG 后得到了显著改善。

病例分析

这个案例展示了减重手术后经常会取得的惊人进步。该患者具有许多代谢综合征的特征性表现，包括病态肥胖、T2D 和高血压。他还患有 NAFLD，并罹患膝盖、背部疼痛和抑郁症（两者在肥胖患者中都很常见）。他对三级肥胖管理反应良好，体重下降超过 5%。然而，他的血糖控制仍然不理想。在 LSG 术后的第一年，其体重减轻了很多（几乎是手术前体重的 1/3）。他的体重大幅减轻可以改善其整体胰岛素敏感性和胰腺 β 细胞功能，这使他最终能够摆脱胰岛素治疗。该病例显示了在减重手术后血糖控制和代谢综合征的其他特征（包括高血压和 NAFLD）的显著改善。

拓展阅读

代表性研究

[1] Ahmed, A.R., Rickards, G., Coniglio, D. et al. (2009). Laparoscopic Roux-en-Y gastric bypass and its early effect on blood pressure. *Obes. Surg.* 19 (7): 845–849.

[2] Barber, T.M. and Franks, S. (2013). Adipocyte biology in polycystic ovary syndrome. *Mol. Cell. Endocrinol.* 373 (1–2): 68–76.

[3] Barber, T.M., McCarthy, M.I., Wass, J.A., and Franks, S. (2006). Obesity and polycystic ovary syndrome. *Clin. Endocrinol. (Oxf).* 65 (2): 137–145.

[4] Barber, T.M., McCarthy, M.I., Franks, S., and Wass, J.A. (2007). Metabolic syndrome in polycystic ovary syndrome. *Endokrynol. Pol.* 58 (1): 34–41.

[5] Barber, T.M., Vojtechova, P., and Franks, S. (2013). The impact of hyperandrogenism in female obesity and cardiometabolic diseases associated with polycystic ovary syndrome. *Horm. Mol. Biol. Clin. Investig.* 15 (3): 91–103.

[6] Barber, T.M., Hanson, P., and Weickert, M.O. Franks S, (2019). Obesity and polycystic ovary syndrome: implications for pathogenesis and novel management strategies. *Clin. Med. Insights Reprod. Health* 13: 1179558119874042.

[7] Camastra, S., Manco, M., Frascerra, S. et al. Daylong pituitary hormones in morbid obesity: effects of bariatric surgery. *Int. J. Obes. (Lond).*

[8] Cornejo-Pareja, I., Clemente-Postigo, M., and Tinahones, F.J. (2019). Metabolic and endocrine consequences of bariatric surgery. *Front. Endocrinol. (Lausanne).* 10: 626.

[9] Fellici, A.C., Lambert, G., Lima, M.M. et al. (2015). Surgical treatment of type 2 diabetes in subjects with mild obesity: mechanisms underlying metabolic improvements. *Obes. Surg.* 25 (1): 36–44.

[10] Gutzwiller, J.P., Tschopp, S., Bock, A. et al. (2004). Glucagon-like peptide 1 induces natriuresis in healthy subjects and in insulin-resistant obese men. *J. Clin. Endocrinol. Metab.* 89 (6): 3055–3061.

[11] Habib, P., Scrocco, J.D., Terek, M. et al. (2009). Effects of bariatric surgery on inflammatory, functional and structural markers of coronary atherosclerosis. *Am. J. Cardiol.* 104 (9): 1251–1255.

[12] Ilhan, Z.E., DiBaise, J.K., Isern, N.G. et al. (2017). Distinctive microbiomes and metabolites linked with weight loss after gastric bypass, but not gastric banding. *ISME Jj.* 11 (9): 2047–2058.

[13] Kumari, M., Shipley, M., and Stafford, M. Kivimaki M, (2011). Association of diurnal patterns in salivary cortisol with all-cause and cardiovascular mortality: findings from the Whitehall II study. *J. Clin. Endocrinol. Metab.* 96 (5): 1478–1485.

[14] Liu, R., Hong, J., Xu, X. et al. (2017). Gut microbiome and serum metabolome alterations in obesity and after weight-loss intervention. *Nat. Med.* 23 (7): 859–868.

[15] Machado, M., Marques-Vidal, P., and Cortez-Pinto, H. (2006). Hepatic histology in obese patients undergoing bariatric surgery. *J. Hepatol.* 45 (4): 600–606.

[16] Mann, J.F.E., Orsted, D.D., Brown-Frandsen, K. et al. (2017). Liraglutide and renal outcomes in type 2 diabetes. *N. Engl. J. Med.* 377 (9): 839–848.

[17] Qin, J., Li, R., Raes, J. et al. (2010). A human gut microbial gene catalogue established by metagenomic sequencing. *Nature.* 464 (7285): 59–65.

[18] Risstad, H., Sovik, T.T., Engstrom, M. et al. (2015). Five-year outcomes after laparoscopic gastric bypass and laparoscopic duodenal switch in patients with body mass index of 50 to 60: a

randomized clinical trial. *JAMA Surg.* 150 (4): 352–361.

[19] Russel, S.M., Valle, V., Spagni, G. et al. (2020). Physiologic mechanisms of type II diabetes mellitus remission following bariatric surgery: a meta-analysis and clinical implications. *J. Gastrointest. Surg.* 24 (3): 728–741.

[20] Saboor Aftab, S.A., Kumar, S., and Barber, T.M. (2013). The role of obesity and type 2 diabetes mellitus in the development of male obesity-associated secondary hypogonadism. *Clin. Endocrinol. (Oxf).* 78 (3): 330–337.

[21] Sanchez-Alcoholado, L., Gutierrez-Repiso, C., Gomez-Perez, A.M. et al. (2019). Gut microbiota adaptation after weight loss by Roux-en-Y gastric bypass or sleeve gastrectomy bariatric surgeries. *Surg. Obes. Relat. Dis.* 15 (11): 1888–1895.

[22] Shih, K.C., Janckila, A.J., Lee, W.J. et al. (2016). Effects of bariatric weight loss surgery on glucose metabolism, inflammatory cytokines, and serum tartrate-resistant acid phosphatase 5a in obese Chinese adults. *Clin. Chim. Acta* 453: 197–202.

[23] Sjostrom, L., Lindroos, A.K., Peltonen, M. et al. (2004). Lifestyle, diabetes, and cardiovascular risk factors 10 years after bariatric surgery. *N. Engl. J. Med.* 351 (26): 2683–2693.

[24] Umeda, L.M., Silva, E.A., Carneiro, G. et al. (2011). Early improvement in glycemic control after bariatric surgery and its relationships with insulin, GLP-1, and glucagon secretion in type 2 diabetic patients. *Obes. Surg.* 21 (7): 896–901.

[25] Verna, E.C. and Berk, P.D. (2008). Role of fatty acids in the pathogenesis of obesity and fatty liver: impact of bariatric surgery. *Sem. Liver Dis.* 28 (4): 407–426.

第 22 章

减重手术的非代谢结局

Non-Metabolic Outcomes of Bariatric Surgery

Iskandar Idris

当前业内对各类不同减重外科术式短期和长期研究所获证据的认识已经有了很大的提高。除了公认的减重手术所带来的代谢方面益处，减重手术能够带来的非代谢方面益处也得到了越来越广泛的认可。本章的内容重点阐述减重手术对患者非代谢方面的作用，尤其是关于肥胖相关的并发症结局的影响，这些并发症涉及减轻体重、心血管疾病、睡眠呼吸暂停、骨关节炎、心理健康、生活质量以及其他并发症结局（如尿失禁和癌症风险）。

减 重

不管采用何种减重外科术式，对于肥胖患者，相比于其他可行的非手术减体重干预措施，减重手术能够产生更大的短期和长期减体重效果。尽管很多关于药物减重方法的研究已经报道了巨大的减重效果，但是相当少的该类研究报告减重效果的持续时间可以超过两年。糖尿病预防计划研究和 Look AHEAD 研究是两项最为广泛被引用的关于减重方法研究，也是很多减重干预措施设计实施所参考的研究。然而，在中位随访期为 9.6 年时，Look AHEAD 研究报道的总减重效果仅达到 6%。

由于缺乏减重的标准化报告，一定程度上使得对来自不同减重手术研究报告的减重效果评估更为复杂。在不同的研究中，减重效果报道为或表示为减重的百分率（kg 或 BMI）、体重的平均变化（kg 或 BMI）和多余体重减除率（EWL）。EWL=［（初始体重）-（术后体重）］/［（初始体重）-（理想体重）］，此处理想体重为 BMI=25 时的体重。

对于何种减重外科术式是产生最大减重效果的最有效术式，依然存在争议。总体来看，比较不同减重外科术式的 RCT 研究提示，接受 RYGB 和胃袖状切除术的患者的减重效果相似，两者的手术效果优于胃束带术（LAGB）的效果（图 22.1）。在 2020 年 12 月发表的比较胃旁路术（RYGB）和胃袖状切除术（LSG）的随机研究提示在第 7 年时，LSG 组的估计平均 %EWL 是 47%（95% *CI* 43%~50%），而 LRYGB 组为 55%（95% *CI* 52%～59%）。模型估测 LRYGB 术后平均 %EWL 为 8.7%（95% *CI* 3.5%～13.9%），

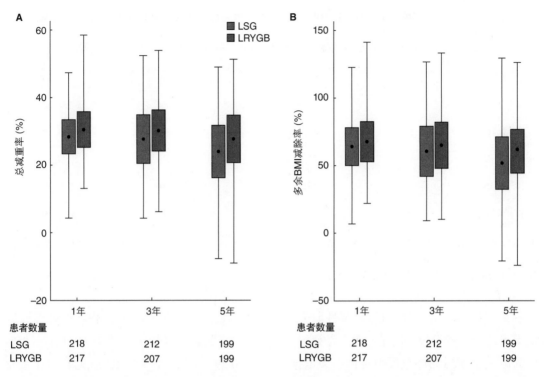

图 22.1 **胃袖状切除术或 Roux-en-Y 胃旁路术后总减重率和多余 BMI 减除率（引自 Donohoe and Mohan, 2021）。**

高于 LSG 术后的 %EWL。尽管与 LSG 相比，在统计学上，LRYGB 术后的减重效果较大，但是，就预先定义的 95% *CI* 和等效界值而言，上述差异没有临床意义。上述结果证实了以往的系统回顾的结果，即 RYGB 和 LSG 在 BMI 减少方面，无有意义的差异［−0.76（95% *CI* 1.6～3.1）］。另一项系统回顾研究通过荟萃分析进行了随访时间大于等于 10 年的减重术后减重效果评估。对于 18 项基于 RYGB 研究结果分析提示其 EWL 的加权平均数是 56.7%，关于 17 项基于 LAGB 研究结果提示其 EWL 的加权平均数为 45.9% 以及对于 2 项基于 LSG 研究的分析显示其 EWL 的加权平均数为 58.3%。对于符合条件的研究进行了荟萃分析显示类似的结果，提示减重手术可以获得显著并

持久的减重效果（表 22.1）。然而，胆胰分流或其变化形式得到了最有效的结局，其 EWL 的合并效应约为 71%。然而，由于胆胰分流引起长期代谢性并发症的风险较高，目前尚未广泛使用该外科术式。然而，与 RCT 提供的证据相反，观察性研究显示，相比于胃袖状切除术，RYGB 能提供更大的减重效果。例如，PCORnet 减重研究比较了美国 41 家医疗卫生系统的 32 208 位接受 RYGB 患者、29 693 位接受 LSG 患者和 3 192 位接受 AGB 患者的减重效果。该研究报道了 RYGB 的 5 年总减重效果的平均数是 25.5%（95% *CI* 25.1%～25.9%），LSG 的是 18.8%（95% *CI* 18.0%～19.6%）以及 AGB 的是 11.7%（95% *CI* 10.2%～13.1%）。由于混杂因素和偏移等固有限制（最重要的

表 22.1 对于不同的减重外科术式长期（＞10 年）减重效果和再手术率相关系统回顾的总结

外科式式	数量	EWL 加权平均数（%）	EWL 均值范围（%）	再手术率（%）
RYGB	16	55.4	27～69	8～64
OAGB	2	80.9	70～84	2～14
LAGB	17	45.9	27～66	8～78
BPD	4	71.5	64～73	NR
DS	7	75.2	61～94	3～37
胃袖状切除术	2	57.0	53～62	32～36

注：RYGB，Roux-en-Y 胃旁路术；OAGB，单吻合口胃旁路术；LAGB，腹腔镜可调节胃束带手术；BPD，胆胰分流；DS，十二指肠转位术；NR，未记录。

引自 O'Brien 等，2019，Springer Nature/CC BY 4.0。

限制是分配偏移），不能通过观察性研究轻易得出结论。然而重要的是，观察性研究可以为减重手术后的体重反弹提供相关依据。最后，在 5 年随访期间，PCORnet 减重研究发现 3.3% 的接受 RYGB 患者发生复胖，12.5% 的接受胃袖状切除术患者发生复胖以及 36.0% 的接受 AGB 患者发生复胖。

心血管疾病

如前所述，肥胖与心血管相关疾病的风险增加有关。虽然先前的 RCT 研究显示减重手术会显著改善糖尿病和心血管风险，但这些试验都没有充分评估减重手术对病死率和其他主要心血管事件的影响。因此，我们对减重手术对心血管疾病预后和总病死率的影响的理解仅限于来自观察性研究的证据（图 22.2）。瑞典肥胖研究（SOS）可能是首个对心血管结局有广泛随访数据的大规模观察性研究，该研究纳入了 2 010 例接受减重手术的肥胖受试者，并使用 2 037 例接受常规治疗肥胖症患者与其进行匹配。在该研究中，减重手术与心血管原因死亡的例数下降相关（校正 HR 0.47；95% CI 0.29～0.76；P = 0.002）。总首次（致命或非致命）心血管事件（不论是心肌梗死还是卒中，记入先发生的事件）的例数在手术组（199 例/2 010 例）要较低于对照组（234 例/2 037 例，校正 HR 0.67；95% CI 0.54～0.83；P < 0.001）。其他研究也报道在接受减重手术的肥胖 2 型糖尿病患者中，心血管事件发生的例数减少。在一项研究中，为 5 301 例接受减重手术的患者匹配了 14 934 例对照患者。研究显示减重手术与大血管事件的复合发病率较低相关［手术组 2.1%，非手术组 4.3%；HR 0.60，（95% CI 0.42～0.86）］，并且也与冠状动脉疾病较低的发病率相关［手术组 1.6%，非手术组 2.8%；HR 0.64，（95% CI 0.42～0.99）］；卒中率的差异没有统计学意义。另一项涉及 2 287 例接受代谢手术的糖尿病患者及与之匹配的 11 435 例对照患者的研究也报道了减重手术相似的获益。在接受减重手术的患者中，MACE 的主要结局（全因死亡、冠

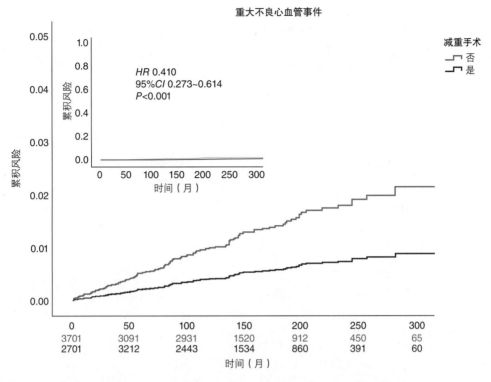

图 22.2　校正的主要终点（致命的或非致命的心肌梗死和致命或非致命的缺血性卒中）的累积发病率（引自 Moussa 等，2020）。

状动脉事件、脑血管事件、心力衰竭、肾病或心房颤动的首次发生）的发生率显著地减少了大约 39%（校正 HR 0.61，95% CI 0.55～0.69）。全因死亡也减少了 41%（HR 0.59，95% CI 0.48～0.72）。所有次要终点包括 3 个主要心血管不良事件（MACE；心肌梗死、脑梗死；死亡）比较也显示了倾向于代谢与减重手术的统计学差异。最近，有研究报告了减重手术具有减少心血管疾病患者 MACE 发生的益处。在这项研究中，根据初级健康病历数据库的记录，以 1∶1 的比例，为接受减重手术的具有缺血性心脏病史或心衰史的肥胖患者按年龄、性别和心衰史匹配相似对照。总共纳入了 2638 例患者（每组患者各为 1 319 例），中位随访时间是 4.6 年。减重手术组的 MACE（首次

发生的全因死亡、心肌梗死、冠状血管重建术、脑血管事件和心力衰竭住院）发生率显著减少了 42%（校正 HR 0.58，95% CI 0.48～0.71；P < 0.001）。尤其在合并心力衰竭及合并缺血性心脏病的患者中，相关性非常显著。减重手术也与较低的心血管原因病死率相关（HR 0.35，95% CI 0.15～0.80；P = 0.001）（图 22.3）。

阻塞性睡眠呼吸暂停

尽管持续气道正压通气依然是阻塞性睡眠呼吸暂停（OSA）的主要治疗方法，但是体重超重是导致 OSA 发生发展的主要致病因素。因此，减重可以改善睡眠呼吸障碍以及是对合并 OSA 的患者的一种整体治疗策

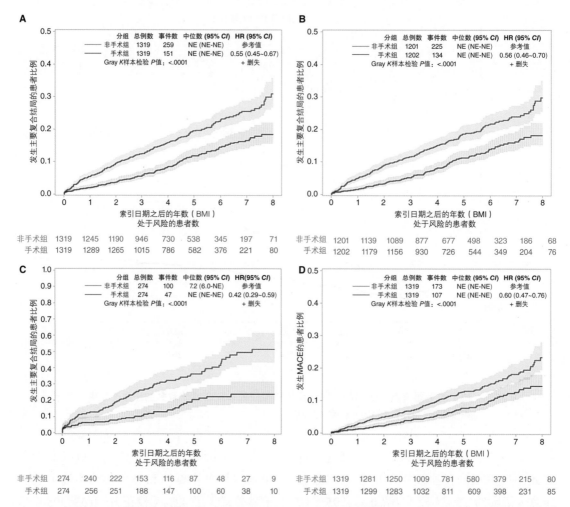

图 22.3　同时患有肥胖和心血管疾病的患者的减重手术和心血管结局。A. 整个队列的主要结局情况；B. 缺血性心脏疾病患者的主要结局情况；C. 心力衰竭患者的主要结局情况；D. 整个队列的次要结局情况（引自 Doumouras 等，2021, Wolters Kluwer, Clearance Center, Inc.）。

略。不经治疗的 OSA 患者生活质量会下降而其发生各种心血管合并症（如缺血性心脏病、高血压、肺性高血压和卒中）的风险会升高。多项荟萃分析提示减重手术与睡眠呼吸暂停的严重程度的显著下降有关，该严重程度用呼吸暂停 – 低通气指数（AHI）表示（正常 < 5 次 / 小时，轻度 5 ～ 14.9 次 / 小时，中度 15 ～ 29.9 次 / 小时，重度 > 30 次 / 小时）。总体上，这些荟萃分析报告了 AHI 的显著减少，从 39.3 次 / 小时减少到 12.5 次 /

小时。减重手术也与白天困倦（使用 Epworth 评分进行测量）发生显著减少（从 11.1 减少到 5.6）有关。因此，尽管很多研究已经证实了体重下降对睡眠呼吸障碍改善和 OSA 严重程度的下降具有有益作用，但是关于是否减重手术可以治愈 OSA 和终止 CPAP 治疗的证据依然不充足。最近的一项观察性研究又一次发现减重手术与 Epworth 评分（12.0 vs. 5.0，$P < 0.001$）、AHI（44.9 vs. 29.2，$P < 0.001$）氧饱和度下降指数（43.6 vs. 18.3，

$P < 0.001$）和睡眠结构参数的显著改善相关。然而，OSA 的缓解率低，但是，术后 CPAP 的依从性差。综上，这些研究的结果提示减重手术与 OSA 严重程度的显著下降相关。但是，对于很多患者，该手术不能治愈 OSA。介于术后患者 CPAP 依从性不佳的原因，对于残余 OSA 的患者做好 CPAP 依从性的术后评估和管理依然十分重要。

骨关节炎和关节痛

越来越多的观察性研究已经报告，在减重手术后最初 6～12 个月，很多患有严重肥胖的患者可以感受到关节痛和功能状况的改善。然而，减重手术后疼痛缓解机制仍然依靠推测。一项机制研究通过检测磁共振成像（MRI）下痛敏结构变化、骨髓病变、滑膜炎、疼痛敏感性及抑郁症状的变化来评估这些因素对患者大量减重后膝关节痛缓解的贡献。该研究显示，减重手术后关节疼痛减轻并非由于疼痛相关结构的变化（骨髓病变和滑膜炎）介导，而是和抑郁及中枢敏感化的减轻相关。因此这表明，减重手术对疼痛的影响可能与减少关节负荷无关，而更多地与体重减轻对疼痛报告的心理影响以及体重减轻和手术对疼痛途径的复杂代谢影响有关。一项既往的研究也证实了这一结论，该研究使用站立前后位和侧位放射影像学检查、膝关节的内侧和外侧关节距离、视觉模拟评分法（VAS）、西安大略和麦克马斯特大学骨关节炎指数评估量表（WOMAC）和健康调查量表 36（SF-36）等手段，分别在减重手术前和术后 6 个月对 34 位膝骨关节炎患者的相关情况进行了评估。另一项至关重要的英国初级保健数据库研究，根据改善健康网络（THIN 数据库）提供的数据，在 40～90 岁 BMI > 35 且初步诊断为骨关节炎（OA）的人群（这些患者在 2000～2018 年间在 UK 向执业医师寻求医疗服务）中研究减重手术和止痛药使用以及病死率的相关性。他们得出的结论是，虽然减重手术可以改善早期膝关节骨性关节炎的疼痛、生活质量和功能，但该改善与体重减轻没有直接关系。该研究发现，与不接受减重手术的患者相比，接受减重手术的受试者在 > 12 个月内不使用止痛药的可能性要高 23%，且其在随访的 4.3 年内全因死亡的可能性是不接受减重手术的患者的 46%。重要的一点是，在接受减重手术的患者中，仅在术后体重下降巨大的患者中，观察到了止痛药使用的减少，这一发现证实了研究者对体重负载减轻在术后关节疼痛缓解中重要作用的推测。然而由于混杂因素的影响，观察性研究提供的证据仍然具有局限性。更重要的是，疼痛减轻是否是由后续的全关节置换或术后非甾体抗炎药的禁用所致仍然是不确定的。尽管如此，在接受关节成形术的病态肥胖患者中，减重手术与短期并发症发生减少、住院时间减少以及手术时间减少相关。然而，减重手术与更少的关节成形术相关创面感染及静脉血栓等短期风险或者关节脱位、假体周围感染、假体破裂以及需要修复的长期风险不相关。

腰背痛

有若干研究调查了减重手术对腰背痛的影响。一项前瞻对照研究显示，减重手术与 3 个月时腰背痛和膝关节疼痛的显著减轻相关。不同的观察性研究通过使用 Oswestry LBP 功能障碍指数（ODI）以及 VAS 评估显示，减重手术可以导致功能障碍的改善，后者显示大约 44% 的患者的功能障碍得到了改善，而总体约 68% 患者的背痛情况得到了改善。然而有趣的是，减重和 VAS 或 ODI 评分结果间不存在显著的相关性，这提示之前推测的其他机制可能与之相关。

尿失禁

对于尿失禁，肥胖是一个公认的风险因素，但是支持减重手术后尿失禁结局改善的证据仍然很少。一项关于减重手术的纵向评估显示，在术后 1 年，男性和女性的尿失禁发生率均显著降低，与基线发生率（女性 49% 和男性 22%）相比，女性发生率为 18.3%，男性发生率为 9.8%。然而，在术后 3 年尿失禁的复发率也非常显著，女性发生率为 24.8%，男性发生率为 12.2%；但是，相比于基线发生率，依然显著降低。体重减轻、更年轻的年龄以及无限制的行走能力是术后一年时关于尿失禁复发的独立预测指标。另一项涉及接受减重手术的 366 位女性患者的观察性研究报道了压力性尿失禁、膀胱过度活动症以及混合型尿失禁的术后治愈率分别是 41%、38% 和 485%。国际尿失禁咨询委员会尿失禁问卷表简表（ICIQ-UI SF）的评估结果显示，尿失禁评分从术前的 9.3 下降到术后的 4.5，但是这与术后的 BMI 下降无关。

心理健康

目前人们一直在关注精神健康障碍，包括减重手术后的药物滥用、自残和自杀意图的风险。病态肥胖个体的心理健康疾病高发生率进一步加剧了这一情况。既往基于人群的观察性研究已经报道，与接受非手术治疗的患者和普通人群相比，接受减重手术的患者的自杀和自残的风险增加，纵向研究也显示了减重手术后自残风险增加。由于观察性研究的局限性，接受减重手术治疗的个体是否因手术本身或导致这些个体接受减重手术的最初因素使得发生心理健康疾病的风险增加仍然不确定。基于这些顾虑，正如其他章描述的那样，活动性和严重心理疾病患者禁用减重手术。一项针对既往对随机对照试验的系统回顾和荟萃分析通过比对减重外科治疗和非外科治疗对于已报告的心理健康生活质量评分 QoL 的影响，提出了更多相关见解。该研究报告称，与非外科减重相比，减重手术与相较于基线水平的心理健康 QoL 改善无关，并且对于接受外科治疗和非外科治疗的患者，心理健康 QoL 的最终评分结果相似。评估具体外科干预措施效果和不同随访时间的亚组分析也并未证实减重手术对心理健康 QoL 的结局具有有益作用。同样，另外一项在接受减重手术的青少年人群中的随机、匹配的对照研究显示，尽管获得了巨大的减重获益，但患者在术后 5 年心理健康问题似乎依然存在。因此，尽管减重手术能够在许多方面改善健康，但是不应期待该手术会缓解心理健康问题。然而与之相反，既往的一项系统回顾和荟萃分析提示一些低质量的证据支持减重手术与术后抑郁的发生率下降（7 项研究；下降 8%～74%）且抑郁症状严重程度下降（6 项研究；下降 40%～70%）密切相关。

但是，考虑到该类人群的心理健康疾病的高发生率，对于具有高风险发生心理健康疾病的患者（如在基线阶段使用 QoL 评估发现的高风险患者），术后应常规考虑给予强化心理支持。

癌　症

肥胖与多种癌症具有强相关性。在图 22.4 中，展示了肥胖与癌症风险的病理生理学联系。在一项纳入 22 198 位接受减重手术的患者及 66 427 位接受非外科治疗的匹配对照者的回顾性队列研究，显示在平均 3.5 年的随访后，与匹配对照相比，接受减重手术的患者罹患任何癌症的风险较对照组低 33%。当结局仅限于肥胖相关的癌症（尤其是绝经后乳腺癌、结肠癌、子宫内膜癌及胰腺癌）时，其相关性更强（41%）。随后的一项纳入 635 642 例患者，共 8 个观察性研究的系统回顾显示 45% 的肥胖相关癌症风险下降与减重手术有关。在法国进行的一项共纳入 74 131 例减重手术患者及 971 217 例非外科干预对照者的回顾性研究中，倾向性评分匹配法分析显

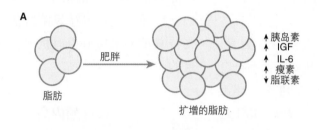

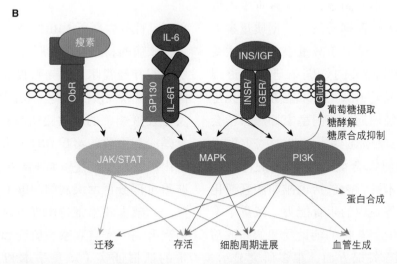

图 22.4　肥胖和癌症风险之间信号级联的关联。A. 脂肪沉积量的变化影响了系统内稳态且导致胰岛素（INS）、胰岛素样生长因子（IGF）、瘦素、炎症性细胞因子的增加以及脂联素水平的下降。IL-6（白介素 6）；B. 这些信号分子激活细胞表面受体并通过 Janus 激酶（JAK）/ 信号转导及转录激活蛋白（STAT）、丝裂原活化蛋白激酶（MAPK）和磷脂酰肌醇 3- 激酶（PI3K）信号路径驱动信号传导，这些信号通路在癌症中也经常受到改变。葡萄糖转运蛋白 4（Glut4）；糖蛋白 130（GP130）；胰岛素样生长因子受体（IGFR）；白介素 6 受体（IL-6R）；胰岛素受体（INSR）；瘦素受体（ObR）（引自 Hopkins 等，2016）。

示 32% 的结直肠癌风险下降及 44% 的结直肠息肉风险下降与减重手术相关。与上述研究结果相反，一项瑞典的基于人口登记的全国性回顾性研究并未发现与减重手术相关的癌症标准化发病率的总体下降，然而结直肠癌的标准化发病率却发生了上升。另外，一项随访研究显示，与接受非外科治疗的肥胖患者相比，术后发生结直肠癌的接受外科治疗的肥胖患者的疾病特定生存率有所下降，主要是由与直肠癌患者相关的风险增加所致。

生殖与生育

肥胖是已知的影响生育的不良因素。事实上，生育门诊接诊的很多患者不符合进行体外受精（IVF）或接受诱导排卵治疗方案的条件，除非这些患者的 BMI 达到一定标准。不幸的是，关于减重手术后生殖结局的大量证据有限且证据质量参差不齐。然而，尽管关于减重手术对自主受孕或 IVF 治疗相关的妊娠率研究报道很少，已有研究显示减重手术能够改善无排卵妇女的月经周期。英国皇家妇产科学会 2015 年的一项综述得出结论：减重手术改善多囊卵巢综合征（PCOS）的体征和症状，该手术可影响包括无排卵激素变化情况和性欲等在内的生育能力。减重手术也与包括 IVF 等在内的辅助受孕的高成功率相关。关于妊娠方面，很多研究显示，与相似的未接受减重手术的肥胖妇女或自身既往妊娠相比，接受减重手术后的妇女的母婴结局得到改善。这些改善包括流产、妊娠糖尿病、高血压、巨大胎儿（巨婴）和先天性异常的发生风险降低。然

而，该手术与早产和小于胎龄儿（SGA）的发生风险增加相关。这一结论证实了一项既往系统回顾（该系统回顾分析了年龄在 18～45 岁的妇女的情况）提供的证据，该系统回顾显示与未接受减重手术的肥胖妇女相比，减重手术可使产妇并发症发生率下降。与未接受腹腔镜可调节性胃束带术肥胖妇女的新生儿相比，接受该手术妇女的新生儿结局情况与前者近似或更好，并且非外科肥胖控制措施与胃旁路术进行比较，两者之间不存在差异。然而关于营养、生育能力、剖宫产和避孕方面的研究非常有限。虽然减重手术可能使肥胖妇女增加的流产发生风险减低，然而关于支持减重手术后妊娠时机建议证据是不充足的。

良性颅内高压

良性颅内高压（BIH）是一种棘手的疾病，该病的特点是颅内压（ICP）升高及其引起视神经盘水肿，导致存在永久视力下降的风险以及慢性头痛。体重是一种与 BIH 发生发展相关的可改变的因素。因此，减重是一类重要的治疗 BIH 的方法。通过对颅内压和视神经乳头水肿恢复程度的判断，减重可部分帮助疾病的缓解（3%～15%）。然而，减重效果维持困难可能导致颅内压再次升高。来自观察性研究和病例系列报告的证据证实了减重手术和 BIH 患者的缓解率升高相关，并且导致合并症的改善和终止用药。一项包括 17 项研究的系统回顾观察到在 65 位患者中，有 60 位患者（92%）在减重手术后，其 BIH 的症状得到总体改善。另一项研究对有术后腰椎穿刺

测量脑脊液体外压力记录的 12 位患者的情况进行分析，结果显示 12 位患者的平均下降幅度是 18.9 cmH$_2$O。另外，对于包括神经外科治疗在内的传统治疗方法无效的患者，也观察到了改善。最近，刊出了一项关于减重手术对治疗 BIH 有效性的随机对照试验（RCT）。该研究显示与基于社区的体重治疗技术（对照组）相比，在随访 12 个月 [校正 *SE* −6.0（1.8）cm（CSF）；95% *CI* −9.5～−2.4 cm CSF；*P* = 0.001] 和随访 24 个月 [校正 *SE* −8.2（2.0）cm CSF；95% *CI* −12.2～−4.2 cm CSF；*P* = 0.001] 时，减重手术组的颅内压明显较低。在随访 12 个月和 24 个月时，减重手术组的生活质量也显著改善。这一持续两年的改善提示减重手术能够对持久的疾病缓解产生作用。

总　结

　　减重手术与各种有益的非代谢结果相关。这包括胃转流术和胃袖状切除术均可类似获得的显著而持久体重降低，心血管事件的减少，总病死率的降低，阻塞性睡眠呼吸暂停的严重程度的改善，骨关节炎关节和腰痛疼痛评分的改善，尿失禁、生育率及癌症风险，尤其是与肥胖相关癌症风险的改善和降低。然而，代谢手术对心理健康的影响在很大程度上是模棱两可的，目前还不清楚关节和腰痛的减轻是由于体重减轻还是通过其他机制。因此在术后仍需要持续的支持来监测和管理一些并存性疾病，特别是心理健康和阻塞性睡眠呼吸暂停综合征。

------------------------------ 病例与分析 ------------------------------

病例介绍

　　一位 BMI 52 的 61 岁妇女被转诊来进行减重手术。她患有 2 型糖尿病、稳定型冠状动脉心脏病和心力衰竭。这位患者最近被诊断患有严重的阻塞性睡眠呼吸暂停（AHI 评分为 41 次 / 小时），并且由于左膝关节严重的骨关节炎导致她有明显的活动障碍。她考虑接受膝关节置换术，但是必须使体重下降才能接受该手术。她的糖化血红蛋白最佳水平为 6.9%，并且由于持续的疼痛和嗜睡，她经常感到抑郁。其血液检查的其余指标未显示异常，临床检查结果无特殊。尽管用于治疗睡眠呼吸暂停的 CPAP 依从性好，她仍然感到明显的困倦和日间嗜睡。

病例分析

　　这名妇女有多种并存疾病，通常可以通过减重手术得到改善。目前的证据提示她的睡眠呼吸暂停的严重程度将在减重手术后得到改善。然而，她的睡眠呼吸暂停不太可能在短期内得到治愈。因此，我们预计其在术后仍需要使用 CPAP 治疗。然而，可以确定的是，其睡眠呼吸暂停严重程度的改善将会改善其日间嗜睡或日间倦怠情况。相似地，尽管疼痛减轻的机制仍然不确定，但是使用减重手术获得的减重效果将可能使得其左膝关节疼痛缓解。她接受减重手术后可能会获得显著的减重，从而可以尽早进行膝关节置换术。这将进一步改善其生活质量和疼痛评分。最后，她的抑郁情况可能会因为其他症状的持续改善而发生变化或得到缓解。鉴于减重手术对心理健康的影响一直存在不确定性，术后需要考虑给予其心理健康支持。

拓展阅读

代表性研究

[1] Adams, T.D., Gress, R.E., Smith, S.C. et al. (2007). Long-term mortality after gastric bypass surgery. *N. Engl. J. Med.* 357 (8): 753–761.

[2] Arterburn, D.E., Olsen, M.K., Smith, V.A. et al. (2015). Association between bariatric surgery and long-term survival. *JAMA.* 313 (1): 62–70.

[3] Bailly, L., Fabre, R., Pradier, P., and Iannelli, A. (2020). Colorectal cancer risk following bariatric surgery in a Nationwide study of French individuals with obesity. *JAMA Surg.* 155 (5): 395–402.

[4] Courcoulas, A.P., King, W.C., Belle, S.H. et al. (2018). Seven-year weight trajectories and health outcomes in the longitudinal assessment of bariatric surgery (LABS) study. *JAMA Surg.* 153 (5): 427–434.

[5] Fisher, D.P., Johnson, E., Haneuse, S. et al. (2018). Association between bariatric surgery and macrovascular disease outcomes in patients with type 2 diabetes and severe obesity. *JAMA.* 320 (15): 1570–1582.

[6] Grönroos, S., Helmiö, M., Juuti, A. et al. (2021). Effect of laparoscopic sleeve gastrectomy vs Roux-en-Y GastricBypass on weight loss and quality of life at 7 years in patients with morbid obesity the SLEEVEPASS. *Random. Clini. Trial JAMA Surg.* 156 (2): 137–146.

[7] Mollan, S.P., Mitchell, J.L., Ottridge, R.S. et al. (2021). Effectiveness of bariatric surgery vs community weight management intervention for the treatment of idiopathic intracranial hypertension a randomized clinical trial. *JAMA Neurol.* 78 (6): 678–686.

[8] Salminen, P., Helmiö, M., Ovaska, J. et al. (2018). Effect of laparoscopic sleeve gastrectomy vs laparoscopic Roux-en-Y gastric bypass on weight loss at 5 years among patients with morbid obesity: the SLEEVEPASS randomized clinical trial. *JAMA.* 319 (3): 241–254.

[9] Schauer, P.R., Bhatt, D.L., Kirwan, J.P. et al. (2017). STAMPEDE investigators. Bariatric surgery versus intensive medical therapy for diabetes – 5-year outcomes. *N. Engl. J. Med.* 376 (7): 641–651.

[10] Sjostrom, L., Gummesson, A., Sjostrom, C.D. et al. (2009). Effects of bariatric surgery on cancer incidence in obese patients in Sweden (Swedish obese subjects study): a prospective, controlled intervention trial. *Lancet Oncol.* 10: 653–662. https://doi.org/10.1016/S1470-2045(09)70159-7.

推荐阅读

[1] Arterburn, D., Wellman, R., Emiliano, A. et al. (2018). PCORnet bariatric study collaborative. Comparative effectiveness and safety of bariatric procedures for weight loss: a PCORnet cohort study. *Ann. Intern. Med.* 169 (11): 741–750.

[2] Bariatric Surgery in Improving Reproductive Health (2015). The Role of (Scientific Impact Paper No. 17). www.rcog.org.uk/en/guidelines-research-services/guidelines/sip17.

[3] Donohoe, C.L. and Mohan, H.M. (2021). Pregnancy, parenthood and second-generation bias: women in surgery. *British Journal of Surgery* 108: 1–2. https://doi.org/10.1093/bjs/znaa014.

[4] Groen, V.A., van de Graaf, V.A., Scholtes, V.A. et al. (2015). Effects of bariatric surgery for knee complaints in (morbidly) obese adult patients: a systematic review. *Obes. Rev.* 16 (2): 161–170.

[5] Hopkins, B.D., Goncalves, M.D., and Cantley, L.C. (2016). Obesity and cancer mechanisms: cancer metabolism. *Journal of Clinical Oncology* 34 (35): 4277–4283.

[6] Li, S., Luo, X., Sun, H. et al. (2019). Does prior bariatric surgery improve outcomes following total joint arthroplasty in the morbidly obese? Ameta-analysis. *J. Arthroplast.* 34 (3): 577–585.

[7] Moussa, O., Ardissino, M., Heaton, T. et al. (2020). Effect of bariatric surgery on long-term cardiovascular outcomes: a nationwide nested cohort study. *European Heart Journal* 41 (28): 2660–2667.

[8] O'Brien, P.E., Hindle, A., Brennan, L. et al. (2019). Long-term outcomes after bariatric surgery: a systematic review and meta-analysis of weight loss at 10 or more years for all bariatric procedures and a single-centre review of 20-year outcomes after adjustable gastric banding. *Obes. Surg.* 29 (1): 3–14.

[9] Subak, L.L., King, W.C., Belle, S.H. et al. (2015). Urinary incontinence before and after bariatric surgery. *JAMA Intern. Med.* 175 (8): 1378–1387.

[10] Szmulewicz, A., Wanis, K.N., Gripper, A. et al. (2019). Mental health quality of life after bariatric surgery: a systematic review and meta-analysis of randomized clinical trials. *Clin. Obes.* 9: e12290.

[11] Wong, A.M., Barnes, H.N., Joosten, S.A. et al. (2018). The effect of surgical weight loss on obstructive sleep apnoea: a systematic review and meta-analysis. *Sleep Med. Rev.* 42: 85–99.

第23章

营养性并发症的内科管理

Medical Management of Nutritional Complications

David Hughes

简 介

过去几十年来，特定人群的饮食健康与疾病的发生率相关已成为共识。世界卫生组织和其他政府机构制定的国际指南均建议采用平衡的饮食。代谢与减重手术可以通过抑制营养物质的吸收和改变个人对食物的选择来改变这种平衡。因此，所有代谢手术后的患者都需要终身监测和进行适当的营养补充，以防止可能出现的营养性并发症。

每种代谢与减重手术都有其营养吸收或食物选择方面的营养问题。因此，手术后的饮食建议和补充需根据不同手术方式量身定做。

个体术前的营养状况评估非常重要，以避免在术后使原有的营养缺陷加重。所有术前患者在接受减重手术前都应进行营养筛查，所有发现的缺陷都应予以纠正。有时，手术前的营养缺乏需要进一步调查以明确病因，如缺铁性贫血，这可能是由于长期素食造成的饮食铁不足或由于胃肠道恶性肿瘤引起（图 23.1 和图 23.2）。

肥胖人群中多种营养缺乏的发生率相对较高，这是由于这类人群喜欢食用营养价值低的高卡路里食物和缺乏运动共同导致。缺乏运动导致缺乏自然光的暴露，进而导致维生素 D 的缺乏。由于维生素 D、铁和维生素 B_{12} 在术前患者中营养缺乏常见，建议在减重手术前开始服用多种维生素和矿物质补充剂。

围手术期营养

在减重手术之前，建议患者进行术前饮食调整，帮助减少肝脏中的脂肪含量，以便将其体积缩小 10% ~ 20%。肝脏体积的缩小有助于提升术中肝脏的功能，并减少围手术期并发症的风险。通常包括非常低的卡路里饮食，营养成分有限，因此需要预防性的维生素和矿物质补充。这些术前的低卡路里饮食对 2 型糖尿病患者来说可能是有问题的。突然减少碳水化合物的总摄入量，有可能导致那些正在服药的糖尿病患者出现低血糖。

在术后，要逐步过渡到营养平衡的饮食。起初，患者从流质饮食开始，逐渐过渡

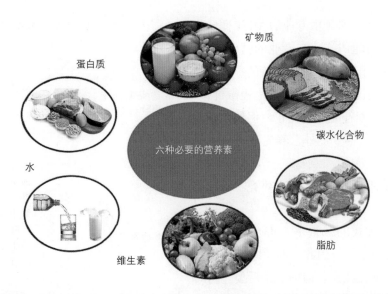

图 23.1　由适量的水、碳水化合物、蛋白质、脂肪、基本维生素和矿物质组成的平衡膳食（引自：Peggy Greb, USDA ARS/Wikimedia commons; Assad/Adobe Stock; Serghei Velusceac/Adobe Stock; Gawriloff/Adobe Stock; Africa Studio/Adobe Stock ）。

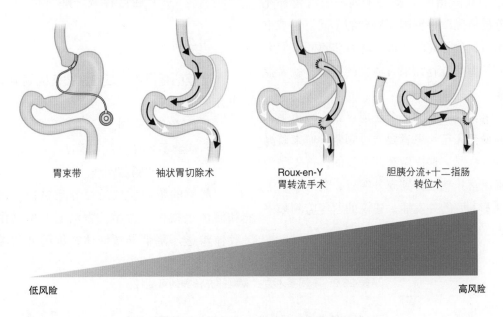

图 23.2　营养物质吸收不良的风险。

到糊状饮食，然后是软的固体食物，最后希望能过渡到正常的平衡饮食。这些通常需要专业营养师的建议和指导，以确保所有主要食物种类和营养素的充分摄入，特别是液体的摄入。这是因为术后恶心、呕吐和便秘的发生率很高。如果没有足够的液体摄入，患者很容易脱水，这对那些使用降压药或有糖尿病或慢性肾病等原有疾病的患者来说是一个特别的风险。

　　大多数术后营养性并发症通常发生在术

后 12 个月。因此，必须由专业的 MDT 团队对患者进行定期随访，并与专业的营养师、医生、外科医生和能给予营养支持的护士进行沟通。通常情况下，营养缺乏是轻微的，可以通过口服营养补充剂来纠正，但偶尔营养缺乏会很严重，需要肠外营养支持。

减重手术后营养物质的补充

由于所有方式的减重手术都会影响液体/微量元素的吸收，因此，在手术后对营养状况进行定期监测是合适的。术后要进行适当的营养补充，并监督定期随访完成的情况。有关发生营养缺乏的可能性的数据来自最近的欧洲指南，表 23.1 列举了需要补充营养的情况。根据国家协会的不同，对减重手术后饮食补充的建议可能有些不同，但大多数指南都推荐如果有适度的需要，就需要补充。

大多数国家的协会还建议，在减重手术后的最初几年，患者要通过频繁验血来监测其营养状况。这样做有两个目的，首先是为了确保营养缺乏得到充分纠正，其次是为了发现手术后的并发症。建议的营养监测频率见表 23.2。

表 23.1　术前营养情况筛查

饮食史（频率、质量和数量）	水果和蔬菜 蛋白质 液体 碳水化合物 脂肪 酒精 补充剂
血液检查	血常规 铁 维生素 B_{12} 叶酸 维生素 D U&E 钙 肝功能

个别营养缺乏症

蛋白质缺乏

严重的蛋白质缺乏通常按病因划分为以下几种情况。

- 肠道吸收受损。
- 饮食不当导致营养不良。
- 继发于非肠道疾病。

严重的蛋白质缺乏可导致贫血、腹水和瘦体重损失的发生。腹水的发生是由于胶体渗透压降低导致液体在细胞外间隙渗

表 23.2　不同手术方式需要补充营养的可能性

	胃袖状切除术	胃转流术	可调节的胃束带术	胆胰分流 +/-十二指肠转位术
多种维生素和矿物质	中等水平	中等水平	低	高
铁	中等水平	高	低	高
维生素 B_{12}	中等水平	中等水平	低	中等水平
钙和维生素 D	中等水平	中等水平	低	高

漏。在诊断肠道吸收功能受损之前，重要的是要确定其他非肠道疾病的发生，排除诸如肝病、肾病综合征和心力衰竭等疾病。这通常可以通过检查尿蛋白排泄是否正常、心脏收缩功能和有无肝硬化来完成。

肠道蛋白质吸收受损可能是由于饮食中蛋白质摄入量不足或肠道疾病导致的蛋白质过度丢失。然而，蛋白质流失型肠病通常会出现腹泻和腹痛。从生化角度看，总白蛋白和球蛋白的水平通常都很低，因为肠病丢失的蛋白质与蛋白质的分子量无关。蛋白质丢失的肠病通常与黏膜损伤有关，如侵蚀性疾病（如炎症性肠病或 NSAID 相关性肠病）或非侵蚀性疾病（如嗜酸细胞性胃炎、肥厚性胃炎或 SLE），或较少见的淋巴功能损害。检查如粪便 $\alpha-1$ 抗胰蛋白酶清除率［（24 小时粪便量）×（粪便 $\alpha-1$ 抗胰蛋白酶）/（血清 $\alpha-1$ 抗胰蛋白酶）］或用锝标记的白蛋白闪烁术进行核医学检查。不管是什么原因，治疗通常涉及肠道蛋白补充，或在极端情况下的肠外蛋白的补充。

铁

减重手术后发生的小细胞性贫血比较常见，发病率为 $10\% \sim 25\%$，临床表现主要为乏力。它通常是由饮食中铁的摄入量减少和胃盐酸减少导致的吸收障碍共同造成的。口服铁剂通常可以纠正缺铁，但必须注意与其他药物服用时间的安排。患者通常服用钙剂，这会抑制口服铁剂的吸收。增加服用维生素 C 可以增加可吸收铁的生物利用率。由于维生素 C 可以防止不溶性铁复合物的形成，并增加亚铁的生物利用率，因此有助于细胞对铁的吸收。如果口服铁剂无效，并且存在持续的缺铁性贫血，那么可以使用静脉注射铁剂。在考虑缺铁性贫血的鉴别诊断时应警惕其他疾病比如胃溃疡和恶性肿瘤的可能。

维生素 B_{12}（又名钴胺素）

维生素 B_{12} 在肠道的吸收主要通过其与内在因子的结合。然而，也有极少量是被动吸收的。维生素 B_{12} 的缺乏通常会导致巨幼红细胞性贫血、疲劳和周围神经病变。通常，人体会储存大量的维生素 B_{12}，因此减重手术后的维生素 B_{12} 缺乏症有时要到术后 12 个月以上才会显现。除胃束带手术外，建议在减重手术后进行常规的预防性口服或肌肉补充维生素 B_{12}。如果选择口服剂量而不是肌肉补充，通常需要每天高达 1 000 μg 的剂量。由于肉类和奶制品中的 B_{12} 含量较高，因此素食主义者或纯素食者出现维生素 B_{12} 缺乏的风险也较高。

钙和维生素 D

钙的吸收通常发生在小肠的近端，取决于维生素 D 及其活性代谢物 1,24,25-羟基维生素 D 的可用性。钙和维生素 D 缺乏会导致继发性甲状旁腺功能亢进症。由于甲状旁腺功能亢进症会导致钙从骨骼中释放出来，从而导致脱矿，它可以增加骨折的风险，这在绝经后的妇女中更加明显。术后体重下降因瘦肌肉质量的损失，会导致骨折的风险增加。如营养补充足够，仍然发生骨质疏松症，那么建议使用静脉注射双磷酸盐治疗，而不是药片。这是由于减重手术后口服双磷酸盐的吸收率较低以及上消化道溃疡形成的风险增加。此外，建议使用柠檬酸钙而不是碳酸钙，因为胃部 pH 较高会导致碳酸钙在肠道的吸收率降低。

硫胺素

硫胺素的缺乏可导致多发性周围神经病（也称为减重性脚气病），如果严重的话可导致韦尼克脑病。韦尼克脑病是一种罕见但可能危及生命的疾病。它通常发生在严重硫胺素缺乏的情况下，最常见的是由营养不良和过度呕吐引起。这在以下情况下尤其值得关注。

- 术后初期。
- 减重手术后的患者出现妊娠剧吐。
- 植入胃球囊的患者。

韦尼克脑病临床诊断三联征包括：出现眼球麻痹伴眼球震颤、共济失调和意识混乱。如果不对韦尼克脑病进行适当的治疗，会导致 Korsakoff 综合征的发生。Korsakoff 综合征是一种慢性神经系统疾病，导致记忆丧失、视野受损和产生虚假记忆（混淆）。如果临床上怀疑韦尼克脑病，必须紧急进行大剂量静脉注射硫胺素治疗，以减少潜在的长期并发症。

维生素 A、维生素 E 和维生素 K

维生素 A、维生素 E 和维生素 K 缺乏症在减重手术后相当罕见，只发生在少数胃转流手术的病例中。然而，维生素 A、维生素 E 和维生素 K 的缺乏在接受胆胰分流加十二指肠转位术（BPD-DS）的患者中相对多见。脂溶性维生素缺乏症最常见的临床表现是与维生素 A 缺乏症有关的夜盲症。维生素 E 的缺乏可引起轻度贫血，偶尔会引起周围神经病变。维生素 K 的缺乏可引起出血时间的增加。因此，接受胃转流手术的患者应接受有关夜盲症的检查，接受 BPD-DS 术的患者应定期进行血液检查，以筛查脂溶性维生素缺乏症，并应进行适当的补充。育龄妇女应特别注意维生素 A 的补充，因为维生素过量补充和使用维甲酸补充剂都有可能造成胎儿畸形。大多数与妊娠有关的综合维生素补充剂含有 β-胡萝卜素，而不是视黄酸，因为它在怀孕期间更安全。然而，即使是 β-胡萝卜素，在高剂量下也有潜在的致畸作用。

必要的微量元素

微量元素是无机矿物质，在体内以非常小的数量存在。它们在细胞的形成和酶的作用方面具有重要作用。每日需求一定的微量元素来维持其正常的水平及储存微量元素。如果营养水平低于基础的需求量，则可能导致疾病。在接受减重手术的患者中，微量元素水平下降到基础水平以下的情况很少。对于那些服用多种维生素和矿物质补充剂的人来说，发生这种情况的风险会大大降低。由于这种情况很少发生，所以不建议在减重手术之前或之后进行基本微量元素缺乏症的筛查。重要的是要了解微量元素缺乏的临床表现，以防出现这种情况。表 23.3 列出了必需的微量元素及其在缺乏状态下出现的相应临床表现。

如果发生缺乏，那么口服补充剂通常足以纠正缺乏的症状。值得注意的是，锌、铜和铁在肠细胞上有相同的吸收部位。对这些缺乏的元素的补充需要错开，以防止加重另外几种微量元素的缺乏。特别是，在补充锌的同时，也要补充铜，以防止加剧铜的缺乏。根据经验，每补充 10 mg 的锌，就需要补充约 1 mg 的铜（表 23.4）。

表 23.3 建议的营养监测频率

营养监测	胃袖状切除术	胃转流术	可调节的胃束带术	胆胰分流 +/- 十二指肠转位术
全血细胞计数、铁、维生素 B$_{12}$、叶酸	第 1 年每 4 个月 1 次，然后每年 1 次	第 1 年每 4 个月 1 次，然后每年 1 次	第 1 年每 6 个月 1 次，然后每年 1 次	第 1 年每 3 个月 1 次，第 2 年每 6 个月 1 次，然后每年 1 次
U&E、Ca 和 PTH，维生素 D、肝功能检查	第 1 年每 4 个月 1 次，然后每年 1 次	第 1 年每 4 个月 1 次，然后每年 1 次	术后 6 个月时 1 次，然后按需要	第 1 年每 3 个月 1 次，第 2 年每 6 个月 1 次，然后每年 1 次
尿钙排泄		第 1 年每 4 个月 1 次，然后每年 1 次		第 1 年每 3 个月 1 次，第 2 年每 6 个月 1 次，然后每年 1 次
脂溶性维生素（维生素 A、维生素 E 和 INR）				第 1 年每 3 个月 1 次，第 2 年每 6 个月 1 次，然后每年 1 次
骨密度 / 骨转换标志物				术后 1 年时，然后根据需要

表 23.4 微量元素

必备微量元素	每日摄入量	缺乏时临床症状
锌	7 ~ 12 mg	面部和会阴部的皮炎和痤疮；脱发、腹泻和黏膜的炎症
铜	1 ~ 4 mg	贫血及白细胞减少
硒	41 ~ 169 μg	心肌病、肌痛和指甲变脆；甲状腺激素水平低下

注：U&E，尿素氮及电解质；因大多数医疗机构无法检测维生素 K 水平，故原著作者在此用血指标国际标准化比值（INR）来间接反映维生素 K 水平（译者注）。
经允许引自 WHO，1996。

具体的医疗状况考虑因素

怀孕

贫血是正常妊娠孕中期和孕晚期的常见现象，在所有的怀孕中约有 24% 的发生率。因此，对于怀孕的减重手术后的患者，如果没有适当的补充，发生贫血的风险非常高。贫血可由任何关键的营养缺乏引起，如铁、维生素 B$_{12}$、叶酸等。因此，重要的是在孕前和孕期都要进行微量元素缺乏的筛查和适当的补充。由于人们对妊娠期间不补充叶酸的情况下发生神经管缺陷的风险认识的提高，通常叶酸缺乏是可以避免的。因此，大多数患者已经意识到需要在孕前适当补充叶酸。在怀孕期间，胎儿和胎盘生长对铁的需求增加。未经纠正的严重缺铁与新生儿的神经行为异常有关。减重术后通常都会补充大剂量的口服或肌内注射维生素 B$_{12}$，因此维生素

B_{12} 的缺乏在减重手术后的孕妇中不太常见。

应特别注意怀孕期间补充维生素 A。维甲酸或每天超过 5 000 U 的剂量补充维生素 A，可能与致畸增加有关。因此，如果需要补充维生素 A，应该采用 β 胡萝卜素的形式。值得庆幸的是，β 胡萝卜素是针对孕前或孕期补充剂的多种维生素片中维生素 A 的主要来源。因此，应该建议备孕的女性停止普通的减重手术后的多种维生素补充剂，改用针对孕妇的多种维生素补充剂，这是一个更安全的选择。这些针对怀孕的多种维生素补充剂应在妊娠期间和哺乳期间继续服用。

普通人群中的维生素 D 水平通常比较低。并没有统一的针对妊娠人群孕期维生素 D 的筛查推荐。维生素 D 水平低与妊娠不良结局无关，只有维生素 D 的严重缺乏与胎儿的骨矿物质发育受损有关。因此，只要减重手术后的孕妇从未出现过严重的维生素 D 缺乏症，而且他们定期服用多种维生素，那么在怀孕期间就不需要定期进行维生素 D 筛查。然而，如果怀疑可能存在严重的维生素 D 缺乏，那么在每个孕期进行筛查是合适的，并可能需要较高剂量的口服补充剂或肌肉补充剂。

在怀孕的前三个月，有可能会发生妊娠剧吐。这是一种由怀孕引起的严重的恶心和呕吐（又称晨吐）。当妊娠剧吐发生时，要考虑其在营养方面的影响，同时也要考虑鉴别诊断为嵌顿性内疝的可能性，绞窄的内疝有可能威胁到生命。如果妊娠剧吐抑制多种维生素片的吸收超过一周，那么就需要加强营养监测。长时间的妊娠剧吐的一个主要问题是硫胺素缺乏。如果硫胺素水平下降，则应考虑静脉补充，以预防韦尼克脑病的发生。

产后，多种维生素的补充可以恢复到孕前的配方。由于母乳是新生儿的良好营养来源，因此除非母亲出现严重的营养缺乏，一般不应阻止母乳喂养。严重的营养缺乏可能反映在母乳中，并传递给新生儿。如果母亲的营养缺乏没有得到适当的纠正而继续母乳喂养，那么新生儿可能无法茁壮成长。如果发生这种情况，应该向儿科医生和儿科营养师寻求建议。

慢性肾脏或心脏疾病

由于术后脱水的风险增加，慢性肾脏疾病和慢性心脏疾病在术后都可能成为一个特别值得关注的问题。由于术后液体摄入减少或呕吐导致的脱水可导致平均动脉灌注压力降低，从而诱发急性肾脏损伤。这种情况经常被个人日常使用的药物（包括 ACE/AR2B 抑制剂和利尿剂）所加剧。在术后需要密切监测每天的液体平衡、每小时的尿量和血清尿 / 肌酐水平，直到有足够的液体摄入。

对于已经进行了肾脏移植或正在迅速向透析方向发展的患者来说，定期的肾脏方面的监测投入尤其重要。肾脏疾病的饮食可以减少钾和磷酸盐的摄入。然而，饮食调整必须确保维持适量的蛋白质营养，以避免瘦体质量的损失，而瘦体质量的损失与肾移植后和透析患者的不良结果有关。此外，在慢性肾脏病的第 4 和第 5 阶段，维生素 D 不能有效地转化为 1,24,25-羟基维生素 D，这可能导致继发性甲状旁腺功能亢进。因此，有时需要补充活性 1,25-羟基维生素 D，以保持充分的骨骼健康。最后，维生素 A 在慢性肾脏疾病中会积累，因此，口服补充剂应限制在每天 < 2 500 U，以防止中毒。

胃肠道倾倒

胃倾倒综合征通常根据进食后症状的发

生情况分为以下两种：

• 进食后 20～60 分钟出现的早期倾倒综合征是由于胃内容物进入小肠，肠道渗透压升高。

– 早期胃倾倒的症状仅仅是胃肠道，如腹胀、恶心、腹泻、腹部痉挛、心悸、头晕和面部潮红。

• 晚期胃倾倒综合征（也被称为与减重手术有关的高胰岛素血症及低血糖症）的病因，学界仍存在争议。

– 症状与早期胃倾倒相似，但包括低血糖的症状（如饥饿感、感觉发抖、出汗和虚弱）。

– 它偶尔会引起神经性低血糖，导致意识障碍，少数情况出现癫痫发作。因此，神经性低血糖症可能会威胁到生命，并影响人们生活的各个方面。

– 如果发生意识障碍，那么就需要考虑驾驶、运动和工作安全问题。

– 人们普遍认为，大多数患者可以通过改变饮食来有效地减轻症状。这些饮食改变包括：

○ 饭前或饭后 30～60 分钟不喝酒。

○ 增加饮食中的蛋白质含量。

○ 减少饮食中的碳水化合物含量。

○ 如有必要，在进食后 1～2 小时添加少量果汁以防止症状的发生。

○ 随身携带速效葡萄糖产品。

关于倾倒综合征的更多详细讨论，请参考第 24 章。

病例与分析

病例介绍

一名 34 岁的女性，体重指数为 28，因肺部感染引起的严重败血症被转到医院。当时的 X 线片显示右上叶肺炎，双侧胸腔积液。进一步检查发现双侧下肢水肿。她告诉医生由于她在 6 年前接受了胃转流手术，所以她每天服用一片复合维生素片。在这次入院前两年，她在度假时还患上了绞窄性内疝（术后并发症），当时切除了一段缺血的小肠。血液检查结果显示严重贫血（Hb=48），低钙水平（校正 Ca=1.98），白蛋白水平很低（白蛋白 =11）。值班医生开始治疗败血症，并要求进行营养评估。营养评估发现微量元素和维生素的水平很低，患者的饮食主要以素食为主，因此蛋白质含量低。她承认自己喜欢喝高糖饮料和巧克力。患者开始静脉使用抗生素、补充电解质替代治疗及肌内注射脂溶性维生素和肠外营养。几个月后，当其口服蛋白质和维生素的摄入量增加时，停止了肠外营养，并继续肌注脂溶性维生素。

病例分析

该病例强调了因胃转流手术患者的小肠缺血切除而导致短肠综合征的后果。该患者在接受紧急手术后没有意识到需要加强营养监测，因此逐渐发展为营养不良。该患者严重缺乏蛋白质，容易受到感染。由于其低白蛋白血症严重，故出现外周水肿，但通过高热量饮食，体重得以回升。她继续接受外科医生和营养师的定期监测，并继续进行营养补充剂的口服和肌内给药。

拓展阅读

[1] Barroso, F., Allard, S., Kahan, B.C. et al. (2011). Prevalence of maternal anaemia and its predictors: a multi-Centre study. *Eur. J. Obstet. Gynecol. Reprod. Biol.* 159: 99–105.

[2] Ben-Porat, T., Weiss-Sadan, A., Rottenstreich, A. et al. (2019). Nutritional Management for Chronic Kidney Disease Patients who undergo bariatric surgery: a narrative review. *Adv. Nutr.* 10: 122–132.

[3] Busetto, L., Dicker, D., Azran, C. et al. (2017). Practical recommendations of the obesity management task force of the European Association for the Study of obesity for the post-bariatric surgery medical management. *Obes. Facts.* 597–632. https://doi.org/10.1159/000481825.

[4] Georgieff, M.K. (2008). The role of iron in neurodevelopment: fetal iron deficiency and the developing hippocampus. *Biochem. Soc. Trans.* 36: 1267–1271.

[5] Goldman, T.R. Dietary Guidelines for Americans. Health Affairs Health Policy Brief, December 14, 2015. https://doi.org/10.1377/hpb20151214.174872.

[6] Knight, T., D'Sylva, L., Moore, B., and Barish, C.F. (2015). Burden of iron deficiency anemia in a bariatric surgery population in the United States. *J. Manag. Care Spec. Pharm.* 21: 946–954.

[7] Krzizek, E.-C., Brix, J.M., Herz, C.T. et al. (2018). Prevalence of micronutrient deficiency in patients with morbid obesity before bariatric surgery. *Obes. Surg.* 28: 643–648.

[8] Liu, X., Baylin, A., and Levy, P.D. (2018). Vitamin D deficiency and insufficiency among US adults: prevalence, predictors and clinical implications. *Br. J. Nutr.* 119: 928–936.

[9] Montagnese, C., Santarpia, L., Buonifacio, M. et al. (2015). European food-based dietary guidelines: a comparison and update. *Nutri.* 31: 908–915.

[10] Thorell, A. and Hagström-Toft, E. (2012). Treatment of diabetes prior to and after bariatric surgery. *J. Diabet. Sci. Technol.* 6: 1226–1232.

[11] World Health Organization (2003). *Diet, Nutrition, and the Prevention of Chronic Diseases: Report of a Joint WHO/FAO Expert Consultation.* World Health Organization.

[12] World Health Organization, International Atomic Energy Agency & Food and Agriculture Organization of the United Nations (1996). Book Review: Trace Elements in Human Nutrition and Health. *Nutrition and Health* 11 (2): 133–134. https://doi.org/10.1177/026010609601100206.

第 **24** 章

减重手术的代谢并发症

Metabolic Complications of Bariatric Surgery

Iskandar Idris

▼

倾倒综合征

胃倾倒综合征是减重手术的常见并发症。其患病率取决于手术的方式及范围，但目前的数据表明，Roux-en-Y 胃旁路术或胃袖状切除术后患者的患病率高达 40%。除了这两种手术以外，垂直束带胃成形术和腹腔镜可调节胃束带术后也可能会发生胃倾倒综合征，因为这些手术都会引起近端胃容量减少。虽然大多数患者仅有轻微的症状，但对一些患者来说，会出现身体虚弱和情绪沮丧的症状，并导致生活质量显著下降。有人提出，经常伴随食物耐受不佳的胃倾倒综合征症状对减重手术术后的体重减轻方面起着重要作用，但多项研究结果均未证明有胃倾倒综合征症状的患者比没有此类症状的患者减重效果更佳（表 24.1）。胃倾倒综合征由一系列症状组成，可分为早期倾倒综合征和晚期倾倒综合征。早期胃倾倒综合征通常发生在饭后 1 小时内，主要表现为胃肠道症状（腹痛、腹胀、肠鸣音亢进、恶心和腹泻）和血管舒张症状（脸红、心悸、出汗、心动过速、低血压、疲劳、想躺平或偶见晕厥）。

其形成的病理生理机制主要是由于高渗的营养物质进入到小肠肠腔，导致液体从血管内腔转移到肠腔，引起血容量减少，心动过速，甚至晕厥。

表 24.1 倾倒综合征的治疗

饮食	减少食物的摄入 至少餐后 30 分钟摄入液体 避免单一的碳水化合物 进食高纤维、富含蛋白质、低升糖指数的食物 餐后躺 30 分钟
膳食补充	果胶（15 g）、瓜尔豆胶（5 g）和葡甘聚糖（1.3 g）
药物	阿卡波糖 50～100 mg，每日 3 次 奥曲肽 50～100 μg，每日 3 次（皮下注射） 奥曲肽长效缓释剂 20～40 mg，每周 2～4 次（肌内注射） 帕瑞肽长效缓释剂 10～40 mg，每 4 周 1 次（肌内注射） 二氮嗪 100～150 mg，每日 3 次 硝苯地平 10 mg，每日 1 次
手术	胃管置入 伴或不伴袖状切除胃旁路逆转术 胰腺切除 空肠造口瘘肠内营养

液体进入小肠也可能会引起肠腔膨胀，出现痉挛样收缩、腹胀和腹泻症状。此外，多种胃肠激素［包括血管活性剂如神经降压素和血管活性肠肽（VIP）］，肠促胰岛素［如胃抑素（GIP）和GLP-1］以及血糖相关激素（如胰岛素和胰高血糖素）释放增加，可能有助于血管舒缩症状。晚期胃倾倒综合征通常发生在饭后1～3小时，主要是由于碳水化合物摄入后激发肠促胰岛素的释放，引起高胰岛素血症导致低血糖症状。低血糖相关症状包括神经性低血糖症状（疲劳、软弱无力、意识模糊、饥饿和晕厥）及交感神经兴奋（出汗、心悸、震颤和易怒等

表现）。与早期倾倒综合征不同的是，晚期倾倒的病理生理学主要归因于高胰岛素血症或反应性低血糖的发生。未消化的碳水化合物快速输送到小肠导致高浓度的葡萄糖诱发高胰岛素反应，引起低血糖和相关的晚期倾倒症状。过度产生的内源性GLP-1在晚期倾倒综合征的高胰岛素和低血糖效应中起重要作用（图24.1）。由于早期和晚期倾倒是一系列疾病的不同表现，许多患者可能同时受到早期和晚期胃倾倒综合征的影响。

诊断

对于近期内有减重手术史的患者来说，

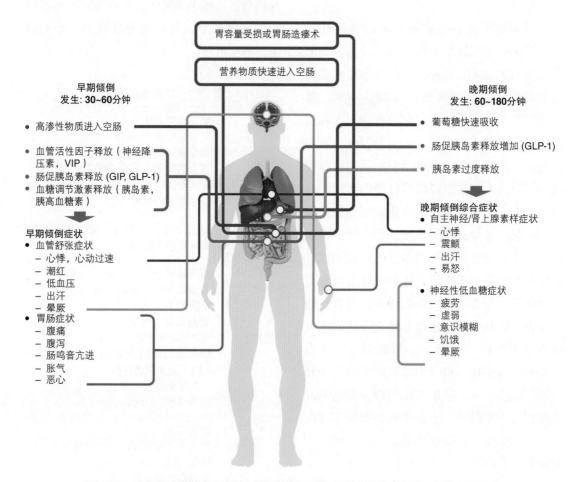

图 24.1　**早期和晚期胃倾倒综合征的病理生理和症状**（引自 van Beek 等，2017）。

详细的病史和症状评估对于胃倾倒综合征的诊断是非常重要的。

基于症状的问卷调查

基于症状的问卷，如 Sigstad 评分和 Arts 倾倒问卷表，可以用来帮助鉴别患者是否有倾倒症状。对于 Sigstad 评分，它是将具有诊断性的参数汇总成分数；> 7 分提示倾倒综合征，< 4 分，需要考虑其他诊断；5～6 分为不能确诊（表 24.2）。Arts 的倾倒

表 24.2　倾倒综合征 Sigstad 评分表 [16, 17, 19]

餐 后 症 状	评分 *
休克	+5
晕厥、意识不清	+4
渴望躺下或坐下	+4
呼吸困难	+3
软弱无力	+3
嗜睡、困倦	+3
心悸	+3
躁动不安	+2
头晕	+2
头痛	+1
感觉温暖、出汗、脸色苍白、皮肤湿冷	+1
恶心	+1
腹胀	+1
肠鸣音亢进	+1
嗳气	−1
呕吐	−4

注：* > 7 分提示倾倒综合征；< 4 分需考虑其他诊断。

调查问卷评估根据早期和晚期倾倒综合征的症状不同（分别为 8 个和 6 个症状）将两者进行区分开来（表 24.3）。遗憾的是，这两种问卷对于诊断的准确性以及对治疗效果判断的精确度还没有成功建立。但是这两种问卷可以作为辅助诊断的措施被利用。

表 24.3　根据 Arts 问卷诊断胃倾倒综合征

早期倾倒症状	晚期倾倒症状
出汗	出汗
面部潮红	心慌
头晕	饥饿
心慌	嗜睡
腹痛	意识丧失
腹泻	震颤
肿胀	易怒
恶心	

注：每个症状的严重程度评分为 0～3 李克特量表（从无症状到严重症状）。早期胃倾倒综合征和晚期胃倾倒综合征根据早期胃倾倒综合征的 8 个症状和晚期胃倾倒综合征的 7 个症状进行总分汇总。胃倾倒综合征的总严重程度评分是所有症状严重程度的总和。

改良后的葡萄糖耐量试验

改良后的葡萄糖耐量试验中，对于疑似倾倒综合征的患者，在过夜禁食后口服 75 g 葡萄糖溶液，分别在口服前和口服后 30～180 分钟进行多次血糖浓度、血细胞比容、脉搏和血压的测量。若口服后 30 分钟内血细胞比容增加 > 3% 或脉搏增加 > 10 bpm，该结果被认为是早期倾倒综合征阳性。改良的口服葡萄糖耐量试验对于晚期倾倒综合征的阳性结果的判断是依据晚期（口

服葡萄糖溶液后 60～180 分钟）是否出现低血糖症即血糖 < 2.8 mmol/L（50 mg/dL）。

一些研究采用更高的血糖阈值 3.3 mmol/L（60 mg/dL）作为低血糖的诊断标准，低血糖通常发生在口服葡萄糖溶液后的 90～180 分钟，阳性则可诊断为晚期倾倒综合征。

虽然低血糖是晚期倾倒综合征的标志，但并不能因为没有出现低血糖就排除倾倒综合征的诊断，那是因为即使没有发生晚期倾倒综合征，早期倾倒综合征也会单独出现。

在复杂的病例中，可以使用持续葡萄糖监测（CGM），尽管 CGM 的诊断准确性尚未通过标准试验进行验证，但已经取得一些成功的经验。

胃排空研究

胃排空研究通常联合其他检查来辅助诊断倾倒综合征。这包括吃一顿含有少量放射性物质的饭，并在饭后 4 小时内每小时测量 1 次胃排空率。然而，因为其灵敏度和特异性较低，该试验不能用于全胃切除术后。

治疗

倾倒综合征的治疗方法包括饮食调整、药物干预和可能的外科再干预或连续管饲。

饮食调整：对大多数患者来说，严格坚持进行饮食干预可以明显改善甚至完全消除倾倒综合征症状。因此，饮食调整应该是第一线的治疗方法。具体措施包括建议减少每餐摄入的食物量，将液体摄入延迟到饭后至少 30 分钟，不进食可快速吸收的碳水化合物，以防止迟发性倾倒症状（如低血糖）的出现，以及食用由高纤维和富含蛋白质的食物组成的饮食。鼓励进食水果和蔬菜，避免

含酒精饮料的摄入。对不同食物的升糖指数进行宣教也可能是有帮助的。在迁延性的病例中，可建议患者饭后躺 30 分钟，以延缓胃排空，减轻血容量不足的症状。患者还应遵循常规的减重后的饮食建议，如细嚼慢咽，认真咀嚼。

膳食补充剂：膳食补充剂因为能够增加食物黏度，对于倾倒综合征患者是良好的二线治疗方法，如每餐添加果胶（15 g）、瓜尔胶（5 g）和葡甘聚糖（1.3 g）。然而，这些补充剂大部分口味不好，这可能对依从性产生不利影响。

药物治疗：对饮食干预无效的患者，可以考虑药物治疗。阿卡波糖是一种 α-糖苷酶抑制剂，可减缓碳水化合物中单糖的释放，能延缓餐后高血糖，降低随后的低血糖。阿卡波糖已被证明可改善葡萄糖耐受性，减少胃肠激素释放，并降低低血糖的发生率，而低血糖是晚期倾倒综合征的主要特征。但它对早期倾倒综合征的症状几乎没有益处。阿卡波糖的通常剂量为 50～100 mg，每日 3 次，随餐服用。主要的副作用是胃肠胀气和相关的胃肠症状，如由于碳水化合物吸收不良引起的腹胀。

生长抑素类似物是对初始饮食调整和阿卡波糖治疗无效和/或不能耐受的患者的替代治疗选择。生长抑素类似物可靶向作用于倾倒综合征病理生理学中的多个阶段，例如延迟胃排空和食物转运入小肠，抑制胃肠激素的释放、胰岛素分泌和餐后血管舒张。生长抑素类似物的短效和长效制剂在减轻早期和晚期倾倒症状方面表现出不同的作用。

常规的剂型是短效类似物（如奥曲肽 50～100 mg，每日 3 次，皮下注射）或长效奥曲肽 LAR 20～40 mg，每 2～4 周肌

内注射 1 次。短效制剂在改善某些倾倒症状如低血糖方面可能更有效。与生长抑素类似物相关的最常见的不良反应是腹泻、恶心、脂肪泻、胆结石形成和注射部位疼痛。最近，对多受体靶向药生长抑素类似物帕瑞肽的研究表明，帕瑞肽比奥曲肽能更有效地抑制 GLP-1 和胰岛素释放，从而改善餐后高胰岛素血症。同时降低胃旁路术后的低血糖发生，延迟胃排空，改善倾倒综合征患者脉率和血细胞比容。其他治疗方案，如二氮嗪（100～150 mg，每日 3 次）和一种钙通道阻滞剂硝苯地平均已进行过试验。然而，来自小型回顾性病例报告的证据显示这些药物仅有部分缓解作用。最近的研究也报道了持续输注 GLP-1 受体拮抗剂 exendin 9-39 对纠正胃旁路术后低血糖症的益处，但需要进一步的研究来证实其安全性和有效性。

手术：对于一小部分有严重顽固性症状但对饮食和药物治疗没有效果的患者，可以考虑手术治疗。然而，由于总体成功率较低，而且胃倾倒综合征患者的症状随着时间的推移可能会有所改善，因此应首先采取保守治疗。已应用于临床的手术再次干预方法包括胃管置入，伴或不伴袖状切除的胃转流手术，胃囊限制和胰腺切除（远端，次全和全胰切除术－伴或不伴脾切除术）。胃转流手术及胃囊限制术后症状消除的患者的比例一般高于胰腺切除术。在罕见的 RYGB 术后和弥漫性胰岛细胞增生症的低血糖病例中，可表现为导管和胰岛细胞增殖伴 B 细胞肥大，导致严重和难治性神经性的糖原减少症状，对于这些症状，通常可以进行胰腺切除来缓解。最后，对于难治性胃倾倒综合征的患者，可以通过空肠造瘘进行持续的肠内营养。对于采取什么措施，应经过多个相关专业的多学科小组全面讨论后再决定。

骨质疏松

由于机械负荷对骨形成的有利作用，肥胖长期以来一直被认为可以防止骨质流失和骨折。然而，有证据表明，任何此类保护都是针对特定部位的如骨折风险较低且骨密度（BMD）较高的负重部位（例如髋部和骨盆），但非负重部位（例如肱骨和踝关节）的骨折风险更高。肥胖相关的脊柱骨折的数据不一致，一些报告显示没有差异，而另一些报告提示肥胖患者脊柱骨折风险增加。骨骼健康受复杂的代谢系统调节，其中包括钙、维生素 D 和甲状旁腺激素等。维生素 D 缺乏症在肥胖个体中极为常见，这是由于不良饮食和脂肪组织对维生素 D 的螯合作用，从而降低了血清生物利用度。研究表明，在接受减重手术的患者中，60%～86% 的患者缺乏维生素 D。无论是通过手术还是非手术方式进行减重，都与骨质流失和脆性骨折有关。其机制涉及机械、营养和神经激素等多种因素。此外，随着脂肪储存耗尽，随后出现的雌激素减少可能会直接影响维生素 D 和钙代谢而对骨代谢产生不利影响。然而，减重手术对骨质流失的影响更为明显。这是因为骨质流失的量与体重减轻的幅度和速度成正比，但这也因不同的减肥程序而异。与限制性手术相比，限制吸收手术术后骨质流失更多，承重部位髋关节的骨质流失比脊柱和手臂骨质流失更多。此前的一项研究报道显示胃旁路术后24 个月骨转换水平指标即尿脱氧吡啶啉和血清骨钙素显著增加，表明骨吸收增加和骨形成减少。RYGB 术后一年，股骨颈的骨密度下降 9.2%～10.9%，全髋关节骨量下降了 8%～10%，腰椎下降 3.6%～7.4%。小型研究表明，与胃旁路术或胃袖状切除术相比，胃束带术后骨丢失减少，尤其是脊柱。虽然程度低于限制吸收手术，但已经有研究观察到髋关节出现骨质流失。尽管此前的研究有充分证据表明对接受过减重手术的患者，骨质流失和整体骨折风险是增加的，但在英国进行的一项开放性研究报告称，与减重手术相关的骨折风险并未显著增加。这可能是由于随访时间短所致。

预防

鉴别骨质疏松症高风险的患者以及保护减重手术后的骨骼健康是非常重要的。补充维生素和矿物质到正常水平可以显著改善骨骼健康。随机对照试验表明，纠正维生素 D 缺乏症可以降低 20% 髋部和非椎骨骨折风险。终身监测新陈代谢及营养状况对维持减重手术患者的骨骼健康也是非常重要的。

骨质疏松的诊断

对于骨质疏松高风险的患者应该行 DXA 测量骨密度。在年轻患者中，该检查可以为将来的比较提供一个基准值。对于 50 岁以上的男性或绝经后的女性，DXA 可用于诊断骨质疏松症。遗憾的是，对于严重肥胖的患者要准确测量骨密度一般比较困难，因为其体重可能会超过 DXA 扫描仪的重量限制。另外，当组织深度＞25 cm 且骨周围有脂肪时，DXA 测出来的骨密度值可能会偏高。国际临床骨密度测定协会建议，对于那些非常肥胖的患者，若无法在髋部和脊柱测量骨密度，则应行前臂外周

DXA 测量。T 值和 Z 值都可用于骨密度的评估。对于绝经前的女性和 50 岁以下的男性来说，Z 值是一个更好的骨骼评估指标。Z 值＜−2.0 被定义为"低于预期年龄的骨密度"。在绝经后妇女和老年男性中，T 值已被证实为骨折风险的预测指标。

治疗

对于患有骨质疏松症的肥胖患者，都应该首先积极给予所有的维生素和矿物质。一旦达到正常的血清值，可以考虑抗骨吸收或合成代谢的药物治疗。双膦酸盐是处方最广泛的一类抗骨吸收剂。多种指南建议静脉注射优于口服双膦酸盐（表 24.4）。这样可以避免减重手术后消化道吸收不足，同时降低手术吻合口发生潜在溃疡的风险。患者治疗后需要重新评估，以确保钙和维生素 D 是否补足。DXA 检查应该每 2～3 年进行 1 次，或者从女性的更年期开始。

表 24.4 静脉注射或皮下注射治疗骨质疏松

双膦酸		
唑来膦酸	5 mg，每年 1 次	静脉注射
伊班膦酸	3 mg，每 3 月 1 次	静脉注射
RANKL 抑制剂		
地诺单抗	60 mg，每半年 1 次	皮下注射
促进骨形成药物		
特立帕肽	20 μg，每日 1 次	皮下注射

下丘脑-垂体-肾上腺轴（HPA）

HPA 轴调控肾上腺皮质醇的分泌，在能量调动以保证生存和满足应激期间的代谢需求方面发挥重要作用。最近的研究证据表明，肥胖或代谢综合征患者可能有过度活跃的 HPA 张力，导致"功能性皮质醇增多

症"。在患有夜间进食综合征、过胖暴食症、睡眠障碍和心理症状的肥胖人群中，HPA 轴失调的相关疾病更为普遍。虽然体重减轻通常被认为可以改善 HPA 轴的变化，但是限制热量摄入已经被证实会激活 HPA 轴和升高皮质醇水平，导致体重反弹的风险增加。减重手术对 HPA 轴的影响尚不清楚。然而，一般而言，大多数研究显示，减重手术后短期内皮质醇水平增加，但长期来看，肥胖诱导的 HPA 水平是降低的，昼夜节律也会正常化。

性腺功能

肥胖相关的性腺功能障碍在严重肥胖患者中非常普遍，这是由于过量的脂肪组织抑制性腺轴的作用。在女性患者中，肥胖与雄激素过量失调有关，如多囊卵巢综合征（PCOS）和特发性高雄激素血症。这是由于卵巢膜细胞中类固醇合成的缺陷，其刺激由高胰岛素血症促进的过量雄激素的分泌，胰岛素抵抗和炎性细胞因子的作用（图 24.2）。在男性患者中，体重的增加可能与雄激素缺乏有关，如男性肥胖相关的继发性性腺功能减退。一项荟萃分析显示，PCOS 和男性肥胖相关的继发性性腺功能减退症（MOSH）在接受减重手术的患者中普遍发生（分别为 36% 和 64%）。据广泛报道，减重手术可以改善性激素和性激素结合球蛋白水平。减重手术可以改善 96% 的 PCOS 和 87% 的 MOSH。PCOS 的改善往往与胰岛素抵抗和葡萄糖耐量的改善同时发生。

肾结石

许多研究已经将肾结石的发生与减重

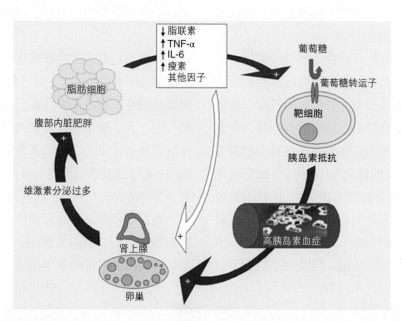

图 24.2　腹部肥胖与多囊卵巢综合征。多囊卵巢综合征和腹部肥胖之间的相互作用可能是由于雄激素过多，这可能是腹部脂肪的沉积所致。其通过炎性细胞因子的直接作用或通过胰岛素抵抗和高胰岛素血症间接诱导卵巢和 / 或肾上腺来源的雄激素过量分泌（引自 Escobar-Morreale and San Millan, 2007, Elsevier）。

手术联系起来。减重手术后的结石发生主要是由于 24 小时尿液成分的改变，如尿草酸增加，尿量减少和尿柠檬酸水平降低。尿液中结晶盐的过饱和是结石形成过程中的一个关键因素，增加饮水量可以显著减少结石的形成。胃旁路手术在过去是主要的减重手术方式，在之前的研究中，胃旁路术后出现 24 小时尿草酸水平显著升高和尿草酸钙过饱和，这两者都有助于形成草酸钙结石。在有肾结石病史的患者中，肾结石复发的风险增加了 4 倍。有肾结石病史的胃旁路手术患者在术后 2 年内结石复发率高达 18.6%（27/145），而无肾结石病史的患者复发率为 8.6%（534/6 390）。在术后差不多的两年时间内，限制性手术，如胃束带和胃袖状切除术，结石发生率为 1.3%（8/618），而单纯肥胖对照组为 4.6%（258/5 569）。减重手术后结石的形成平均时间约为 1.5 年。对于既往有肾结石病史或发生肾结石风险高的患者，保持良好的水分摄入（每天约 2 L）是非常重要的。在柠檬酸盐（如柠檬酸钾）补充治疗时，碱可以纠正低枸橼酸尿症和代谢性酸中毒，并减少发生肾结石的风险。高危患者也应该被建议在他们的饮食中摄入少量的草酸盐，每天 50～80 mg（在典型的西方饮食中草酸盐的量每天在 100～200 mg）。最后，由于钙会抑制草酸在肠道中的重吸收，遵医嘱补充钙剂非常重要，这可降低对草酸的重吸收的影响。由于接受胃旁路手术后肾结石的发病率较高，因此对于减重手术

结石复发风险较高的患者，可考虑采用替代性的减重手术。

总　结

减重手术可以带来很多非代谢相关方面的获益。包括持久的体重减轻（这个作用在胃转流手术和胃袖状切除术之间无明显差别）、心血管事件的减少、总病死率的降低、阻塞性睡眠呼吸暂停的严重程度的改善、与骨关节炎相关的关节和后背痛的疼痛的改善、尿失禁和生育率的改善以及癌症尤其是肥胖相关的癌症风险的降低。

然而，减重手术对心理健康是否有影响在很大程度上是模棱两可的。同样，关节和下背部疼痛的减轻是由于体重减轻还是通过其他机制目前也不清楚。需要对这些减重手术术后并发症进行持续的监测和管理，特别是与心理健康和阻塞性睡眠呼吸暂停相关的疾病。

虽然我们之前论述过减重手术对改善各种代谢结果有很多益处，并已得到广泛认可，但遗憾的是，减重手术还是会出现各种代谢并发症。为了确保患者长期的治疗满意度和生活质量的保证，加强对并发症的认识和采取措施对于预防和管理这些并发症至关重要。对于有些潜在的并发症，应该告知患者。

我们必须强调，终身坚持饮食行为的管理和临床指标监测的重要性，以减低减重手术长期代谢并发症的发生风险。

病例与分析

病例介绍

男性患者，47 岁，5 年前行 Roux-en-Y 胃旁路手术。术后体重显著下降，BMI 从 45.5 下降到 24.8。术后五年，该患者规律进行常规的饮食评估，并且基本上遵守处方摄入矿物

质和维生素替代品。在过去的两年中，该患者不断出现头晕、心悸、腹痛和间歇性腹泻症状，一般发生在大约进食 15～20 分钟后。此外，在进食后两小时还会出现出汗、心悸和虚弱的症状。对该患者临床考虑胃倾倒综合征。给予饮食和生活方式方面的建议后，该患者的早期症状有所改善，但晚期症状无改善，仍然严重影响其日常活动。随后对其进行了改良的 3 小时 75 g 糖耐量实验，结果显示，在葡萄糖摄入后 30 分钟，心率（每秒增加 14 次）和血细胞比容（约 4%）出现上升。此外，在葡萄糖摄入后 150 分钟，该患者的血糖水平下降到 2.7 mmol/L。因此，该试验确诊了早期和晚期胃倾倒综合征。患者最初接受阿卡波糖治疗（用餐时服用 25 mg），由于无法耐受胃肠道不良反应改为奥曲肽治疗（剂量逐步增加至 50 μg，每日 3 次）。随访显示患者胃肠道不良反应减轻，可以耐受。血液学检查显示维生素 D、铜、锌和铁水平下降，因此建议其增加维生素和矿物质摄入量。

病例分析

有明显胃倾倒综合征的患者可表现为显著的体重减轻（高于 Roux-en-Y 胃旁路手术后的预期）。早期的管理涉及饮食和生活方式干预。对于有持续症状的患者，应该在开始使用高价药物和可能需要终身治疗如生长抑素类药物之前进行检查，以确诊倾倒综合征的诊断。矿物质和维生素水平的异常在胃倾倒综合征患者中很常见。在患者随访期间，应对此进行监测和相应的干预。

拓展阅读

代表性研究

[1] Ahmad, A., Kronrich, D.B., Krasner, H. et al. (2019). Prevalence of dumping syndrome after laparoscopic sleeve gastrectomy and comparison with laparoscopic Roux-en-Y gastric bypass. *Obes. Surg.* 29: 1506–1513.

[2] Arterburn, D.E., Olsen, M.K., Smith, V.A. et al. (2015). Association between bariatric surgery and long-term survival. *JAMA.* 313 (1): 62–70.

[3] Arts, J., Caenepeel, P., Bisschops, R. et al. (2009). Efficacy of the long-acting repeatable formulation of the somatostatin analogue octreotide in postoperative dumping. *Clin. Gastroenterol. Hepatol.* 7: 432–437.

[4] Escobar-Morreale, H.F. and San Millan, J.L. (2007). Abdominal adiposity and the polycystic ovary syndrome. *Trends Endocrinol Metab* 18: 266–272.

[5] Tack, J., Aberle, J., Arts, J. et al. (2018). Safety and efficacy of pasireotide in dumping syndrome – results from a phase 2, multicentre study. *Aliment.*

Pharmacol. Ther. 47: 1661–1672.

[6] Vecht, J., Lamers, C.B., and Masclee, A.A. (1999). Long-term results of octreotide-therapy in severe dumping syndrome. *Clin. Endocrinol.* 51: 619–624.

推荐阅读

[1] van Beek, A.P., Emous, M., Laville, M., and Tack, J. (2017). Dumping syndrome after esophageal, gastric or bariatric surgery: pathophysiology, diagnosis, and management. *Obesity Reviews.* 18 (1): 68–85.

[2] Cornejo-Pareja, I., Clemente-Postigo, M., and Tinahones, F.J. (2019). Metabolic and endocrine consequences of bariatric surgery. *Front. Endpcrinol.* http://doi.org/10.3389/fendo.2019.00626.

[3] Escobar-Morreale, H.F., Santacruz, E., and Luque-Ramirez, M. (2017). Prevalence of 'obesity-associated gonadal dysfunction' in severely obese men and women and its resolution after bariatric surgery: a systematic review and meta-analysis.

Human Reprod. Update 23 (4): 390–408.

[4] Khalid, S.I., Omotosho, P.A., Spagnoli, A. et al. (2020). Association of bariatric surgery with risk of fracture in patients with severe obesity. *JAMA Net. Open.* 3 (6): e207419.

[5] Lieske, J.C., Mehta, R.A., Miliner, D.S. et al. (2015). Kidney stones are common after bariatric surgery. *Kid. Int.* 87: 839–845.

[6] Scarpellini, E., Arts, J., Karamanolis, G. et al. (2020). International consensus on the diagnosis and management of dumping syndrome. *Nat. Rev. Endocrinol.* Aug: 16: 448–466. https://doi.org/10.1038/s41574-020-0357-5.

[7] Scibora, L.M., Ikramuddin, S., Buchwald, H., and Petit, M.A. (2012). Examining the link between bariatric surgery, bone loss and osteoporosis: a review of bone density studies. *Obes. Surg.* 22: 654–667.

[8] Stein, E. and Silverberg, S.J. (2014). Bone loss after bariatric surgery: causes, consequences and management. *Lancet. Diabet. Endocrinol.* 2: 165–174.

[9] Sultan, S., Patel, A.G., El-Hassani, S. et al. (2020). Male obesity associated gonadal dysfunction and the role of bariatric surgery. *Front. Endocrinol.* 11: 408. https://doi.org/10.3389/fendo.2020.00408.

[10] Tack, J., Arts, J., Caenepeel, P. et al. (2009). Pathophysiology, diagnosis and management of postoperative dumping syndrome. *Nat. Rev. Gastroenterol. Hepatol.* 6: 583–590.

第25章

减重手术的远期并发症

Long-Term Surgical Complications of Bariatric Surgery

Tahir E. Yunus and Ahmad G. Jan

胃绑带术相关远期并发症

腹腔镜下可调节胃绑带术可导致多种远期并发症，需鉴别并进行适当处理。常见并发症包括绑带移位，绑带腐蚀以及严重的胃食管反流症状。多项研究显示胃绑带术主要的远期并发症发病率高达 40%，其中 50%需要进一步处理。相较于 Roux-en-Y 转流术，胃绑带术远期并发症发生率及再手术率更高。

绑带移位和吞咽困难

早期将绑带置于胃壁夹层或直接置于胃壁的技术导致绑带移位发病率显著增高。经过技术改良后，如采用可调节绑带避免直接接触胃壁后，发病率得以下降。绑带移位也与术前 BMI 相关。术前 BMI < 40 的患者较术前 BMI 较高患者更易出现绑带移位。

移位是指部分胃组织因绑带滑动错位，通常情况下绑带位于胃食管交界以下 45° 斜角处，绑带滑向贲门部可导致胃囊与食管间形成锐角，而绑带滑向远端幽门部可导致形成新的胃囊。

吞咽困难是术后绑带移位导致的最常见并发症，发生率为 1%～3%。其他症状如腹痛和心动过速，可能是由于疝出的胃囊发生缺血性改变所导致的。

钡餐检查通常可用于诊断绑带移位，协助识别绑带与胃壁的解剖关系。

绑带移位的治疗方案因患者症状和程度而异，从非侵入性的绑带减压到急诊手术探查。当出现胃缺血症状，包括持续性疼痛、心动过速以及乳酸酸中毒时，应即刻行手术干预。

绑带侵蚀

绑带腐蚀胃壁通常进展缓慢，平均在绑带植入后两年左右出现，估计发生率为 7%。其发病机制可能是由于绑带过紧、环扎放置时的热损伤或与绑带扣环相关的机械损伤，进而引起的胃壁缺血性改变所致。

出现该并发症的患者可能表现为恶心、呕吐、上腹痛或因绑带失去限制作用导致的减重不足。也可能因绑带异物出现反复感染。如果绑带侵蚀胃后壁胃左动脉或其分支，还可能出现严重并发症（如呕血）。由于绑带侵蚀通常进展缓慢，急性腹痛并发腹膜炎的发生率较少。

胃镜可用于绑带侵蚀的诊断和治疗。当镜下绑带扣环可见时，可以通过胃镜将侵蚀的绑带取出，此外绑带也可以在腹腔镜下取出。腹腔镜下侵蚀绑带取出方案有多种，一种是胃前壁切开术，即在胃腔内切断绑带并取出。但由于侵蚀部位通常被炎性组织包裹，而胃前壁切开术应在不剥离侵蚀绑带的外周炎性组织的情况下关闭，因此该方案可能失败。尽管侵蚀部位通常会自行关闭，但应留置引流以减少渗出，直到侵蚀愈合。另一种方案是解剖绑带周围的胃壁组织后松解并取出绑带，但由于周围组织存在炎性改变，不一定有条件对绑带侵蚀后的胃壁组织进行一期修复，但组织通常会自行愈合，可留置引流进行观察。在移除侵蚀的绑带后，不应同期进行修正手术，以减少瘘的发生，需延迟 3 个月以使局部炎症消退、胃壁愈合。在修正手术前应进行胃镜检查，从而降低手术并发症风险。对于一些没有合并明显败血症症状的绑带侵蚀患者，可能要推迟多个月等待绑带完全侵蚀胃壁内，以便后续进行胃镜手术取出绑带。

导管接口感染

胃绑带术后导管接口感染发生率为 0.3%～9%。这种并发症可能是与异物感染有关的原发性感染，也可能是由于绑带侵蚀引起的继发性感染。导管接口感染表现为局部炎症症状，包括红肿、疼痛、触痛及发热可能，如伴有脓肿形成则上述症状更为明显。血生化检测出现炎症标志物升高以及 CT 可以确诊。应进行胃镜检查排除胃壁侵蚀。

由于导管是异物，因此感染后需要移除导管并清洗病灶以达到二期愈合。然而应根据患者情况来决定是否移除剩余的绑带导管。有时通过分离结扎导管接口并将其返回腹腔后应用抗生素治疗，监测生化标志物改变和 CT 下病灶情况，可以保留绑带和导管。然而由于感染可能反复发作，因此移除绑带并进行修正手术是另一种可行方案，但如果感染已导致胃壁侵蚀则应避免同时进行修正手术。

胃食管反流

胃绑带术也可能伴有明显的反流和食管炎症状。这可能与食管下段功能不全、食管扩张、绑带过紧或异常饮食行为（如暴食）而造成的假性贲门失弛缓综合征有关。这些对食管下段的影响可导致对食物不耐受、上腹痛以及反流症状。治疗胃绑带术导致的胃食管反流症状首先采用保守治疗方案，包括调节胃绑带松紧度、口服抗酸药物以及调整饮食习惯。如果保守治疗失败则需拆除胃绑带。为维持减重疗效，也可以在拆除胃绑带同时进行修正手术，如胃袖状切除术或胃旁路术。

SG 相关远期并发症

SG 已成为全球开展最常见的术式。SG 起初作为 1980 年代开展的胆胰转流术（biliopancreatic diversion, BPD）操作中的一环，逐渐独立成为目前广为流行的术式。SG 具有多项优势，相比于其他较为复杂的减重代谢术式（如 RYGB 或 BPD）其操作简洁，对手术技术的要求更低，而诸如减重和其他肥胖相关并发症（如代谢综合征）的疗效相当。尽管如此，SG 仍存在多项术后长期风险。由于狭长的切割线以及残胃内压力增加，导致如残胃狭窄、慢性胃瘘、食管反流等并发症。处理此类并发症有多种方案，包括无创及侵入性操作，甚至需要通过复杂的修正手术干预。

狭窄

狭窄是 SG 特有的并发症，一些研究报道的发生率为 3.5%。急性狭窄主要由于组织水肿或袖状胃扭曲所致，而慢性狭窄主要是由于各类外科因素继发，病因包括：① 胃大弯侧，尤其是角切迹或近食管裂孔区域缝合过紧；② 由于解剖不充分，袖状胃切割时钉枪线轴向偏移，从而导致残胃功能性扭曲；③ 使用比 36Fr 更细小的 Bougie 管。狭窄的两个最常见部位是胃食管连接处和角切迹。症状表现因狭窄程度而异，包括进食不耐受、吞咽困难、恶心和呕吐等。胃镜和 CT 可帮助诊断。在某些特殊情况如存在功能性扭曲而胃镜或 CT 无法确诊时，上消化道造影进行实时成像可协助确诊狭窄病灶。治疗方案通常根据病程而异。急性狭窄（主要由于术后组织水肿）通常可通过保守治疗，等到水肿病灶消退而自行缓解。对于顽固性狭窄，特别是在狭窄段病灶较小时，治疗方案通常选择从胃镜下球囊扩张开始。一些报道显示胃镜下球囊扩张术的成功率高达 56%。内镜下放置支架以扩张狭窄段则可能面临例如耐受性差和支架移位等问题。对于狭窄病灶较长，多次胃镜扩张症状无法缓解的病例可予以手术干预，包括胃前壁狭窄段修补成形术联合大网膜修补。另一个手术方案是修正为 RYGB 术，或胃狭窄段楔形切除术后胃-胃吻合。修正 RYGB 术也可作为袖状胃扭转引起的功能性狭窄的一线治疗。

胃食管反流

胃食管反流是 SG 术后可能出现的并发症之一。临床可表现为典型的反流症状，如上腹痛、烧心和反酸，这可能是由原反流病加重（这也是 SG 的相对禁忌证之一）或新发的反流症状所致。病因包括 SG 术后潜在的解剖变化，如下食管括约肌松弛。也可能是由于各类机械因素如残留胃底过分扩张（呈"沙漏样"畸形）、残胃狭窄或扭曲，以及未修复的食管裂孔疝。确诊方案包括胃镜检查、CT 和上消化道造影。治疗方案需根据潜在病因选择。一般来说，在排除机械原因所致的情况下，推荐首选使用抗反流药物治疗。对于由于狭窄引起的反流，可先考虑胃镜下扩张狭窄病灶，如无效则进一步选择手术干预。对于抗反流药物无效或各类机械因素所致的反流病例，修正术式主要选择 RYGB。

瘘

袖状胃切缘瘘是 SG 术后一种可怕的并发症，发生率为 2%～3%。分为急性瘘（术后＜5 天）和慢性瘘（术后＞4 周）。病灶通常位于袖状胃的上 1/3。多种病因可导致切缘瘘，可能由于组织缺血（能量设备损伤胃壁组织、胃底后壁部位切除过多、胃左动脉破裂）或机械因素如残胃远端狭窄、袖状胃切除不足导致胃底残留过多。如果在靠近 His 角的区域使用相对成钉较高的切割闭合器，而实际胃壁较薄则可能会发生切缘瘘。一些研究显示，在此区域使用成钉较高的切割闭合器可能无法完全闭合组织。

根据切缘瘘严重程度可分为两种类型：

1 型为局限性瘘，即没有全身症状；Ⅱ 型为腹腔或胸腔弥漫性瘘。漏迁延不愈可能会形成慢性瘘管。其他 SG 术后切缘瘘原因包括原发性机械因素如 SG 术后相对胃内腔压力较高等。

慢性切缘瘘的临床表现存在差异。可能是无症状的，也可出现败血症，也可能出现与其他脏器形成瘘管后呈现的相应临床表现（如与肺形成瘘管可导致胸痛咳痰）。

慢性瘘的治疗方案可分为非手术或手术干预。非手术治疗包括胃镜下治疗和放射检查辅助下引流。胃镜治疗旨在通过使用自膨胀覆盖式支架，胃内留置猪尾管等方案处理瘘管，引流唾液和口腔内容物，并在残胃远端狭窄的情况下进行球囊扩张。胃镜下各类干预方案已被报告为安全有效地治疗减重术后并发症，可防止进一步的手术干预。在慢性瘘治疗中可作为独立有效的方案。此外，胃镜下治疗可以避免手术中所面临的问题，包括可能危及手术安全的组织慢性炎症和解剖变形。

手术干预通常是在保守治疗失败后的最后选择。术式包括残胃浆膜修补后或瘘管空肠吻合后建立 Roux 支引流，修正为标准 RYGB 以及全胃切除联合食管空肠吻合术。

Roux-en-Y 远期并发症

胃旁路手术（RYGB）因其在减重和改善相关代谢紊乱方面的安全性和理想持久的疗效而成为首选术式之一，但和其他减重术式一样，RYGB 也伴随各种并发症，包括长期吻合口溃疡和内疝。了解这些复杂并发症的临床表现和处理方案对于维持远期疗效至关重要。

吻合口溃疡

术后 RYGB 吻合口溃疡的发生率为 16%，通常发生在胃空肠吻合交界处。导致吻合处溃疡的各种因素包括：缝合过度导致血供不足，吻合口金属钉或不可吸收缝线等异物的刺激，胃空肠吻合口过大或相对较大的胃小囊导致的反酸刺激。吻合口溃疡也可能由于其他非手术因素导致，如使用非甾体类抗炎药、吸烟和幽门螺杆菌感染。

溃疡患者可出现各类症状如上腹慢性疼痛，进食量减少、恶心、出血、纤维化导致的吻合口狭窄，极端情况下由于吻合口溃疡穿孔导致的腹膜炎体征。

胃镜是诊断吻合口溃疡的基本方法。而增强 CT 或钡餐检查可用于排除胃瘘和胃小囊扩张。此外还需排除胆囊结石，因为胆囊炎症状可能会与吻合口溃疡症状混淆。

吻合口溃疡的治疗通常从保守方案开始，成功率高达 90%。方案包括使用抑酸药，根治幽门螺杆菌感染（如果存在），降低发病风险因素如停止使用非甾体类抗炎药和戒烟。如在药物治疗极量下，仍存在持续性疼痛、溃疡穿孔、出血和吻合口狭窄症状，则通常需要采取手术干预。手术方法包括修复胃空肠吻合口并切断迷走神经，如果发现胃瘘需手术切除重新吻合，胃小囊扩张病例则需要进行手术修正。对于部分体征不稳定的吻合口溃疡合并穿孔患者，通常一期采用网膜修补，待病情稳定后进一步行修正手术。

Stoma 狭窄

RYGB 术后吻合口狭窄的发生率为 6%～20%。诱因包括术后组织缺血、吻合口瘘、吻合口溃疡反复发作继发组织纤维化等。使用 21 mm 管状吻合器建立胃肠吻合口也可增加吻合口狭窄风险。当吻合口直径小于 10 mm 时，通常可导致狭窄并伴随各类临床症状。

相关症状包括吞咽困难、恶心、呕吐未消化食糜、胃食管反流，并最终会在术后数月完全无法进食。狭窄诊断需要结合上消化道造影和胃镜检查，以明确狭窄病灶。治疗方案包括胃镜下球囊扩张。为避免机械扩张造成医源性胃穿孔，扩张治疗通常需要多次渐进进行。当吻合口直径达到约 15 mm 时，通常可缓解狭窄症状。如胃镜治疗无效，手术是最终选择。修正手术需切除并重新建立吻合口，并在术后注意减少吻合口溃疡风险，包括避免使用非甾体抗炎药、戒烟，应用 PPI 以预防狭窄。

内疝

RYGB 术后内疝发生率高达 5%。RYGB 术中需使用不可吸收缝线完全关闭三个主要的肠系膜缺损：Petersen 缺损、肠-肠吻合口肠系膜缺损以及采取结肠后吻合的 Roux 支肠系膜缺损。研究显示关闭这些缺损可相对减少内疝发生率，进一步降低外科干预的情况近 50%。多项研究报道称，横结肠系膜缺损是内疝发生的常见部位。此外，相较于结肠后吻合，Roux 支结肠前吻合后小肠梗阻再手术发生率较低。内疝的临床表现包括间歇性钝性腹痛，少数患者可伴随呕吐。疼痛可能会随着进食而加重，仰卧体位可缓解。患者还可出现肠梗阻，且在极端情况下会出现肠道缺血体征。研究表明，CT 下肠系膜漩涡征是内疝的高敏感性和特异性征象。然而，间歇性发作的内疝由于在发作后可自行缓解，因此影像学诊断准确率可能会受影响。如果内疝诊断不明确，应考虑进行腹腔镜探查。探查一旦确诊则有必要进行手术干预，包括松解内疝累及肠段并关闭缺损。腹腔镜下由末端回肠开始，从远端到近端探查明确内疝小肠肠段具有挑战性。可选择以肠系膜作为解剖标志协助寻找内疝病灶。手术应从右下腹到左上腹探查疝出的小肠，当探查至小肠近端后，应将完整肠段放置回到正常的解剖位置，从而减少肠道内疝风险。必须使用不可吸收缝线关闭缺损。

Candy Cane Roux 综合征

该并发症主要是由于 Roux 支延长，导致胃空肠吻合口下方形成了一个狭长的盲袢小肠。通常发生于 RYGB 术后多年。临床表现主要包括餐后腹痛，由于闭袢小肠过度扩张，进食后需通过呕吐聚积在梗阻腔内的食物来缓解症状。Candy Cane Roux 综合征也可导致反流。可通过上消化道检查或 CT 等确诊。造影剂通常先对 Candy Cane Roux 支显影，随后造影剂再下降到其余的 Roux 肢。胃镜也可以作为诊断工具。但手术是目前主要的治疗方案，术式包括切除延长的盲肠，并修正为 RYGB 手术。RYGB 术中需仔细操作，以避免留下较长的 Roux 支，从而预防 Candy Cane Roux 综合征发生。

单吻合口胃旁路术并发症

单吻合口胃旁路术（OAGB），也被普遍称为迷你胃肠吻合术或 MGB，作为在减重手术领域中一种新兴术式，具有发展前景。最近，美国代谢与减重外科学会已经认可 OAGB 作为减重外科手术术式之一。该术式因其操作相对简单、手术耗时短，以及与其他普遍开展术式相当的减重和改善肥胖相关并发症疗效而被广泛应用。与其他术式类似，尽管有其优势，OAGB 仍存在着一些不良反应。在本章中，我们关注可能发生的长期并发症，包括术后胃食管反流或胆汁反流、吻合口溃疡、胃空肠吻合口狭窄以及由于 OAGB 解剖结构导致的吸收不良。

胃食管反流

OAGB 术后可能出现胃食管反流，其发病率可达 4%。然而，目前有关 OAGB 术后并发胃食管反流的成因尚不明确。一些研究显示 OAGB 是一种安全的减重术式，用于同时治疗肥胖和胃食管反流病，而其他研究则显示术后胆汁和 / 或胃酸反流的发病率增加。并发胆汁反流的可能潜在机制是由于通过建立胃空肠环路，或者是 OAGB 建立的狭长胃小囊（位于鸦爪神经前方），缩短了吻合口与胃食管交界的距离。而胃酸反流则可能是由于 OAGB 中相对较大的胃囊分泌的胃酸较多。一些研究认为，如果建立更为狭小的胃肠吻合口（直径小于 30 mm），则会加重胃酸反流，因为吻合口过小限制了胃酸自由排入小肠。术中未发现或未修复的食管裂孔疝也是术后出现反流症状的风险因素。减少 OAGB 术后反流发病率的几个技术步骤包括：① 第一把吻合器钉枪放置在鸦爪血管弓之下的角切迹处 – 即在胃窦和胃体之间的连接处，以创造一个狭长的胃小囊；② 选择更粗的 Bougie 管（通常直径 > 36 Fr）建立胃小囊；③ 胃肠吻合口不宜过小（直径 > 40 mm）。抗反流治疗方案通常从使用抗酸类药物开始，如效果不佳进一步行胃镜检查以评估反流的解剖学结构和成因。动态 GI

检查可帮助排除因机械因素导致的反流，如胃小囊过短或扭曲，胃肠吻合口过紧或食道裂孔疝。如果怀疑有胆汁反流，则可使用食管 24 小时 pH-阻抗监测来评估反流类型。而用于诊断胆汁反流的食管胆汁反流监测如 Bilitec 试验不一定有效。某些情况下可能需要进行手术干预改善 OAGB 术后的胆汁反流。常见方案包括完全恢复至正常解剖结构，或修正为 RYGB 手术。此外，有时也会采用 Braun 肠肠吻合术进行抗胆汁反流的治疗。该术式是在小肠环路新建一个肠 – 肠吻合，以便将胆汁引流到小肠而不是食管。但 Braun 肠肠吻合术的疗效存在一定的差异。

吻合口狭窄

吻合口狭窄主要与 OAGB 吻合口直径相关。当吻合口直径小于 2 cm，即小于推荐尺寸（3 ~ 5 cm）时，狭窄发病率相对较高。处理方法类似于 RYGB 术后吻合口狭窄：通常首先采取损伤较小的方案如胃镜下球囊扩张术，然后再选择手术干预如各类吻合口的修正术式。

吻合口溃疡

OAGB 术后吻合口溃疡的发病率与 RYGB 相同或略高，为 2% ~ 4%。其原因包括吸烟、NSAID 药物使用、胃酸反流过多及胃肠吻合口张力过高。预防措施包括戒烟、避免 NSAID 药物、建立狭长的胃小囊，吻合口减张并在术后 3 ~ 6 个月内预防性使用质子泵抑制剂（PPI）药物。这些措施有助于降低吻合口溃疡的发生率。吻合口溃疡可能进一步导致各种并发症，如溃疡穿孔、出血、狭窄和慢性难治性溃疡。治疗方案类似于经典旁路术后的吻合口溃疡。从保守治疗开始，定期使用 PPI 药物，并排除上述可能的发病因素。如果疗效不佳或出现慢性持续性溃疡，应行胃镜检查评估。对于难治性慢性溃疡，修正为 RYGB 是一种有效的手术方案。

营养不良并发症

OAGB 设计上使得食物完全绕过胆胰支，限制了营养吸收。因此胆胰支越长，与营养吸收不良相关的并发症发病率越高，如低蛋白血症、缺铁性贫血和多种微量元素缺乏。这些并发症的发生率随着胆胰支长度超过 200 cm 而增加。因此，最不容易发生术后营养不良的胆胰支长度约为 150 cm。值得注意的是，目前没有证据支持术前高 BMI 患者可通过增加胆胰支长度提高减重效果。相反，研究表明过度增加胆胰支长度可增加术后营养不良风险。同时，热量-营养素性营养不良的治疗方案包括保守治疗和营养支持治疗。在严重情况下可进行修正手术，如修正为 RYGB，或重新调整胆胰支长度，期间仍应补充足够的营养素。

拓展阅读

[1] Abu-Abeid, S., Bar Zohar, D., Sagie, B., and Klausner, J. (2005). Treatment of intra-gastric band migration following laparoscopic banding: safety and feasibility of simultaneous laparoscopic band removal and replacement. *Obes. Surg.* 15: 849–852.

[2] Abuzeid, A.W., Banerjea, A., Timmis, B., and Hashemi, M. (2007). Gastric slippage as an emergency: diagnosis and management. *Obes. Surg.* 17: 559.

[3] Ahawar, K.K., Parmar, C., and Graham, Y. (2019). One anastomosis gastric bypass: key technical features, and prevention and management of procedure-specific complications. *Minerva Chir* 74 (2): 126–136.

[4] Angrisani, L., Furbetta, F., Doldi, S.B. et al. (2003). Lap band adjustable gastric banding system: the Italian experience with 1863 patients operated on 6 years. *Surg. Endosc.* 17: 409.

[5] Aryaie, A.H., Fayezizadeh, M., Wen, Y. et al. (2017). "Candy cane syndrome:" an underappreciated cause of abdominal pain and nausea after Roux-en-Y gastric bypass surgery. *Surg. Obes. Relat. Dis.* 13: 1501.

[6] Barba, C.A., Butensky, M.S., Lorenzo, M., and Newman, R. (2003). Endoscopic dilation of gastroesophageal anastomosis stricture after gastric bypass. *Surg. Endosc.* 17: 416.

[7] Bege, T., Emungania, O., Vitton, V. et al. (2011). An endoscopic strategy for management of anastomotic complications from bariatric surgery: a prospective study. *Gastrointes. Endos.* 73 (2): 238–244.

[8] Ben Yaacov, A., Sadot, E., Ben David, M. et al. (2014). Laparoscopic total gastrectomy with roux-y esophagojejunostomy for chronic gastric fistula after laparoscopic sleeve gastrectomy. *Obes. Surg.* 24: 425–429.

[9] Braghetto, I., Korn, O., Valladares, H. et al. (2007). Laparoscopic sleeve gastrectomy: surgical technique, indications and clinical results. *Obes. Surg.* 17: 1442.

[10] Brethauer, S.A., Kothari, S., Sudan, R. et al. (2014). Systematic review on reoperative bariatric surgery: American Society for Metabolic and Bariatric Surgery Revision Task Force. *Surg. Obes. Relat. Dis.* 10: 952.

[11] Brown, W.A., Egberts, K.J., Franke-Richard, D. et al. (2013). Erosions after laparoscopic adjustable gastric banding: diagnosis and management. *Ann. Surg.* 257: 1047.

[12] Carbajo, M.A., Luque-de-León, E., Jiménez, J.M. et al. (2017). Laparoscopic One-Anastomosis Gastric Bypass: Technique, Results, and Long-Term Follow-Up in 1200 Patients. *Obes Surg* 27: 1153–1167.

[13] Chevallier, J.M., Arman, G.A., Guenzi, M. et al. (2015). One thousand single anastomosis (omega loop) gastric bypasses to treat morbid obesity in a 7-year period: outcomes show few complications

and good efficacy. *Obes Surg* 25: 951–958.

[14] Csendes, A., Braghetto, I., León, P., and Burgos, A.M. (2010). Management of leaks after laparoscopic sleeve gastrectomy in patients with obesity. *J. Gastrointest. Surg.* 14 (9): 1343–1348.

[15] Dallal, R.M. and Bailey, L.A. (2006). Ulcer disease after gastric bypass surgery. *Surg. Obes. Relat. Dis.* 2: 455.

[16] Dapri, G., Cadière, G.B., and Himpens, J. (2009). Laparoscopic seromyotomy for long stenosis after sleeve gastrectomy with or without duodenal switch. *Obes. Surg.* 19: 495.

[17] DeMaria, E.J. (2003). Laparoscopic adjustable silicone gastric banding: complications. *J. Laparoendosc. Adv. Surg. Tech. A.* 13: 271.

[18] Deslauriers, V., Beauchamp, A., Garofalo, F. et al. (2018). Endoscopic management of post-laparoscopic sleeve gastrectomy stenosis. *Surg. Endosc.* 32: 601–609.

[19] Elder, K.A. and Wolfe, B.M. (2007). Bariatric surgery: a review of procedures and outcomes. *Gastroenterol.* 132: 2253–2271.

[20] Go, M.R., Muscarella, P. 2nd, Needleman, B.J. et al. (2004). Endoscopic management of stomal stenosis after Roux-en-Y gastric bypass. *Surg. Endosc.* 18: 56.

[21] Guirat, A. and Addossari, H.M. (2018). One Anastomosis Gastric Bypass and Risk of Cancer. *Obes Surg* 28: 1441–1444.

[22] Gumbs, A.A., Duffy, A.J., and Bell, R.L. (2006). Incidence and management of marginal ulceration after laparoscopic roux-Y gastric bypass. *Surg. Obes. Relat. Dis.* 2: 460.

[23] Herron, D.M. and Bloomberg, R. (2006). Complications of bariatric surgery. *Minerva. Chir.* 61: 125–139.

[24] Higa, K.D., Boone, K.B., and Ho, T. (2000). Complications of the laparoscopic Roux-en-Y gastric bypass: 1,040 patients--what have we learned? *Obes. Surg.* 10: 509.

[25] Higa, K.D., Ho, T., and Boone, K.B. (2003). Internal hernias after laparoscopic Roux-en-Y gastric bypass: incidence, treatment and prevention. *Obes. Surg.* 13: 350.

[26] Himpens, J., Cadière, G.B., Bazi, M. et al. (2011). Long-term outcomes of laparoscopic adjustable gastric banding. *Arch. Surg.* 146: 802.

[27] Iannuccilli, J.D., Grand, D., Murphy, B.L. et al. (2009). Sensitivity and specificity of eight CT signs in the preoperative diagnosis of internal mesenteric hernia following Roux-en-Y gastric bypass surgery. *Clin. Radiol.* 64: 373.

[28] Keidar, A., Appelbaum, L., Schweiger, C. et al. (2010). Dilated upper sleeve can be associated with severe postoperative gastroesophageal dysmotility and reflux. *Obes. Surg.* 20: 140.

[29] Langer, F.B., Bohdjalian, A., Shakeri-Leidenmühler, S. et al. (2010). Conversion from sleeve gastrectomy to roux-en-Y gastric bypass-indications and outcome. *Obes. Surg.* 20: 835.

[30] Le Coq, B., Frering, V., Ghunaim, M. et al. (2016). Impact of surgical technique on long-term complication rate after laparoscopic adjustable gastric banding (LAGB): results of a single-blinded randomized controlled trial (ANOSEAN study). *Ann. Surg.* 264: 738.

[31] Lee, C., Kelly, J., and Wassef, W. (2007). Complications of bariatric surgery. *Curr. Opin. Gastroenterol.* 23: 636–643.

[32] Musella, M., Susa, A., Manno, E. et al. (2017). Complications following the mini/one anastomosis gastric bypass (MGB/OAGB): a multi-institutional survey on 2678 patients with a mid-term (5 years) follow-up. *Obes Surg.* 27 (11): 2956–2967.

[33] Nguyen, N.T., Goldman, C., Rosenquist, C.J. et al. (2001). Laparoscopic versus open gastric bypass: a randomized study of outcomes, quality of life, and costs. *Ann. Surg.* 234: 279.

[34] Parikh, A., Alley, J.B., Peterson, R.M. et al. (2012). Management options for symptomatic stenosis after laparoscopic vertical sleeve gastrectomy in the morbidly obese. *Surg. Endosc.* 26: 738–746.

[35] Peterli, R., Wölnerhanssen, B.K., Peters, T. et al. (2018). Effect of laparoscopic sleeve gastrectomy vs laparoscopic roux-en-Y gastric bypass on weight loss in patients with morbid obesity: the SM-BOSS randomized clinical trial. *JAMA.* 319: 255–265.

[36] Png, K.S., Rao, J., Lim, K.H., and Chia, K.H. (2008). Lap-band causing left gastric artery erosion presenting with torrential hemorrhage. *Obes. Surg.* 18: 1050.

[37] Poole, N., Al Atar, A., Bidlake, L. et al. (2004). Pouch dilatation following laparoscopic adjustable gastric banding: psychobehavioral factors (can psychiatrists predict pouch dilatation?). *Obes. Surg.* 14: 798.

[38] Ren, C.J. and Fielding, G.A. (2003). Laparoscopic adjustable gastric banding: surgical

technique. *J. Laparoendosc. Adv. Surg. Tech. A.* 13: 257.

[39] Romy, S., Donadini, A., Giusti, V., and Suter, M. (2012). Roux-en-Y gastric bypass vs gastric banding for morbid obesity: a case-matched study of 442 patients. *Arch. Surg.* 147: 460.

[40] Sakran, N., Goitein, D., Raziel, A. et al. (2013). Gastric leaks after sleeve gastrectomy: a multicenter experience with 2,834 patients. *Surg. Endosc.* 27: 240–245.

[41] Sakran, N., Goitein, D., Raziel, A. et al. (2013). Gastric leaks after sleeve gastrectomy: a multicenter experience with 2,834 patients. *Surg. Endosc.* 27: 240–245.

[42] Sanyal, A.J., Sugerman, H.J., Kellum, J.M. et al. (1992). Stomal complications of gastric bypass: incidence and outcome of therapy. *Am. J. Gastroenterol.* 87: 1165.

[43] Schneider, B.E., Villegas, L., Blackburn, G.L. et al. (2003). Laparoscopic gastric bypass surgery: outcomes. *J. Laparoendosc. Adv. Surg. Tech. A.* 13: 247.

[44] Seeras, K., Sankararaman, S., and Lopez, P.P. (2022). Sleeve Gastrectomy [Updated 2020 Jun 28]. In: *Stat Pearls* [Internet]. Treasure Island (FL): StatPearls Published.

[45] Shikora, S.A. and Mahoney, C.B. (2015 Jul). Clinical benefit of gastric staple line reinforcement (SLR) in gastrointestinal surgery: a meta-analysis. *Obes. Surg.* 25 (7): 1133–1141.

[46] Singhal, R., Kitchen, M., Ndrika, S. et al. (2008). The 'Birmingham stitch' – avoiding slippage in laparoscopic gastric banding. *Obes. Surg.* 18: 359–363.

[47] Solouki, A., Kermansaravi, M., Davarpanah Jazi, A.H. et al. (2018). One-anastomosis gastric bypass as an alternative procedure of choice in morbidly obese patients. *J Res Med Sci* 23: 84.

[48] Soricelli, E., Iossa, A., Casella, G. et al. (2013). Sleeve gastrectomy and crural repair in obese patients with gastroesophageal reflux disease and/or hiatal hernia. *Surg. Obes. Relat. Dis.* 9: 356–361.

[49] Stenberg, E., Szabo, E., Ågren, G. et al. (2016). Closure of mesenteric defects in laparoscopic gastric bypass: a multicentre, randomised, parallel, open-label trial. *Lancet.* 387: 1397.

[50] Suter, M., Giusti, V., Héraief, E., and Calmes, J.M. (2004). Band erosion after laparoscopic gastric banding: occurrence and results after conversion to roux-en-Y gastric bypass. *Obes. Surg.* 14: 381.

[51] Ukleja, A., Afonso, B.B., Pimentel, R. et al. (2008). Outcome of endoscopic balloon dilation of strictures after laparoscopic gastric bypass. *Surg. Endosc.* 22: 1746.

第 *26* 章

减重术后心理问题

Psychological Considerations Post-Surgery

Paul Davidson

对减重外科医生而言，主要关注减重术后可能出现的医疗问题及手术后可能发生的并发症。但是从患者的角度来讲，如果术后没有出现严重的医疗问题，心理问题往往是需要特别关注的，尤其是其中一些心理问题可能只有在术后才会表现出来。除了长期持续的医疗和术后管理以及营养支持治疗以外，行为方式的随访在减重患者的长期管理中也是十分重要的。由在肥胖管理、饮食健康和减重手术领域内具有资质的专业人员，对减重术后患者进行全面的社会心理-行为评估是目前减重手术指南中提出的关键部分。然而目前仅有互助支持治疗小组为患者提供强制性的情绪管理治疗。减重手术的成功与否高度依赖于医疗、营养和心理等多方面的共同管理，而这些往往需要多个学科跨学科间的综合协作管理来实现。特别是对于一些外科医生来讲，最初术前评估往往会因为过度关注患者渴望被手术的意愿，而忽视了他们原本存在的其他精神情绪类问题。对患者术后可能出现心理问题进行全面评估，并解决可能存在的问题，以尽可能地将这些问题所能造成的负面影响降至最低。在既往

许多荟萃分析评价的研究中都发现，这些干预措施可以显著改善减重患者的预后。

病态饮食与体重反弹

在减重手术前患者可能存在多种形式病态的饮食方式，这些都会对手术的成功与否以及减重过度产生负面的影响。重要的是，尽管病态的饮食行为可能会在术后有一定程度的改善，可是其他的问题可能会在术后出现或复发。饮食障碍的最常见形式包括暴食，即在一段时间内摄入过量的食物。患者在这期间会对进食失去控制，然而随之而来伴随着出现更多的内疚和羞耻感。在想要进行减重手术的人群中，有这种暴食行为的比例可高达 12.7%。在术前有饮食失控行为的患者比例则更高，可以达到 35%。虽然随着手术后时间的推移，一些病态的饮食行为习惯特别是暴食行为可能会逐渐减少，但是仍有相当程度的病态饮食行为可在术后 7 年的时间内持续存在（图 26.1）。虽然预测术前有病态饮食行为可能会显著影响减重效果，但研究发现术后这些病态饮食行为仍然存在，而且

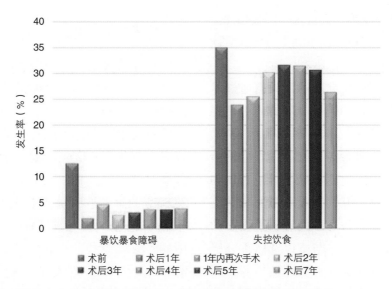

图 26.1 RYGB 和 LAGB 手术前后暴食和失控饮食的患病率，
LABS−2 研究数据（引自 Smith 等，2019）。

对体重反弹的影响更大。此外，根据手术后一年内有新发病态饮食行为的病例报道，常见的病态饮食行为主要为放牧饮食，即以一种无计划重复的方式摄入少量的食物。在所有的病态饮食行为患者中，认知行为疗法都被证明是目前首选的治疗方法，必要时也可以通过使用精神类药物来辅助治疗。

研究发现，无论术后多久，情绪化的和不受控制的进食行为都会降低胃旁路患者术后的减重比率。在一项长期的随访研究中发现，在术后一年内饱腹感更少和饥饿感更强的患者，术后 10 年的减重效果相对较差。而饮食习惯控制较差的患者通过术后密切和频繁的行为管理随访可能会更加受益。术后暴食的行为更可能主要表现为在主观上的情绪失控、进食后的痛苦和懊悔情绪以及快速的进食行为，这些主要是因为患者术后在客观程度上无法再进食大量食物造成的。一旦出现这种情况，认知行为治疗是首选。放牧饮食行为即在一段时间内以无计划或重复的

方式摄入少量食物，这种行为不仅与较差的减重效果相关，也会使患者产生更多的抑郁情绪。这些情况的发生均被认为是要进行术后及时行为干预的重要暗示。据估计有 30%～43% 的肥胖患者会在减重手术后出现上述症状。

术后一旦出现问题性的饮食方式或失控行为就应尽早开始治疗。使用食物记录日志、定期测量体重以及佩戴运动手环等方式都是自我监控管理的最佳方法。接下来就是根据实际情况接受精神治疗或使用相关精神类药物。目前智能手机应用程序和行为技术等线上资源因为有着更好的患者参与度，可以对这类患者的治疗提供有益的帮助。认知行为治疗在个体和人群中均被证实有较好的治疗效果。对减重手术后存在心理问题，包括有饮食问题的患者给予鼓励以及精神类药物的治疗也被证明是目前有效的辅助治疗方法。在可能的情况下给予患者家庭支持治疗也很有效，这些都被证明可减少放牧饮食行

为的发生和体重反弹。来自包括家庭和社会在内的鼓励治疗可以有助于减少患者术后饮食问题的发生。

对患者的调查研究显示，如何通过术后护理来治疗饮食问题和伴随的体重反弹目前越来越受到关注。对于许多患者而言，他们希望能够每月参与一次有针对性的治疗小组，在这中间他们可以与其他有着相同问题的患者进行互动交流。参加减重支持管理小组的患者被发现能够获得更高的满意度，更好的项目参与感以及体重减轻程度，这也是为什么这种管理被推荐作为每个患者术后管理一部分的重要原因。然而那些没有按照常规方案接受定期随访的患者被发现减重效果较差，体重反弹的概率也会更高。虽然面对面的治疗为首选，但是距离问题或其他干预因素的存在，使得面对面治疗不能顺利开展时，远程医疗的选择因为可以提高患者治疗的参与度而变得更加可取。

精神类合并症

在寻求减重手术的患者中有着很高的精神类疾病发病率。无论是长期患有精神疾病还是在初步评估时发现患病的。综述显示，在肥胖人群中患有长期精神疾病的概率为 36.8%～72.6%，这一数据显著高于健康对照人群。而在减重术前评估中有大约 55% 的患者被诊断可能患有某种形式的精神障碍。在这些精神障碍中大部分为情绪障碍。减重手术患者中存在情绪障碍的有30%。在术前评估时发现，减重患者中有大约 1/3 的患者既往有精神药物的应用史，但是有详细药物使用记录的患者只占到 2%。在目前存在饮食障碍的减重手术人群中，只有 17% 的患者接受过行为方式的评估，这一比例显著低于正常对照人群（图 26.2）。

鉴于目前在减重患者中存在的各种精神类问题的患病率越来越高，术后的行为治疗十分必要。减重手术后抑郁症的典型表现

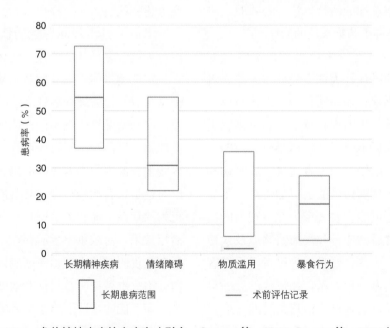

图 26.2　术前精神疾病的患病率（引自：Sarwer 等，2019; Dawes 等，2016）。

就是对于术后相关症状的反馈减少，特别是在术后的最初几年内。对于患有抑郁症的患者，术前和术后以激励为主的行为治疗被证明更优于常规治疗方案，术前认知行为治疗也被证明可以明显减少患者术后焦虑的发生。然而，术后焦虑症往往比情绪障碍持续时间更长。对于合并存在抑郁和焦虑的患者，这种更加严重症状的改善可能需要精神类药物的干预治疗。

虽然术后的社会心理能力会普遍得到改善，但患者仍存在一些导致心理问题发生的影响因素。消极的自尊心、自身对体重偏见从而对糟糕的身体形象不满等都是术后出现潜在问题的关键影响因素。在一项胃旁路手术患者的研究中发现，这些情绪因素可以预测术后心理问题的发生。虽然体重明显减少，但是减重后皮肤的松弛反而增加了减重术后的不满效果，这些对患者的自我形象和与他人的亲密关系都有着负面影响。患者可以通过心理治疗来解决这些问题，但也有一部分人需要通过整形手术才能提高身体和精神上的社会满意程度。

意大利一项对患有边缘性人格障碍的肥胖患者的对照研究发现，针对该人群开展的一种特定的辨证行为认知疗法，不仅可以提高术后的减重效果，而且在术后一年的随访中可以显著降低其他医源性精神疾病发生的概率。

除了导致身体问题以外，减重术后的并发症也可能对患者的躯体和精神生活质量产生负面影响。既往的经验表明，术后持续一年的时间内，与没有术后并发症的患者相比，出现并发症的患者更容易产生抑郁或焦虑。

对于精神类并发症，心理支持治疗是提高术后情绪健康的关键。在一项关于胃袖状切除术患者的研究中发现，术后接受 6 次以上支持治疗的患者对情绪改善有着很大的帮助。认知行为疗法目前已被多次证明是首选的治疗方法。心理教育、问题解决、认知重组、制定具体目标以及适当增加体育锻炼也被认为是可以改善心理健康结局的关键因素。

自杀倾向

文献回顾和荟萃分析表明，减重手术后患者出现自杀想法和行为的风险可能会明显增加（表 26.1）。与年龄、性别和 BMI 相匹配的对照组相比，患者减重术后自残的风险增加了近 4 倍。在同一人群中进行术前和术后比较发现，患者发生自残风险是术前的 1.9 倍，几乎翻了一倍。北欧的一项大型研究发现，与患者自杀风险增加有关的因素包括：既往有严重的抑郁、焦虑、躁狂、双向情感障碍、精神疾病或精神分裂症病史等。在男性或既往接受过分流手术的患者中，这些因素结合在一起会极大地增加患者自杀倾向的可能。与这一结局有关的因素涉及饮酒相关问题、体重的反弹、持续的身体和情绪问题、人际关系和尊重等问题。与大多数心理问题一样，基于认知行为的治疗也特别适用于患有情绪障碍或焦虑障碍的患者。虽然自残的风险有所增加，但接受减重术后有自杀行为患者的绝对数仍然相对较低，所以不能成为阻止我们为这一类患者开展手术的理由。与其他精神并发症一样，心理治疗和精神药物治疗是目前一线主要的治疗方法，如果有自杀行为的患者则应接受更为专业的精神类专科医院住院治疗。

表 26.1　减重患者自杀风险研究及风险比

作　　者	结　　论
Castaneda 等，2019	• 自残 OR=3.8 减重术 *vs.* 对照 • WHO 自杀率 0.0011，减重患者自杀率 0.027
Muller 等，2019	• 增加短期或中期抑郁症的发生风险 • 减重术后自杀风险增加
Lim 等，2018	• WHO 自杀率 0.014，减重患者自杀率 0.003 • 研究中有较高的差异性
Bhatti 等，2016	• 安大略省自残率 0.0012，减重患者自残率 0.0036 • 术后 *RR*=1.54，>35 岁 *RR*=1.76，低收入 *RR*=2.09，农村 *RR*=6.49
Hedenbro 等，2015	• 减重组术后 33 例自杀；生活方式调整组 3 例自杀 • 调整后 *HR*=5.17 减重术后患者自杀风险
Sjostrom 等，2007	• 减重组术后 9 例自杀；生活方式调整组 3 例自杀 • 调整后 *HR*=3.06 减重术后患者自杀风险

药物滥用

在过去的十年中，减重手术可以影响药物滥用的发生已经变得越来越明确。近期的一项大型研究也证实了减重手术可以增加患者术后酒精滥用（AUD）的风险。与未接受胃旁路手术（RYGB）或胃袖状切除术（SG）的患者相比，手术患者因为吸收增加、代谢增快、酒精分解速率减慢等因素导致血液内酒精含量明显升高。患者对酒精反应的改变也可能与大脑反馈通路中神经生物学变化有关。减重手术纵向评估-2 研究中提供了迄今为止关于减重手术术后结局影响的关键因素。如图 26.3 结果所示，经过术后 7 年的随访发现，RYGB 患者中有 16.4% 的患者在术后出现了酒精滥用问题，发生风险是术前的两倍，而在接受腹腔镜下可调节胃束带术患者酒精滥用的发生风险也有少量增加。术后酒精滥用发生的危险因素包括男性、年龄、吸烟、术前就存在酒精滥用问题、术后恢复饮酒、离婚、精神生活质量较差以及较低的社会支持感和归属感等。因为最近的研究增加了血液酒精含量的检测替代原本单纯的酒精呼气测试，所以关于胃袖状切除术后酒精滥用有着矛盾的研究结果。研究显示两种手术方式术后患者血液中酒精的含量相似。最近的一项大型多中心研究发现，RYGB 和 SG 两类患者的酒精中毒症状都会明显增加，两类患者发生酒精滥用比率相似，而且术后两年内出现上述情况的可能性更大。因此，评估药物滥用特别是酒精使用情况，被认为是手术后心理评估的关键。如果这种情况存在，应使用现有的治疗方法来治疗患者的成瘾性。具体措施可以包括个人治疗、酒精戒断协会以及戒断康复计划等。

阿片类药物滥用也是 RYGB 患者术后另一个需要重点关注的问题，因为在术后吗啡代谢被证明可以明显增加。一项对 RYGB 患者研究发现，患者在术后半年内

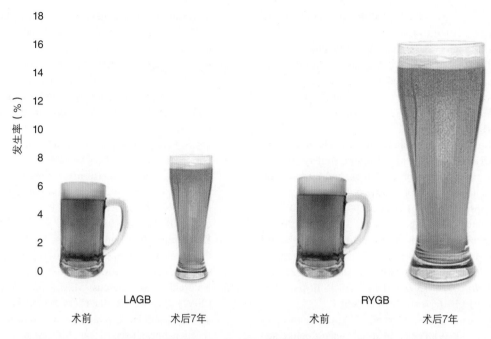

图 26.3　LAGB 和 RYGB 患者术前和术后 7 年酒精滥用的比例（引自 King 等，2017）。

吗啡的使用剂量比术前增加了 3 倍，这显著增加了药物的滥用和依赖风险。一项多中心对阿片类药物的使用模式研究显示，大多数术前使用慢性阿片类药物的患者在术后需服用更大剂量的阿片类药物。瑞典一项关于 RYGB 患者的研究发现，术前很少使用阿片类药物的患者在术后需要大量使用阿片类药物。综上所述，这使得我们在给肥胖患者使用阿片类药物治疗时需要更加谨慎。在解决慢性疼痛问题时，需要考虑这一问题存在的可能，并且为那些已经产生阿片类药物依赖的患者提供恰当的治疗。与其他物质滥用一样，这种情况的治疗可能涉及参与戒断计划、替代疗法或戒断支持小组等多种治疗方式。

减重手术后患者可能出现多种心理问题，这些问题可以对患者的人际关系、自尊、身体形象、减重效果和生活质量产生极大的影响。全面的综合治疗，包括对减重术后患者的行为方式的关注，是十分重要的，因为这类问题更有可能在术后出现。值得庆幸的是，大多数减重手术的影响是积极的，只要通过适当的术后心理随访，患者就可能获得减重手术所带来的福音。

拓展阅读

[1]　Bradley, L.E., Sarwer, D.B., Forman, E.M. et al. (2015). A Survey of Bariatric Surgery Patients' Interest in Postoperative Interventions. *Obes. Surg.* 26: 332–338. https://doi.org/10.1007/

s11695-015-1765-9.
[2]　Brode, C.S. and Mitchell, J.E. (2019). Problematic eating behaviors and eating disorders associated with bariatric surgery. *Psychiatr. Clin. North.*

Am. 42 (2): 287–297. https://doi.org/10.1016/j.psc.2019.01.014.

[3] Castaneda, D., Popov, V.B., Wander, P., and Thompson, C.C. (2019). Risk of suicide and self-harm is increased after bariatric surgery—a systematic review and meta-analysis. *Obes. Surg.* 29 (1): 322–333. https://doi.org/10.1007/s11695-018-3493-4.

[4] Conceição, E.M. and Goldschmidt, A. (2019). Disordered eating after bariatric surgery: clinical aspects, impact on outcomes, and intervention strategies. *Curr. Opin. Psychiat.* 32 (6): 504–509. https://doi.org/10.1097/YCO.0000000000000549.

[5] Conceição, E.M., Mitchell, J.E. et al. (2017). Stability of problematic eating behaviors and weight loss trajectories after bariatric surgery: a longitudinal observational study. *Surg. Obes. Relat. Dis.* 13 (6): 1063–1071. https://doi.org/10.1016/j.soard.2016.12.006.

[6] Conceição, E.M., Fernandes, M., de Lourdes, M. et al. (2019). Perceived social support before and after bariatric surgery: association with depression, problematic eating behaviors, and weight outcomes. *Eat Weight. Disord.* 25:679–692. https://doi.org/10.1007/s40519-019-00671-2.

[7] David, L.A., Sijercic, I., and Cassin, S.E. (2019). Preoperative and post-operative psychosocial interventions for bariatric surgery patients: a systematic review. *Obes. Rev.* 2020: 1–23. https://doi.org/10.1111/obr.12926.

[8] Dawes, A.J., Maggard-Gibbons, M., Maher, A.R. et al. (2016). Mental health conditions among patients seeking and undergoing bariatric surgery a meta-analysis. *JAMA J. Am. Med. Assoc.* 315 (2): 150–163. https://doi.org/10.1001/jama.2015.18118.

[9] Gallé, F., Maida, P., Cirella, A. et al. (2017). Does Post-operative Psychotherapy Contribute to Improved Comorbidities in Bariatric Patients with Borderline Personality Disorder Traits and Bulimia Tendencies? A Prospective Study. *Obes. Surg.* 27: 1872–1878. https://doi.org/10.1007/s11695-017-2581-1.

[10] Ho K, Hawa R, Wnuk S, Okrainec A, Jackson T, Sockalingam S. *The Psychosocial Effects of Perioperative Complications After Bariatric Surgery. Psychosomatics.* 2018; 59: 452–463. www.psychosomaticsjournal.org.

[11] Ibrahim, N., Alameddine, M., Brennan, J. et al. (2019). New onset alcohol use disorder following bariatric surgery. *Surg. Endosc.* 33 (8): 2521–2530. https://doi.org/10.1007/s00464-018-6545-x.

[12] Ivezaj, V., Barnes, R.D., Cooper, Z., and Grilo, C.M. (2018). Loss-of-control eating after bariatric/sleeve gastrectomy surgery: Similar to binge-eating disorder despite differences in quantities. *Gen. Hosp. Psychiatry* 54: 25–30. https://doi.org/10.1016/j.genhosppsych. 2018.07.002.

[13] Ivezaj, V., Benoit, S.C., Davis, J. et al. (2019). Changes in alcohol use after metabolic and bariatric surgery: predictors and mechanisms. *Curr. Psychiat. Rep.* 21 (9): https://doi.org/10.1007/s11920-019-1070-8.

[14] Kalarchian, M.A. and Marcus, M.D. (2019). Psychosocial concerns following bariatric surgery : current status. *Curr. Obes. Rep.* 8: 1–9.

[15] Kalarchian, M., Marcus, M., Levine, M. et al. (2007). Psychiatric disorders among bariatric surgery candidates: relationship to obesity and functional health status. *Am. J. Psychiat.* 164 (2): 328. https://doi.org/10.1176/appi.ajp.164.2.328.

[16] Kauppila, J., Santoni, G., Tao, W. et al. (2020). Risk factors for suicide after bariatric surgery in a population-based Nationwide study in five Nordic countries. *Ann. Surg.*;Online ahe (https://doi.org/10.1097/SLA.0000000000004232.

[17] King, W.C., Chen, J.Y., Courcoulas, A.P. et al. (2017). Alcohol and other substance use after bariatric surgery: prospective evidence from a U.S. multicenter cohort study. *Surg. Obes. Relat. Dis.* 13 (8): 1392–1402.

[18] Konttinen, H., Peltonen, M., Sjöström, L. et al. (2015). Psychological aspects of eating behavior as predictors of 10-y weight changes after surgical and conventional treatment of severe obesity: results from the Swedish obese subjects intervention study. *Am. J. Clin. Nutr.* 101 (1): 16–24. https://doi.org/10.3945/ajcn.114.095182.

[19] Lloret-Linares, C., Hirt, D., Bardin, C. et al. (2014). Effect of a roux-en-Y gastric bypass on the pharmacokinetics of Oral morphine using a population approach. *Clin. Pharmacokinet.* 53 (10): 919–930. https://doi.org/10.1007/s40262-014-0163-0.

[20] Mechanick, J.I., Apovian, C., Brethauer, S. et al. (2020). Clinical practice guidelines for the perioperative nutrition, metabolic, and nonsurgical support of patients undergoing bariatric procedures – 2019 update: cosponsored by

American Association of Clinical Endocrinologists/ American College of Endocrinology. *Surg. Obes. Relat. Dis.* 16 (2): 175–247. https://doi. org/10.1016/j.soard.2019.10.025.

[21] Novelli, I.R., Fonseca, L.G., Gomes, D.L. et al. (2018). Emotional eating behavior hinders body weight loss in women after Roux-en-Y gastric bypass surgery. *Nutrit.* 49: 13–16. https://doi. org/10.1016/j.nut.2017.11.017.

[22] Ortega, J., Fernandez-Canet, R., Álvarez-Valdeita, S. et al. (2012). Predictors of psychological symptoms in morbidly obese patients after gastric bypass surgery. *Surg. Obes. Relat. Dis.* 8 (6): 770–776. https://doi.org/10.1016/ j.soard.2011.03.015.

[23] Petasne Nijamkin, M., Campa, A., Samiri Nijamkin, S., and Sosa, J. (2013). Comprehensive behavioral-motivational nutrition education improves depressive symptoms following bariatric surgery: a randomized, controlled trial of obese hispanic Americans. *J. Nutr. Educ. Behav.* 45 (6): 620–626. https://doi.org/10.1016/ j.jneb.2013.04.264.

[24] Raebel, M.A., Newcomer, S.R., Reifler, L.M. et al. (2013). Chronic use of opioid medications before and after bariatric surgery. *JAMA J. Am. Med. Assoc.* 310 (13): 1369–1376. https://doi. org/10.1001/jama.2013.278344.

[25] Ristanto, A. and Caltabiano, M.L. (2019). Psychological support and well-being in post-bariatric surgery patients. *Obes. Surg.* 29 (2): 739–743. https://doi.org/10.1007/s11695- 018-3599-8.

[26] Rudolph, A. and Hilbert, A. (2013). Post-operative behavioural management in bariatric surgery: a systematic review and meta-analysis of randomized controlled trials. *Obes. Rev.* 14 (4): 292–302. https://doi.org/10.1111/obr.12013.

[27] Sarwer, D.B., Allison, K.C., Wadden, T.A. et al. (2019). Psychopathology, disordered eating, and impulsivity as predictors of outcomes of bariatric surgery ☆. *Surg. Obes. Relat. Dis.* 15 (4): 650–655. https://doi.org/10.1016/ j.soard.2019.01.029.

[28] Sarwer, D.B., Heinberg, L.J., and Sarwer, D.B. (2020). A review of the psychosocial aspects of clinically severe obesity and bariatric surgery. *Am. Psychol.* 75 (2): 252–264.

[29] Sheets, C.S., Peat, C.M., and Berg, K.C. (2015). et al, Post-operative Psychosocial Predictors of Outcome in Bariatric Surgery. *Obes. Surg.* 25: 330–345. https://doi.org/10.1007/s11695-014- 1490-9.

[30] Smith, K., Orcutt, M., Steffen, K. et al. (2019). Loss of control eating and binge eating in the seven years following bariatric Surger. *Obes. Surg.* 29 (6): 1773–1780. https://doi.org/10.1007/ s11695-019-03791-x.Loss.

[31] Wallén, S., Szabo, E., Palmetun-Ekbäck, M., and Näslund, I. (2018). Use of Opioid Analgesics Before and After Gastric Bypass Surgery in Sweden: a Population-Based Study. *Obes. Surg.* 28: 3518–3523. https://doi.org/10.1007/s11695- 018-3377-7.

[32] Woodard, G.A., Downey, J., Hernandez-Boussard, T., and Morton, J.M. (2011). Impaired alcohol metabolism after gastric bypass surgery: a case-crossover trial. *J. Am. Coll. Surg.* 212 (2): 209–214. https://doi.org/10.1016/ j.jamcollsurg.2010.09.020.

第 27 章

关于修正手术的思考

Consideration for Revisional Surgery

Kai Tai Derek Yeung and Sanjay Purkayastha

前 言

目前，减重手术是病态性肥胖及其合并症的最持续有效的治疗方式。减重手术不仅可以改善患者肥胖结局，而且还可以改善相关疾病，如糖尿病、心脏病、高血压、阻塞性睡眠呼吸暂停和多囊卵巢综合征。同时，减重手术还能降低癌症和肥胖相关的不孕症的。总体而言，术后患者的生活质量、发病率和预期寿命将得到改善。

病态性肥胖具有慢性病的特质，这意味着一些患者远期可能会出现体重反弹或合并症的复发。患者对减重手术的反应不尽相同，体重的下降有不充分的，也有过度的。在极少数情况下，患者可能会出现耐受差、体重过度下降、反流、腹泻和营养不良。修正手术（revision surgery，又称为再手术、二次手术、转换手术、翻修手术等）正是治疗这些远期并发症的一种选择。美国代谢与减重外科学会（ASMBS）将修正手术分为三大类：纠正（corrective）、修改（conversional）和复原（reversal）（表 27.1）。

修正手术可能在技术上更具有挑战性，

表 27.1　修正手术的分类

纠正	是为了纠正首次手术的并发症或效果不佳而进行的手术
修改	是将初次手术术式修改为另一种替代术式的手术
复原	是恢复正常解剖结构的手术

通常手术更复杂，相关风险和并发症发生率更高。这些风险并非不可控，但手术只能在有广泛开展经验的专科实施，且术前必须与患者开诚布公地进行利弊权衡。目前，关于修正手术的效益仍存在广泛争议。

目前，判断减重手术是否成功的标准尚无普遍共识。通常，重点关注的结局是体重和 BMI 的变化，但其他代谢指标（如糖尿病、高血压或阻塞性睡眠呼吸暂停等状况的改善）的变化也同样重要，应进行测量。这种疗效标准的不确定性使得确定修正手术的适应证极为困难。此外，减重手术的实践在全球范围内也各有不同，从公共医疗系统，到私人保健机构，从医疗保险覆盖，到商业保险支付，受到了多方面的影响。

减重手术可以借鉴慢性疾病治疗方案

的另一个概念是：建立特定疾病的临床路径，如高血压、糖尿病和恶性疾病的放化疗的临床路径等。我们可以把修正手术作为肥胖症的第二阶段治疗，而不是既往治疗的失败。话虽如此，我们强调治疗的目标仍应该是改善生活质量、改善合并症和延长预期寿命。

手术指征

因急性或早期并发症（初次手术后 90 天内）而进行的手术不属于修正手术，包括因吻合口瘘、肠梗阻、出血或穿孔而必须及时进行的二次手术。

另一种不属于修正手术的是：事先计划进行多阶段手术的情况。比如患者可能在减重手术前几周按计划置入胃内球囊，进行短期减重后取出球囊，行胃袖状切除术。随后第三阶段可能进一步行 Roux-en-Y 胃旁路术。以上两种情况超出了本章讨论的范围。

体　重

体重相关结局是修正手术的最常见指征之一，包括体重下降不足或体重反弹。体重明显反弹是罕见的，较为常见的是体重在术后逐步下降并最终稳定在一定水平。这一点在术前应该为患者建立适当的心理预期。对体重下降不满意的患者的管理具有一定挑战性，谨慎的做法是，在进行再次手术干预之前，对所有出现这种情况的患者再次进行彻底的调查评估和多学科讨论。临床医师在考虑再次手术时需要谨慎，避免被患者的需求驱动而忽略了临床风险与获益的判断。

应结合放射学和内镜检查进行解剖学的评估，以确定体重反弹的原因，如小胃囊和残胃之间出现内瘘，胃或胃小囊扩张，或胃-空肠吻合口扩张等。

应由相关的医疗专业人员进行行为、心理、代谢和饮食评估，以确定导致体重反弹的其他习惯性原因。与食物或酒精相关的生活方式或压力应激可能是一个重要因素。对那些抱有不切实际期望的人进行进一步的手术可能会适得其反，甚至危害健康，因此在术前评估阶段进行全面的审查至关重要。修正手术与初次减重手术一样，手术治疗只是实现成功结局所需的整体改变的一部分。患者长期的生活方式改变与手术本身同样重要，甚至更重要（表 27.2）。

表 27.2　调查体重反弹的原因

思考角度	调查方式
解剖学或外科学	上消化道造影（GI） CT 扫描 SeHCAT 测试（评估和测量肠内胆汁酸更新） 上消化道内镜检查 幽门螺杆菌呼气试验 诊断性腹腔镜检查 甲状腺功能检查
行为学或心理学	习惯或应对机制的评估
营养学	摄入量评估 血液检查，包括营养状况评估

合并症的复发或控制不佳

修正手术的另一个指征是体重反弹所导致肥胖相关代谢合并症（如糖尿病）的复发。将首次手术修改为 Roux-en-Y 胃旁路术（RYGB）似乎能取得良好的效果，包括体重进一步减轻以及糖尿病的改善。对首次行 RYGB 的患者行胃囊或胃肠吻合口的修正似乎也能改善糖尿病。造成这种临床效果的确切机制尚不完全清楚。对于体重下降满意但并发症复发的患者，修正手术的指征尚不明确。

特定术式

对于可调节胃绑带术（AGB）术后的患者，最常见的修正手术指征是体重下降不足、严重的胃食管反流、绑带侵蚀、绑带滑脱或不耐受。据报道，AGB 患者再次手术率高达 78%。未进行另外的修正手术而仅仅去除胃束带的患者极有可能出现体重反弹。因此去除胃绑带后，可以行进一步的修正手术。对于胃袖状切除术（SG）术后的患者，修正手术的指征通常是严重的胃食管反流或体重减轻不足。而腹内疝和体重反弹是 RYGB 术后患者最常见的指征。

慢性并发症

慢性并发症往往更难治疗。最终手术干预可能是唯一可行的治疗方式。例如 SG 术后严重的胃食管反流。

此外，使用非甾体抗炎药物或持续吸烟可引起复发性或慢性溃疡，导致残胃狭窄或胃瘘，可能会需要内镜下扩张，甚至是造口重塑。另外，RYGB 术体重显著下降后，肠系膜缺损处可能发生腹内疝。尽管在手术过程中关闭了这些腔隙，但它们仍可以重新开放。我们对这些并发症应保持高度警惕，并及时手术干预。

反 流

胃食管反流（GORD）是一种常见的肥胖相关疾病。有些减重手术可以改善这一症状，但有时也会造成或加重该症状，可分为 3 类。

- 酸性反流——酸性胃内容物反流回食管。这可能会导致胸部下段区域的烧灼感或疼痛（烧心），且通常发生在进食后。
- 胆汁反流——碱性胆汁内容物从十二指肠反流到胃和食管，导致类似症状。这种反流更加难以治疗，在减重手术的各种术式中，与单吻合口胃旁路术（OAGB）尤其相关。
- 容量反流——胃内容物反流到嘴里，没有明显的烧心症状。

有症状的患者应在第一时间开始服用抗酸药，质子泵抑制剂（PPI）和 H_2 拮抗剂是最常用的抗酸药。

过度收紧 AGB 可导致反流，有症状的患者应行消化道造影或内镜检查，且应给束带适当减压以缓解症状。由于多方原因，胃袖状切除术常可造成或加重 GORD，且往往难以治疗。难治性 GORD 是 SG 修改为 RYGB 的最常见原因。

LINX（强生公司，美国新泽西州）是一个柔韧的磁性串珠圈，安装在胃-食管交界处。吞咽时应力而开，吞咽后关闭，功能类似食管下括约肌。

一些解剖相关并发症，如食管裂孔疝或"candy- cane Roux 综合征"应通过放射和内镜检查排除。"candy- cane"是指在胃旁路术后，当胃-空肠吻合口近端的消化支过长时，多余的胃囊或肠段变成了容纳块状或颗粒状食物的盲端，食物可在那儿停留、残存或回流。如果认为这些病症引起了症状，则应考虑切除多余肠段或行食管裂孔疝修补术。

胆汁反流的症状与酸反流相似，但抗酸药物通常不能缓解症状。在减重手术的各种术式中，OAGB 常可导致这一情况。如果治疗后症状持续存在，唯一的选择是修改为 RYGB。

复　原

对胃旁路术进行复原手术的指征是严重或难治性的并发症。包括食物不耐受导致的营养不良、持续性恶心呕吐、腹痛、腹泻、反应性低血糖、神经性低血糖、药物和 / 或酒精成瘾和复发性慢性溃疡等。若有上述症状，应进行充分的问诊和检查，尝试保守药物治疗，必要时行手术治疗。此外，还应寻求行为、心理和饮食方面的评估，并将复原手术视为最后手段。若决定进行复原手术，术前应通过经皮胃造瘘或鼻-空肠喂养，偶尔通过肠外营养来纠正营养不良。SG 术后已进行 RYGB 修正的患者，由于解剖原因不能再进行复原手术。

修正手术的选择

减重手术传统上分为限制性手术和限制吸收手术。修正的原则是将限制性手术转换为限制吸收手术，以获得更强的治疗效果。而限制吸收手术可以通过进一步纠正，吸收不良属性进一步加强。

纠　正

纠正手术是对首次手术的修改。对于接受过 RYGB 的患者，随着时间的推移，胃空肠吻合口和胃囊可能会扩张。因此吻合口 / 胃囊翻修术是最常见的纠正手术术式。近来也有大量关于胆胰支延长或远移术式的研究。

这些术式主要是修改原有的旷置肠段长度，因此能够在体重反弹或合并症复发的患者中达到进一步限制吸收的效果。目前正在等待涉及这些术式的临床试验的长期结果。一些中心还为 SG 患者提供"二次"胃袖状手术，这是一种不常实施的手术，即把胃的出口进一步缩窄。AGB 患者也可能需要纠正手术，以解决绑带滑脱及其他束带相关的问题。

胃旁路术各支长度

根据当地政策指南或外科医生的偏好，手术中各支长度可能有多种变化。胆胰支可达 50～100 cm，消化支长度为 75～150 cm。共同通道则由剩余的肠管形成，根据小肠总长度的个体差异可在 400～600 cm。对于胆胰支、消化支及共同通道长度变化影响的研究无显著结果。对于 OAGB 来说，胆胰支应在 150～200 cm，共同通道至少应达到 300 cm。

内镜技术

随着内镜缝合装置的出现，临床医生有了新的修正选择。可通过内镜技术这种经口的、微创的方法，修改和缩小扩张的吻合口或胃囊。这已被证明是治疗体重反弹的有效选择。

修　改

修改手术是指从一种减重手术术式转换到另一种式式。限制性手术常被修改为限制吸收手术，以获得进一步的治疗效果。目前 RYGB 仍被认为是修改手术的"金标准"。

最常见的例子是 AGB 向 SG 或 RYGB 的修改。在过去的几年中 AGB 的普及程度显著下降，但许多患者现在需要进一步的手术来解决与该手术相关的远期并发症。其他限制吸收手术，如胆胰转流联合十二指肠转位术（BPD-DS），由于长期营养不良并发症，已不再广泛开展。

另一方面，OAGB 作为一种修正手术获得了广泛的欢迎。其治疗效果与 RYGB 相似，且手术仅需完成一次吻合。该手术耗时短，术后并发症风险小。表 27.3 列出了目前的减重手术和可能的修正方案。

表 27.3　现有的减重术式和可行的修正术式

术　式	修正术式
AGB	SG、RYGB、OAGB、SADI-S
SG	Re-Sleeve、RYGB、DS、SADI-S、OAGB
RYGB	<ul><li>绑带转流术</li><li>胃肠吻合口缩小</li><li>空肠-空肠吻合的远端化</li><li>吻合口翻修术</li></ul>
OAGB	<ul><li>RYGB</li><li>空肠-空肠吻合的远端化</li></ul>
BPD-DS	共同通道长度调整
VBG	RYGB
SADI-S	OAGB/RYGB

注：AGB，可调节胃绑带术；SG，胃袖状切除术；RYGB，Roux-en-Y 胃旁路术；OAGB，单吻合口胃旁路术；VBG，垂直胃束带成形术；SADI-S，单吻合口十二指肠转位术；BPD-DS，胆胰转流联合十二指肠转位术。

单吻合口十二指肠转位术（SADI）

该手术是目前很少开展的胆胰转流十二指肠转位术的简化版本。首先以常规方式进行胃袖状切除术并横断十二指肠。随后，在距回盲部约 250 cm 处进行十二指肠-回肠吻合术。该术式可作为 AGB 或 SG 术后的一种修正术式。然而，术后出现营养不良不在少数，且往往伴随排便频率增加。由于该手术的长期数据缺乏，因此大多数人仍认为这是一种实验性的术式（表 27.3）。

辅助手术

辅助手术是指在首次主要术式基础上增添的附加术式。虽然不被认为是主流，但目前的文献中有几个系列报道表明了其潜在的可行性和有效性。其中一个例子是最小化环（减重方案有限公司，瑞士）。这是一种不可调节的环，可以安装在 RYGB 术后的胃囊上或 SG 术后的袖状胃上。可调节版本的束带也是可用的，使用方式基本同 AGB。

安全性与风险

与普通 RYGB 相比，以 RYGB 作为修正手术的平均手术时间明显延长，并发症风险约为 RYGB 的 2 倍，吻合口瘘发生率增加到 5 倍。以 SG 作为修正手术的患者发生并发症的可能性为普通 SG 的 2 倍。尽管如此，考虑到手术带来的额外利益，这些风险被认为是可以接受的。

药物治疗

虽然超出了本章探讨范畴，但最近对减重手术后减重不足或体重反弹的患者使用辅助减重的药物的关注也有所增加。有一些证据表明药物辅助是有益的。托吡酯是抗惊厥药，但已获得美国食品和药物管理局（FDA）批准用于减肥。利拉鲁肽是最近获得批准的另一种影响饱腹感的 GLP-1 激动剂。

结　论

修正手术是一项复杂的议题。由于目前尚无修正手术标准的共识或指南，其手术指征在全球范围内存在较大差异。在考虑进一步手术干预之前，患者需要由 MDT 团队进行全面的问诊和检查。所有的决策都应个体化，并在有多学科支持的减重代谢专科团队的指导下做出。

拓展阅读

[1] Aleassa, E.M., Hassan, M., Hayes, K. et al. (2019). Effect of revisional bariatric surgery on type 2 diabetes mellitus. *Surgic. Endosc.* 33(8): 2642–2648.

[2] Brethauer, S.A., Kothari, S., Sudan, R. et al. (2014). Systematic review on reoperative bariatric surgery: American Society for Metabolic and Bariatric Surgery Revision Task Force. *Surg. Obes. Relat. Dis.: Offic. J. Am. Soc. Bariat. Surg.* 10 (5): 952–972.

[3] Chiappetta, S., Stier, C., Scheffel, O. et al. (2019). Mini/one anastomosis gastric bypass versus Roux-en-Y gastric bypass as a second step procedure after sleeve gastrectomy — a retrospective cohort study. *Obes. Surg.* 29(3): 819–827.

[4] Mahawar, K.K., Graham, Y., Carr, W.R. et al. (2015). Revisional Roux-en-Y gastric bypass and sleeve gastrectomy: a systematic review of comparative outcomes with respective primary procedures. *Obes. Surg.* 25 (7): 1271–1280.

[5] Yan, J., Cohen, R., and Aminian, A. (2017). Reoperative bariatric surgery for treatment of type 2 diabetes mellitus. *Surg. Obes. Relat. Dis.: Offic. J. Am. Soc. Bariat. Surg.* 13 (8): 1412–1421.

第28章

复　胖

Weight Regain

Lindsay Parry

前　言

代谢手术后体重减轻带来的身体、心理和经济方面的效益已获得广泛认可。然而，在代谢手术后早期快速减重阶段，患者很少会考虑复胖的问题，并且由于缺乏明确的共识和定义，准确评估复胖或减重失败非常困难。

据报道，代谢手术后约 20%～30% 的患者会发生减重失败，而 5%～30% 的患者会出现复胖。复胖不仅会导致肥胖相关并发症再次出现，还会引起身体和心理健康的恶化，进而降低生活质量。

代谢手术后，大多数患者在术后 6～12个月减重效果最显著，通常在 12～18 个月的体重达到最低点。随后，在 24 个月后有一段体重稳定期，此后可能会出现体重再次增加的现象，即复胖。复胖可能是多因素影响的结果。它不是特定手术方式造成的，在不同个体中的反应也不同。Karmali 等在一项系统性回顾中将导致复胖的原因概括为以下 5 个方面：① 营养不合理；② 激素或代谢失衡；③ 心理健康问题；④ 体力活动；

⑤ 手术解剖因素。

通常复胖是多种因素的综合作用。并且在临床中也观察到环境因素，包括居住环境、经济和人际关系也是其贡献因素。

本章重点关注与复胖相关的营养方面问题。

当患者符合减重手术的适应证时，建议进行多学科体重管理计划。该计划应包括一份详细的营养评估，以确定患者营养情况，并了解患者的营养知识水平及准备程度，并引入代谢手术后的饮食原则，以维持营养状况并预防并发症。

营养评估不应仅关注食物摄入，还应涵盖患者准备程度、目标设定以及可能阻碍减重成功的行为、环境、文化和经济等因素。通过营养评估，医生可以了解患者的营养知识水平，识别其营养缺陷，并与患者探讨设定合适的减重目标，以最大限度地提高减重效果和减少并发症的风险。

在这个阶段，医生应与患者探讨并纠正其减重期望值。Maleckas 等指出，术前信息可能会影响患者的减重期望值从而避免发生复胖。一项研究表明，只有 10% 的患者记得被告知手术后有复胖的可能性。因此，医生应该在手术早期的阶段向患者强调这一点，并尽可能减少患者的不切实际的期望。

在代谢手术之前和之后，统一、明确的饮食指南非常重要，可以帮助患者更好地理解手术前后的饮食要求，提高对生理和心理性饥饿的认知。

这些指南应该基于国家协会的指导，例如美国代谢与减重外科学会、英国肥胖与代谢外科学会等。

营养因素

定时进餐（每天 3~6 餐）

代谢手术后，患者的食欲可能会显著减退，并且容易出现饱腹感。因此，定时进餐是满足患者每日所需营养种类和数量的关键。例如，手术后高蛋白质食物的消化可能较为困难，因此每餐应少量食用。根据患者的具体情况，建议代谢手术后的蛋白质摄入量应比正常情况下更高（如每天 60~120 g），以在快速减重期间保持瘦体重。定时进餐可以提供更多的机会来满足这些需求。

制订计划是管理定时进餐的关键，同时也可以控制进食。这有助于控制食量，并避免出现自发性进食或"放牧式"饮食行为，而这些行为会导致摄入更多的能量。Pizato 等研究表明，无论采用何种减重手段，"放牧式"饮食行为都会导致复胖。

建议：为了保证定时、定量地进餐，患者在手术前应该了解不同食物所属的类别和营养均衡的膳食。医生应该鼓励患者制订计划，例如提前计划购物清单、准备饭菜等，以确保患者能够按时进餐。如果餐量不足半

个茶盘，或者正餐之间有不可避免的长时间间隔，为避免外部刺激或无意识进食，患者还应该制订计划选择合适的食物加餐。此外，合理的饮食计划还应该考虑到患者的经济状况和工作/家庭因素，以便在有限的资源下实现营养均衡的饮食。

进食速度

代谢手术后的患者进食速度过快往往会出现梗阻感、恶心呕吐等不适症状。如果患者没有充足的进餐时间，他们可能会形成适应性不良的进食模式，并选择容易咽下的食物，例如薯片、饼干、巧克力和糖果等，这些都是高热量的食品。这也可能促进"放牧式"饮食习惯的形成。

Robinson 等进行的一项 Meta 分析研究发现，进食速度慢的患者摄入的能量更少，其中的机制可能涉及肠道激素的作用、感官因素（如食物/风味在口中停留的时间）以及进食中的啜饮和咀嚼次数等因素。然而，进食速度对饥饿感的影响则不显著。

建议：寻找导致个人进食速度加快的原因，例如工作压力、家庭义务以及经历过食物匮乏或饮食控制等，可能有助于采取相应措施以降低这些因素的影响。此外，利用简单易行的规则，如 20-20-20 的规则，可以帮助患者控制进食速度和多咀嚼食物。这个规则是将食物分成 20 mm 大小的小块，每一口咀嚼 20 次，然后在 20 分钟后将剩余的食物丢弃。

暴饮暴食

许多进行代谢手术治疗的患者可能都存在不恰当的进食行为，这些行为在一定程度上导致了肥胖。

Moore 等研究指出，强迫进食行为的特征是习惯性过度进食、通过大量进食来缓解情感压力以及在出现不良后果后仍然暴饮暴食，这些行为在打算进行代谢手术治疗的患者中很常见。该研究将这些行为类比于酗酒和吸毒成瘾。尽管没有足够的证据表明需要何种类型的治疗来解决这些问题，但在手术前后与心理学专家密切合作是有益的。

建议：定时进食有助于规划饮食，避免过度进食。建议使用较小的餐具，这样有助于控制食量，从而减轻为了吃完更大的分量而承受的压力。建议细嚼慢咽，并告诉自己可以不必把所有的食物吃完。批量烹饪预先分配好的膳食是另一种管理食量的方法。应该让家庭成员参与其中，因为有时候并不是患者自己来准备食物。考虑这一方面是很有用的，因为这可能会影响到患者术后的减重成功与否。

外出用餐已成为当今社交文化中的主要组成部分，但对于接受代谢手术的人来说，这可能会带来很大的压力。建议提前规划，避免选择快餐店。可以提前通知餐厅准备较小的分量。另一个管理进餐量的方法是鼓励选择开胃菜作为主餐，或与聚会中的他人共享食物。

零食

零食是减重过程中需要谨慎对待的食物。无论接受何种代谢手术，吃零食或小吃都可能导致复胖。这种行为与热量摄入增加有关，是减重过程中的坏习惯。选择不健康的食物或出于习惯、无聊或情绪而吃零食，可能会对减重产生负面影响。但是，如果选择营养均衡、正餐间隔恰当的食物，并有计划地、注意饱腹感地进食，这种模式不会被视为贪食行为，且有助于控制饱腹感、摄入足够的营养物质，也能防止总热量摄入过高。

建议：为了保持健康的饮食习惯，患者需要确定吃零食的原因。有时候通过少食多餐可以缓解胃食管反流症状，但这可能导致不利于适应的饮食行为。此外，患者还要确定零食的作用。如果它不是计划中的、营养均衡的食物，或者它是为了满足情绪需求，这可能会导致总热量摄入过高，从而导致复胖或减重效果不佳。建议患者规划好正餐和零食分配，并建议使用非饮食的方式分散注意力或安慰情绪需求。在减重过程中，与心理支持相结合是有益的。

能量平衡

通过减少摄取量和增加消耗量，代谢手术后患者的预期减重效果会更加明显，因为患者能够更多地运动，从而制造负能量平衡。然而，随着总体重的减轻，总能量消耗也会减少。因此，在这个过程中评估与调整食物摄入量的数量和种类非常重要。代谢手术后，可能会出现味觉变化以及一些"健康"食物口感难以接受的问题，导致患者会摄入高热量饮食。尽管摄入量减小，但能量摄入仍然可能很高，从而导致减重效果不佳或复胖。

目前，对减重手术后患者的建议包括采用高蛋白（总能量摄入的 35%）、低碳水化合物（总能量摄入的 45%）和低脂（总能量摄入的 20%）的饮食，以防止短期内复胖的发生。但由于长期随访数据的不足，长期指导意见很少。

建议：高蛋白：这对快速减重期间维持瘦体重特别重要。蛋白质也会促进早期饱腹感，因此患者更有可能保持较低的能量摄入。然而，由于口感和早期饱腹感的影响，代谢手术后的患者很难进食蛋白质食物。建议通过少食多餐的方式，每天摄入 60 ～ 120 g 的蛋白质（所需摄入量会因手术类别而异，文献中尚无共识）。建议可以选择动物和植物蛋白质，以改变口感，并在蛋白摄入不足时使用蛋白粉（如脱脂奶粉）来满足需求。

低脂：一项针对来自瑞典的肥胖患者在减重手术后总能量摄入和饮食宏观营养成分组成的研究中，发现那些饮食中低脂、高蛋白质和高碳水化合物的患者可以更久地维持减重效果。因此，手术前鼓励采用这种平衡膳食，并在手术后持续保持。

低碳水化合物：代谢手术后患者通常会出现不耐碳水化合物食物的现象。患者提出面包、意大利面和米饭等食物过于黏稠，进食后常常难以吞咽并且有不适感。因此，高碳水化合物的食物可能会在术后早期患者自行限制。高升糖指数食物（如糖果和饼干）可能导致某些患者出现腹泻综合征，也可能被自行限制。但是，这些影响可能是短暂的，对于没有这些症状的患者来说，在饮食中摄入适量的复合碳水化合物可以减少复胖的发生。

液体摄入

对于代谢手术后患者来说，液体摄入可能会更加困难，因为他们只能接受小口的饮水。这种情况会导致患者难以解渴和维持水分摄入，此外，建议在餐前或餐后 20 ～ 30 分钟单独饮用液体。这是为了防止餐时饮用过多液体导致进食中错过重要的营养物质，或导致反酸，或引发倾泻综合征（通过将胃内食物过快地推到胃肠道系统）。

对于高热量液体，如奶加咖啡、奶昔、含糖饮料、果汁、果蔬冰沙等，这些饮品往往高热量但全面营养成分较低。这些饮品可能会优先于营养丰富的食物被食用，特别是当一些质地被认为因早期饱腹感而难以消化时。甜味饮品也可能吸引患者满足甜食渴望，但是可能会引发倾泻综合征。

酒精是另一种需要谨慎对待的高热量液体，不仅是因为它会对减重效果产生不良影响，饮酒可能导致术后并发症风险增加，包括肝硬化。此外，如果酒精摄入量无法控制，患者可能更容易成瘾。

建议：一旦确定了补充液体的时间、类型和摄入量，可以与患者讨论其中一些液体可能产生的热量。同时，可以建议适当的替代品。大原则是选择不添加糖的基于水的液体，这是保证水分摄入并避免复胖的最理想选择。

结 论

实际上，大多数接受代谢手术治疗的患者都会出现一定程度的复胖。复胖程度和速度因个体而异，这需要进行仔细评估和讨论。

患者的减重期望值、饮食行为、饮食模式和速度、生活方式以及营养均衡都需要在手术前由营养师进行评估，并在手术后定期复查。

为了达到患者预期的减重效果，营养指南应当清晰、一致，并确保患者理解它们的重要性。

许多研究已经证明，随访对于实现成功减重非常重要。然而，目前术后失访率仍然很高，其中原因尚不清楚。

同时，在临床实践中，不仅仅需要看体重数值的变化，还需要考虑患者本身的情况。复胖是否对他们有意义，是否对其生活质量产生了负面影响，是否需要进一步限制饮食或增加体育锻炼的严格方案，在着手"解决"所认为的问题之前，需要权衡这种平衡，并将选择权交给患者自己。

此外，还需要认识到对某些患者而言，重新增加体重可能是有意而为之。其中有许多原因，但最常见的是减重导致了他人不必要的关注。也有可能是复胖比起大幅减重后的皮肤松弛要好。由于获得此类服务的标准严格（往往无法达到），很少有人有资格通过公共卫生部门进行多余皮肤切除。

复胖问题是一个复杂的问题，是多种因素造成的，并且管理也较为复杂，也是一个重要的但往往没有得到充分认识的术后风险。在开始进行代谢手术时，应该与患者讨论复胖问题，并考虑到患者的个体化情况，以便制订最适合患者的治疗方案。

案例讨论

患者 A

术前评估

基本临床特征：女性，21 岁，身高 1.63 m，体重 165 kg，BMI 62.1。

病史：哮喘、抑郁和焦虑。

饮食：饮食不规律，大量食用甜食，安慰性进食，私下偷食。

在心理学专家的帮助下，患者 A 改善了不良生活习惯，并减重 6 kg。考虑到其高 BMI 和年龄因素，决定继续进行胃袖状切除术。

术后评估

6 周	• 焦虑 • 积极遵循术后建议 • 按照建议补充微量元素 • 饮食变得更加全面和均衡
3 个月	• 131 kg • BMI 49 • 总体重下降 34 kg • %EWL：34.5% • 正常饮食 • 尝试新的食物 • 计划膳食

6 个月

- 116 kg
- BMI 44
- 总体重下降 49 kg
- %EWL：50%
- 由于患者的焦虑，除常规随访外还进行了几次沟通
- 抑郁症恶化了
- 又开始安慰性进食

12 个月

- 环境因素恶劣
- 虐待关系
- 不稳定的饮食模式
- 再次出现安慰性进食
- 体重 121 kg
- BMI 45
- %EWL：44.6%

18 个月

- 体重 131 kg
- BMI 49
- %EWL：34.5%
- 意识到饮食已失去控制
- 寻求心理支持
- 社会环境改善
- 重新计划膳食

24 个月

- 体重 135 kg
- BMI 51
- 总体重下降 30 kg
- %EWL：30%
- 一直在为控制安慰性进食而挣扎
- 与心理学家和当地支持团体接触

总　结

这位年轻女性决定通过管理体重来改善和延长自己的生命。她选择进行代谢手术，因为她未能通过其他方式成功减重。在术前评估中注意到，她存在安慰性饮食问题，这是一种减重失败的风险。因此，需要采取适当的措施，在心理上支持她，制定应对其行为的策略。她在进行医疗减重服务的 12 个月中实施了这些策略，并成功地减轻了一些体重。

手术后，她的焦虑症仍在持续，但是她通过术前学习的策略成功地保持了规律的饮

食习惯，慢慢吃、选择健康均衡的饮食，并控制了吃零食的行为。不幸的是，她生活中的一些事情导致了她焦虑和抑郁情绪的加剧，当这些情绪压倒她时，她又回到了安慰性进食的状态。此外，她发现自己缺乏所需的情感和物质支持。她意识到了这点，寻求了心理帮助，并与当地支持小组合作。她的社交环境开始改善。当她从二级护理转回初级护理时，她的体重开始稳定。

减重是一个没有终点的过程，肥胖患者需要终身管理导致复胖的习惯和行为。这些习惯和行为不会消失，因此早期识别它们对减重的影响以及学习如何管理它们是防止或减少复胖的一个重要部分。手术可以作为支持患者到达减重目标的有用工具，但它并不能治愈这些问题。因此，患者需要与多学科团队合作，制订适合自己的长期管理计划以预防复胖。

拓展阅读

[1] Aills, L., Blankenship, J., Buffington, C. et al. (2008). ASMBS allied health nutritional guidelines for the surgical weight loss patient. *Surg. Obes. Relat. Dis.* 4: S73–S108.

[2] Kanerva, N., Larsson, I., Peltonen, M. et al. (2017). Changes in total energy intake and macronutrient composition after bariatric surgery predict long-term weight outcome: findings from the Swedish obese subjects (SOS) study. *Am. J. Clin. Nutrit.* 106 (1): 136–145.

[3] Mechanick, J.I., Youdim, A., Jones, D.B. et al. (2013). Clinical practice guidelines for the perioperative nutritional, metabolic, and nonsurgical support of the bariatric surgery patient–2013 update: cosponsored by American Association of Clinical Endocrinologists, the Obesity Society, and American Society for Metabolic & bariatric surgery. *Obes. (Silver Spring)* 21 (Suppl 1): S1–S27.

[4] O'Kane, M., Pinkney, J., Aasheim, E.T., et al. (2014). *BOMSS Guidelines on peri-operative an postoperative biochemical monitoring and micronutrient replacement for patients undergoing bariatric surgery.*

[5] Ratcliffe, D. (2018). *Living with Bariatric Surgery: Managing your mind and your weight.* Routledge.

[6] Santo, M.A., Riccioppo, D., Pajecki, D. et al. (2016). Weight regain after gastric bypass: influence of gut hormones. *Obes. Surg.* 26: 919–925.

[7] Stoklossa, C.J. and Atwal, S. Nutrition care for patients with weight regain after bariatric surgery. *Gastroenterol. Res. Pract.* 2013: *256145*.

第29章

患者的视角

Patient Perspective

Paul Stevenson

在我成长过程中，一直是个"大块头"。我父母从来不让我吃水果或蔬菜，而且我对食物的兴趣也不是很大。我经常参加很多体育锻炼，如拳击、橄榄球、踢足球。尽管我越来越胖，但总体上还算健康。

当步入成年停止锻炼后，我的体重开始增加。在19岁那年，我母亲过世了，这个打击使我患上了抑郁症，生活方式也变得非常不健康，而这几乎要了我的命。

在我最低谷的时候，需要护理人员每天上门两次来照顾我，帮我洗漱和擦屁股。2012年，我有过一段短暂的恋爱，而这恰恰是压死骆驼的最后一根稻草。虽然这段恋情并不长，但也算轰轰烈烈，在发现女友的不忠后，我的抑郁症愈发严重，生活也越发糟糕。我常常大快朵颐，每天要吃3人份的食物。除了吃，我感受不到任何快乐。

我的食量越来越大。一顿早餐要吃2根特大号的玉米棒、大的鱼块和薯条，3～4人份的带薯条的家庭披萨套餐，而且几乎每天如此。

我的健康状况每况愈下，以至于有一年几乎卧床不起。那时候，我得了2型糖尿病。仅仅是走到洗手间都让我痛苦不堪。大约在那个时候，我的父亲也出现了严重的健康问题，我和我的父亲感情很好（遗憾的是他于2021年12月去世），我突然意识到——如果父亲去世了，我甚至无法参加他的葬礼，这真的让我伤心。所以我决定寻求帮助。

2015年4月，我打电话给医生，要求医生上门出诊，因为我不想继续这种生活了，但我又不知道该如何改变。

但是接线员拒绝了我的请求，她的回答是"除非你是老年人或残疾人，否则医生不会上门"。我敢说，这也是许多人不愿给医生打电话，宁愿默默忍受病痛的诸多因素之一。她们不知道我的情况有多糟糕，但即使在那种情况下，她们也不愿意出手相助。

尽管如此，医生最终还是来了。简单的评估后，他向我解释说如果我不尽快采取行动，可能活不过6个月。

他向我引荐了一位心理医生以及专门从事减重的营养师。这两个人是我见过的最了不起的人之一。

我直言不讳地向心理医生承认我无法

走出家门，一方面由于我感到非常羞愧，同时我根本就无法行走。他告诉我这些问题不会在一夜之间消弭，而是需要时间的。营养师带来一个最大量程 315 kg 的体重秤，她鼓励我称一下体重，但秤上根本无法显示数字，只能显示"错误"——这表明我当时的体重已经超过了 315 kg。

这简直是致命打击，我知道我的情况很严峻，这么大量程的秤上居然测不出体重！这确实让我大感意外。她也能从我的脸上看到失望。

营养师建议我适当改变饮食习惯，即使是很小的改变也会对我有所帮助。在接下来的几个月里，营养师每次过来给我称重，但仍测不出我的体重，我开始尽我所能加倍努力。尽管秤上还是显不出数字，但我能感觉

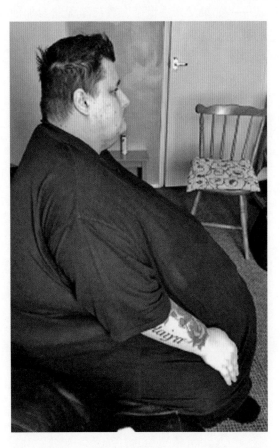

到自己瘦了。在 2015 年圣诞节前的最后一次面诊中，她问我前两周做得怎么样。说实话，这两周我过得很糟糕，吃得比平时多，对此我感到很难过。尽管如此，她仍然鼓励我坚持下去。后来体重秤终于有了数字，是 315 kg，我做到了！终于，经过 7 个月的努力，我成功知道了我的体重。营养师估计我当时的体重大约是 323.5 kg。我松了一口气，也很高兴，给我最好的伙伴 Darren 和 Trev 打了电话，哭着给我爸爸打了电话。这是很长一段时间以来我第一次觉得自己有所成就。

在看心理医生和营养师的这段时间里，我有了一个做减重手术的想法，这个计划最开始在 2016 年初萌生。由于冬天去医院就诊困难，他们重新给我预约至 2016 年 5 月。在此期间，我仍然坚持努力地去减重。

为了让手术尽可能安全，我决定在手术前四周住院，在此期间我要多休息。这是四年来我第一次离开家超过 5 分钟，而这对于我来说可能是最困难的事情之一。后来，我住进了 Royal Derby 医院的单人间病房，每日限制热量摄入（800 cal）。在手术前，我可能会消耗掉大约 7 000 ~ 9 000 cal 热量，而这些热量都是多余的。

我现在足不出户，不离开卧室，笔记本电脑、PS 游戏机以及音乐占据我的全部生活——这是我的避风港。在医院里，只有电视机和收音机。所以，让自己忙碌起来很难。但我决定行减重手术是为了能拥有一个重新生活的机会。老实说，当我第一次来到医院时，医护人员带我进入病房，很多人跟我打招呼，当时的我不是很健谈、坦诚。我过去一直很外向，但多年的颓废让我变得很内向。那 4 周感觉就像是 4 个月。但在那几周里，病房里的医护人员成了我的朋友和家人。

尽管 Royal Derby 的减重病房是一个专科病房，但当时他们对像我这样肥胖的患者进行手术的经验非常有限。他们为了给我的手术做准备，不得不对手术室团队和病房医护人员进行一次"模拟手术"。我和照顾我的手术团队中的工作人员聊天时，他们说我刚进医院时，不愿意与任何人进行眼神交流，我当时很自卑。

2016 年 5 月 5 日改变了这一切，在手术的准备过程中，我的手术医生和我沟通了好几次，认为胃袖状切除术对我来说是最好的选择。我对他的能力充满信心，相信他可以拯救我的生活。

这是一张我刚走进病房时的照片，当时的我脸上充满着畏惧。这张照片我一直保存着。

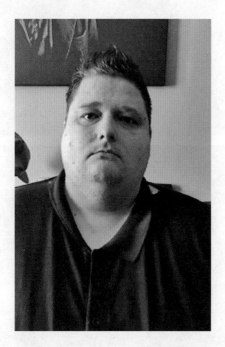

我还依稀地记得麻醉前我在麻醉室和手术室里。

我麻醉苏醒后感觉自己睡了很久。当麻醉药效消失后，我感到疼痛很剧烈并持续了好几天。由于我的体型，对于主治医生来说

手术难度很大。客观地说，常规的胃袖状切除术通常需要 70 分钟左右。而我的手术花了将近 4 个小时，整个手术过程很艰难。

我的糖尿病在手术后的第二天就治愈了。由于我重度肥胖以及手术时间过长，导致严重的肌肉损伤并渗入血液——这被称为横纹肌溶解症。这严重影响了我的肾功能，必须行全身血浆置换。更不幸的是，我的两个踝关节痛风急性发作，卧床近 12 周，但胃袖状切除术还是发挥了奇效，我的体重减轻了约 19 kg。手术后我在医院住了一个星期，在 5 月 13 日回家了。我感觉我人生的新篇章即将开始。

在手术前我的饮食习惯已经发生了改变。但是现在情况也完全不同了；手术后 6 个星期内不能吃固体食物。慢慢地我逐渐恢复至正常饮食，感觉也不那么饿了。

我开始尝试多走路，由于我没有足够的自信去健身房锻炼，所以我报名去游泳。我每天游泳一个小时，当我游的得心应手的时候，我开始在跑步机上跑步和负重锻炼。和许多地方一样，很多人对我冷嘲热讽。直到现在，他们仍然对我指手画脚，并且他们的话让我很伤心。但我不可以停止锻炼，我不能放弃。我必须要这么做才能让我的生活重新开始。

不久，健身房成了我快乐的地方。由于我现在还不适合工作，所以我每周可以锻炼 5～6 天，每次 3～4 个小时。我体重减轻得很快，所以很快就感觉和以前的状态一样好了。

现在，随着体重下降的速度很快，自我感觉也很好，但是我皮肤变得松弛。我的情况应该是最糟糕的。我在网上研究了一段时间，以我目前的皮肤状态，我知道我的生活

将如坠冰窖，并会是个长期问题。我很庆幸我的手术很顺利，但是恢复的过程很艰难。

遗憾的是，根据英国国家医疗服务体系指南，几乎没有针对皮肤松弛治疗手段。因为这几乎不可能治愈，所以这终究是个问题。但是如果再选择一次，我仍然会选择手术，因为胃袖状手术让我重获新生，如果不选择手术，我现在可能已经死了。

减重手术后学会如何生活是比较艰难的；需要注意的是，手术只是一种治疗手段，而不是解决问题的根本方法，你必须双管齐下才能得到你想要的结果。

我很庆幸也有决心让我的生活重回正轨并拥有未来。我也很幸运，自手术以来，我参观了许多地方和城市，进行了演讲和参加研讨会，向患者介绍我肥胖时期的生活以及减重手术的效果。我通过支援团和社交媒体结交了世界各地的朋友，他们多年来都一直饱受肥胖以及由此带来的痛苦。

我的经历被大肆报道，甚至登上了当地报纸的头条，不幸的是，随之也产生了很多负面的言论。网络传播盛行，使得人们很容易就放弃。但是，我下定决心就要成功。

现在我的生活焕然一新，如今我在拯救我生命的医院科室工作，作为一名护工，每天与之前照顾我的人一起工作。2021 年，我成立了自己的足球俱乐部，名为 AFC Alvaston。2022 年春天我结婚了并生下一个女儿。

在我的整个经历过程中，父亲给了我最大的支持。不幸的是，他于 2021 年 12 月去世了，我会尽我所能让他为我感到骄傲。我们每个人都非常想念他，子孙后代也会永远记住他。

当然我也会有糟糕的日子——不想起床，也不想面对这个世界。但是，现在这种情况已经很少了。现在我有我想要的生活，如果没有 Awad 先生和他的团队的帮助，这一切都是不可能的。减重手术可能并不能解决每一个人的问题，但对我来说却给了我很多的帮助。

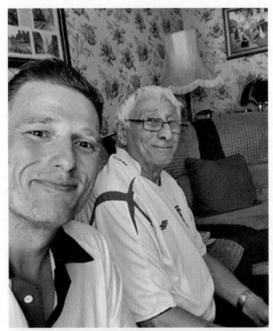

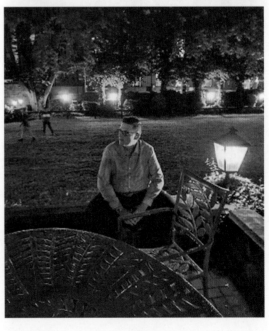